자연치유력 · 면역력은 장내세균

난치병, 2권
암을 극복한 체험담

예술미디어

자연치유력·면역력은 장내세균

난치병,
암을 극복한 체험담

초판인쇄 : 2008년 4월 4일
초판발행 : 2008년 4월 8일

번　　역 : 최자현, 박미주, 박정소, 이선희,
펴낸이 : 김 칠 규
펴낸곳 : 예술미디어

출판등록 : 1997년 6월 3일 (제305-1997-000039호)
주소 : 서울시·동대문구 신설동 18번지 진성빌딩 204호
전화 : 0505-770-0079
팩스 : 02-923-8035

E-mail : cgkim@hanmail.net
ISBN 978-89-476-0038-5
* 잘못된 책은 바꾸어 드립니다.
　값은 표지에 있습니다.

자연치유력·면역력은 장내세균

난치병, 암을 극복한 체험담

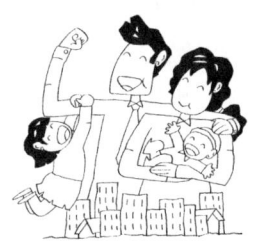

책을 펴낸 이유

저는 30여년 전 친형님이 경영하시는 요구르트 회사에 근무하면서 풀지 못한 의문이 있었습니다. 그것은 요구르트를 마시면 유산균이 입 안에서부터 이미 산이나 열에 의해 죽어버리는데 어째서 장기 복용을 하는 사람들이 만성 설사병이 호전되었다고 하는지, 장도 좋아졌다고 하는지 30년이 지난 후에도 풀리지 않는 숙제로 남아 있었습니다. 그런데 이러한 의문이 2007년 1월 중순 경 지인의 소개로 유산균대사산물인 <세이겐>을 소개받고 지금까지 복용해오면서 풀리기 시작했습니다. 그것은 살아 있는 '생균(生菌)'이 아닌 유산균의 대사산물(代謝産物)을 이용하는 것이었습니다. 그제서야 거짓으로만 인식되던 만병통치라는 말이 현실적으로 가능할 수도 있겠구나… 라는 생각이 들었습니다.

제 자신 스스로가 <세이겐>을 복용하면서, 현대 의학을 창시한 히포크라테스의 불멸의 건강 진리인 "음식으로 고치지 못하는 병은 의사도 고치지 못한다, 음식을 통해 자연 치유력으로 고쳐라"라는 진리를 실감하고 있습니다. 약은 약을 부릅니다. 복용하는 약의 부작용으로 또다른 약을 먹게 됩니다. 결국 약이 약을 먹는 악순환의 고리를 끊기 위해서는 면역력을 높여 자신의 체질을 개선하는 것이 최선의 방책입니다.

"암, 난치병을 극복하기 위한 첫 단계는 장내세균을 유익균으로 다스려 자연치유력(면역력)을 높이는 것입니다."

일본, 미국 등의 선진국에서는 이미 오래 전에 장내세균의 중요성에 대해 깨달았으며, 지금으로부터 약 1세기 전 일본의 시혼간지(西本願寺)파 제 22대 법주인 오오타니 코우즈이(大谷光瑞)법사는 불교 경전인 대반열반경(大般涅槃經) 속에서 '제호'와 그것을 제조하는 과정을 발견하였습니다.

이 제조법을 바탕으로 68년 전에 공서배양법(共棲培養法)을 국제발명특허하고 국제적 연구 기관인 일본 국립 이화학연구소, 미국 뉴호프 의학연구소, 일본 국내 5개 대학 및 연구소, 중국의 유명한 화동의원에서 모든 환자 200명을 대상으로 임상 실험한 결과 그 효과에 대해 18년 동안 과학적으로 증명되었다는 점, 애용자들을 통해 암 등 난치병까지도 극복했다는 수많은 체험담을 우리 나라의 환우들과 공유해야겠다는 사명감으로 본 책을 출판하기에 이르렀습니다.

아무리 훌륭한 의사를 만나도 내 몸에 자연치유력이 없다면 병을 이길 수 없다고 공감하시는 분들께 참고가 되실 수 있기를 바랍니다.

(주) 세이겐코리아
회장 이 준 호
010-2040-4789

목차

책을 펴낸 이유

1. 2007 교토 포럼
1) 지주막낭포에 의한 수두증을 이겨냈습니다 10
2) 중인두암, 구개편도선암의 개선 15

2006 CMC 포럼
1) 교원병에 걸린 딸아이가 건강한 아이를 출산하는 기적이 25
2) 궤양성 대장염과의 싸움 31
3) 뇌출혈, 심근경색에서 회복되어... 38

3. 2005 오키나와 포럼
1) 생리가 40일이나 지속, 호르몬 밸런스, 자궁암 개선 45
2) 협심증, 심근경색, 뇌경색, 폐렴을 극복 51
3) C형 간염, 간세포암 수술을 극복 56

4. 2005 마쓰에 포럼
1) 혈소판 감소증과 유방암 등 많은 병을 극복 64
2) 폐렴, 폐화농증을 극복 70
3) 식도암 수술 후 5년 경과, 80세까지 일을 계속하고 싶다. 76

5. 2005 요메고 포럼
1) 전립선암 선고 받고... 84
2) 중증 화상, 피부이식에도 빠르게 회복 92
3) 갑자기 찾아온 골육종과 폐암과의 싸움 99

6. 2005 다카라즈카 포럼
   1) 자궁암이 복막암으로... ··································· 109
   2) 지주막하출혈이라는 병을 극복 ····················· 117
7. 2005 군마 포럼
   1) 인공투석 8년, 여든이 넘어 동분서주 ············ 129
   2) 28세에 류머티즘 관절염 발병 ······················· 130
   3) 유방암 수술 후 회복 ······································ 137
   4) 연구개발 장애. 삼출성 중이염, 수면 장애, 다동증을 극복 144
8. 2005 삿포르 포럼
   1) 30년간 앓아온 당뇨병 ···································· 152
   2) 클론병과 후신경 신경아세포종 ····················· 157
9. 2005 야마나시 포럼
   1) 당뇨병의 합병증, 망막증과 인공투석 ············ 165
   2) C형 간염, 난소 종양을 극복 ························· 171
   3) 류머티즘과 자궁체부선암 개선 ····················· 178
10. 2005 후쿠오카 포럼
   1) 네프로제 증후군 발병 후 당뇨병, 뇌경색 극복 ········ 186
   2) 폐비정형항균증 치료제의 부작용 개선 ········· 193
11. 2004 하마마츠 포럼
   1) C형 간염, 인터페론을 거부하고 ···················· 198
   2) 거대 간낭포, 신장 결석을 개선 ····················· 202
   3) 50년을 고민해 오던 축농증을 극복, 남편은 대장암을... 206
   4) 596g 초미숙아가 쑥쑥! ································· 210
12. 2004 도쿄 포럼
   1) 위암에서 식도, 나중에는 복막으로 전이, 그리고
      수신증과의 싸움 ··· 217
   2) 아토피성 피부염, 스테로이드와 싸움 끝 ······ 224
13. 2003 도쿄 포럼
   1) 백혈병, 무균실 입원 생활로 인한 우울증. 지금은 육체적,
      정신적 해방 ·· 234
14. 2003 오사카 포럼

1) 만성 두통과 신장, 담낭 결석, 3중고의 탈출 ·········· 244
2) 수혈로 인한 C형 간염 극복 ·········· 249
3) 폐암과 함께 10년, 항암제를 거부하고 ·········· 256
4) MRSA감염, 경이적인 회복을... ·········· 263
15. 2003 하마마츠 포럼
1) 당뇨병 지금 분투 중 ·········· 274
2) 〈세이겐〉으로 이겨낸 메니에르 증후군. ·········· 279
3) 심근경색과 약의 부작용으로 간 기능 장애. ·········· 284
4) 피셔 증후군을 극복. ·········· 289
2002 후쿠오카 포럼
1). 하행결장암 II기에서 극복 ·········· 296
2) .피부암, 골수염, 치주농루를 극복 ·········· 300
3). 뇌경색, 두 번째 발작에서 탈출 ·········· 304
4). 의료 사고로 인한 뇌 장애를 극복 ·········· 308
17 기타 체험담
1). 위에 생긴 폴립을 극복 ·········· 315
2).구내염, 파키슨병 환우에게 전하고 싶다. ·········· 318
3) 급성 신부전 등 사경을 헤매다 일상 생활로... ·········· 320

부록 1. 〈세이겐〉의 성분과 효과
    1) 〈세이겐〉의 성분 ·········· 324
    2) 〈세이겐〉의 효과 ·········· 325
    3) 임상실험 데이터(중국 화동의원) ·········· 326
부록 2. 〈세이겐〉의 역사
    1) 메치니코프의 유산균 요법 ·········· 328
    2) 기원은 불교 경전으로부터 ·········· 330
    3) 오오타니 코우즈이 농예화학연구소의 업적 ·········· 332
    4) 미생물과 공생공존 ·········· 334
    5) 사사키 카즈요시의 약력 ·········· 338

감수를 마치며 ·········· 341

2007 교토 포럼

1. 지주막낭포에 의한 수두증을 이겨냈습니다.
2. 중인두암, 구개편도선암의 개선

사회자 : 니나카와
          미우라 회장
코멘트 닥터
세키구치 모리에 : 아카사카 세키구치 클리닉 원장
히사다 타카 : 자연의학 임상예방연구소 상담의
와타나베 요시노리 : 히모로기 심리클리닉 원장
운텐 센카즈 : 자연의학 임상예방연구소 상담의
타카라 쯔요시 : 타카라 클리닉 원장
고바야시 아키히코 : 이마이케 내과, 심료내과 원장

1. 지주막낭포에 의한 수두증을 이겨냈습니다.

후쿠이현 후쿠이시
카토 토모코(31세)

사회자 : 올 해 28세인 카토 토모코씨는 29살인 남편과의 사이에 4살인 큰 딸과 2살인 작은 딸이 있습니다. 그리고 2004년 12월 5일 카토씨는 아들 코우키를 제왕절개로 출산하셨습니다. 출산 5일 후 퇴원을 하셨고, 코우키는 모유와 분유도 잘 먹고 무럭 무럭 자랐다고 합니다.

하지만 단 하나 염려스러운 부분이 있었다고 합니다. 그것은 코우키의 머리가 너무 크고 무거워서 목 가누기, 뒤집기, 앉기 등이 같은 또래의 아이보다 늦었던 것입니다. 그래서 단추가 없는 옷을 입힐 때는 머리가 커서 상당히 힘들었다고 합니다. 그래도 다른 아이들에 비해 조금 늦는 것이겠지하고 심각하게 받아들이지는 않았다고 합니다. 그럼 발병시의 상태는 어떠했습니까?

카토 : 소아과에서 10개월 때 검진을 했었는데, 걱정되던 머리를 검사해 보기도 했고, 만약을 위해 초음파 검사도 했었습니다. 결과는 머리에 물이 고여 있었습니다. 그것도 상당히 많이 차 있어서 뇌를 조금 압박하고 있을지도 모르니, 곧바로 일본 적십자병원으로 옮겨 검사를 해보라고 했습니다. 순간 저는 머리가 새하얘졌고 코우키를 꼭 안은 채 멍해져 있었습니다.

일본 적십자병원의 검사 결과는 지주막낭포에 의한 수두증으로 원인은 알 수 없다고 했습니다. 이대로는 뇌의 성장에도 영향을 끼칠 것이라고 했습니다. 저희 부부는 가능한 아이의 몸에 이물을 넣고 싶지 않았기 때문에, 가장 생리적인 방법인 막을 찢는 수술을 하고 상태를 지켜보기로 했습니다. 아침 9시부터 오후 4시까지 장시간 동안 코우키는 그 작은 몸으로 잘 견뎌주었습니다.

수술하고 1주일이 지나서 실을 제거했지만 다시 그곳에 물이 고였고, 그 후로는 매일 커다란 주사기를 상처에 찔러 80cc 정도의 물을 뽑았습니다. 그 때마다 코우키는 제게 꼭 매달려 엉엉 울었고, 저에게 이 순간은 너무나 고통스럽고 괴로운 순간이었습니다. 그래서 담당의 선생님께서 재수술을 하자고 하셨습니다. 머리의 물을 배로 흘려 보낼 수 있도록 관을 넣는 션트 수술이었습니다.

사회자 : 자녀가 아픈 것을 지켜보는 부모의 마음은 정말 힘듭니다. 그럼 세키구치 선생님께서 설명을 해주시겠습니다.

세키구치(아카사카 세키구치 클리닉 원장) : 지주막낭포 설명은 조금 어렵기 때문에 슬라이드를 준비했습니다. 정상적인 뇌의 MRI 화상에서는 뇌의 중심부에 H 모양의 조그마한 검은 방이 있습니다. 그것을 뇌실이라고 하며, 뇌는 부드러운 지주막으로 덮여 있습니다. 그 지주막에 물이 고인 것이 지주막낭포입니다.

그림 ①은 뇌를 옆에서 본 단면입니다. 주위의 검은 부분이 뇌척수액입니다. 이것이 뇌실에서 분비되어 1번, 2번, 3번, 4번의 순서로 흐르는데, 5번에서 위쪽으로 가서 6번 뇌의 가장 위 부분에서 혈액으로 흡수됩니다.

이와 같이 뇌척수액은 사람에 따라 선천적으로 흐름이 나쁜 부분이 있기 때문에 그곳에 뇌척수액이 점점 고이게 됩니다. 그 결과 수두증이 되고 뇌압이 올라갑니다. 자제 분처럼 작은 아기의 경우는 두개골이 부드럽기 때문에 뇌 내압의 상승에 의해서 머리 부분이 커져 버린 것입니다. 그림 ②가 코우키의 초진시 MRI 측면입니다. 소뇌 뒤쪽에 물이 고여 있는 부분이 지주막낭포로 화살표로 표시한 부분입니다. 위쪽의 큰 방 같은 부분이 수두증이 있는 뇌실이며 크기가 커져 있습니다.

　후쿠이병원에서의 2년 간의 CT 경과를 그림 ③, ④에서 살펴보겠습니다. 이 두 그림을 비교하면 뇌실이 아직 확대되어 있지만, 1년 반이 경과한 시점에서 실질이 조금 두꺼워졌고, 수두증으로 인한 압박이 적어졌습니다. 그러나 아직 완벽하게 사라진 것은 아니므로 앞으로 경과를 더 지켜봐야 합니다.

사회자 : 그럼 그후의 경과와 <세이겐>과의 만남에 대해 이야기해 주십시오.

카토 : 작은 몸으로 큰 고통을 참으며 수술을 했었는데, 한 번 더 메스를 대야 한다니 정말 상상하기도 싫었습니다. 그 때 타나베씨로부터 자연의학 임상예방연구소에서 상담을 한 번 받아 보는 것이 어떻겠냐는 조언을 받았습니다.

　그 때 전화를 해주신 이타미 선생님께서는 상냥한 목소리로 "괜찮아요. <세이겐>에는 신기한 힘이 있어요. 매일 3회 <세이겐 골드> 2포, <알파> 1포를 지속적으로 먹여보세요." 라고 하셨습니다. 그 때부터 코우키에게 <세이겐>을 먹이기 시작했는데, 코우키는 매일 매일 물에 녹인 <세이겐>을 칭얼대지 않고 잘 마셔 주었습니다.

사회자 : 그 후 코우키의 상태는 어떠했습니까?

카토 : 병원에서 재수술을 받기까지는 일단 퇴원해도 괜찮다고 해서 3주 후 집으로 돌아왔습니다. 그 기간 동안 가족들은 아이의 고통을 생각해서 절대 재수술을 받지 않기로 결심했습니다. 그리고 물은 반드시 흐르게 되어 있다는 확신에 찬 마음으로 코우키를 돌보았습니다. 물론 <세이겐>도 매일 매일 열심히 먹였습니다. 5일쯤 지나서 상처를 보니 놀랍게도 물이 고여 있지 않았습니다. 너무 놀라서 곧장 병원에 가서 검사를 받았습니다. 주치의 선생님도 깜짝 놀라셨습니다. 그래서 재수술도 필요 없게 되었습니다.

사회자 : 정말로 다행입니다. 가족 분들의 기도와 확신이 통했던 것 같습니다. 그럼 <세이겐>의 체험자이기도 하신 히사타 선생님께 이야기를 들어 보겠습니다.

히사타(자연의학 임상예방연구소 상담의) : 우리 몸의 세포의 일부분은 주로 핵산과 아미노산에 의해서 만들어져 있다는 것을 여러분들도 잘 알고 계시리라 생각합니다. <세이겐>은 21종류의 아미노산으로 구성되어 있고, 그 중에 γ아미노 낙산, 흔히 GABA라고 하는 물질이 있습니다. GABA는 뇌의 혈류의 개선, 산소의 공급 등 뇌세포의 대사를 촉진시킵니다. 즉 <세이겐>을 먹으면 혈류가 개선되고 산소의 공급도 원활해져 뇌세포의 대사가 촉진됩니다. 따라서 뇌 골수액이 새지 않게 되었고 체내에서의 대사가 정상화된 것입니다. 이렇게 해서 코우키의 수두증은 거의 치료되어 정상적으로 돌아왔습니다. 하지만 방심은 금물입니다. 코우키의 발육은 이제부터 입니다. 앞으로도 <세이겐>을 꾸준히 먹이면 훌륭하고 영리한 아이로 건강하게 성장할 것이라고 확신합니다.

그럼 여기서 제 자신의 체험을 들려 드리겠습니다. 저는 2000년 5월, 9시간 반에 이르는 대수술을 받았습니다. 대흉근, 소흉근, 유방 임파선 제거라는 큰 수술이었습니다. 1달 후인 6월에 X-ray검사를 하니 좌폐는 전부 새하얗고 흉수가 가득해, 3개월 입원하라는 진단이 내려졌습니다. 저는 반 년만 시간을 달라고 주치의를 설득시켰습니다. 그 기간 동안 <세이겐>을 체력이 허락하는 한 많이 먹었습니다. 그 결과 4, 5개월째부터 점점 변화가 나타났습니다. 폐가 엷어졌으며 6개월째에는 확실하게 깨끗해졌음을 알 수 있었습니다.

저에게 일어났던 이러한 현상도 <세이겐>을 먹어서 체내 대사가 좋아졌기 때문이라고 생각합니다. 이 때부터 저는 <세이겐>의 효과를 굳게 믿게 되었습니다.

사회자 : 알기 쉬운 해설과 귀중한 체험 감사합니다. 그럼 현재의 상황은 어떻습니까?

카토 : 수술 후 2년 정도가 지나 코우키는 만 2년 9개월이 되었습니다. 경과도 양호하고 반 년에 한 번씩 뇌 검사를 받고 있습니다. 다소 운동 발달이 늦기는 했지만 1년 8개월째에 걷기 시작했고, 돌 지나서는 말도 하게 되어서 지금은 일상 회화도 할 수 있습니다.

아이 셋을 키우느라 하루 하루가 바쁜 나날이지만 즐거운 마음으로 희망에 가득 찬 날들을 보내고 있습니다. 이번 경험을 통해서 가족 간의 정이 더욱 깊어졌고, 아무리 어려운 일이라 하더라도 적극적으로 해결해 나가야 함을 알게 되었습니다. 주위 분들의 따뜻한 버팀목에도 감사하고 있습니다.

사회자 : 그럼 끝으로 와타나베 선생님께서 총괄적인 말씀을

해주시겠습니다.

와타나베(히모로기 심리클리닉 원장) : 저도 역시 저희 아이가 미숙아였을 때 <세이겐>을 먹인 것이 <세이겐>과의 첫 만남이었습니다.

외래에서 CT 검사를 해보면 수두증은 성인의 경우 100명에 1명 정도는 크기가 아주 작습니다. 이 아이처럼 정말 어렸을 때 수두증 증상이 크게 나타날 경우, 션트 수술을 하면 성장에 맞춰서 션트를 교환해야만 하고, 션트가 막히는 등의 부작용도 10% 정도 발생합니다. 수술하지 않고 회복된 것은 정말 고마워하고 감사해야 할 일입니다. 앞으로 성장 과정 속에서 방심하지 말고 <세이겐>을 계속적으로 먹으면 좋을 것입니다.

2. 중인두암, 구개편도선암의 개선

쿄토부 쿄토시
우마노 아키라(69세)

사회자 : 다음에는 여러 증상을 극복하신 귀중한 체험을 들어보겠습니다. 발표자는 쿄토에서 오신 우마노 아키라씨입니다. 우마노씨는 디자인 창작부터 유젠(천에 모양을 염색하는 기법 중 하나) 채색, 로우사이 염색 기모노 작가로써 활약하고 계십니다. 2003년 여름에 우마노씨는 왼쪽 경부에 생긴 낭포에 화농이 발생해 근처 의원에서 치료를 받고 치유되었습니다.

그러나 다음 해인 2004년 3월에 다시 악화되어 재차 진찰을 받게 되었습니다. 그 결과 큰 병원에서 정밀 검사를 받으라는 의사 선생님의 말씀에 따라 외래 통원으로 20일에 걸쳐 검사를 받게 되었습니다. 결과는 양성이었고, 1주일 정도 입원해서 수술을 받으면 될 것이라고 했습니다. 그래서 입원을 해서 수술을 받으셨습니다.

그런데 수술 다음 날 밤 의사로부터 왼쪽 경부에 6개의 암이 있는데 악성 종양이라는 선고를 받았습니다. 6개 중 1개는 2기 상태의 종양으로 왼쪽 구개편도(편도선)에 있었으며, 1개는 낭포의 윗 부분에, 그리고 왼쪽 경부림프절에 전이된 암이 4개 있었고, 3기 상태여서 심각했다고 합니다. 하지만 다행스럽게도 다른 장기로의 전이는 없었습니다.

우마노씨, 처음에는 양성이라고 했던 것이 암이 6곳이나 발견되어 정말 충격이 대단했을 것 같습니다. 발병 당시의 상황부터 이야기해 주십시오.

우마노 : 젊어서 기모노 일을 배울 때는 선배가 싸구려를 보지 말고, 항상 좋은 것을 보며 좋은 감성을 길러라고 충고를 해주었습니다. 그래서 그 선배는 교토의 좋은 요리집이나 좋은 찻집을 안내해 주었습니다. 그곳에 놀러 가면 항상 새로운 친구가 생겨 매일 밤 술을 마셨고, 담배를 쉬지 않고 피웠습니다. 지금 생각하면 이것이 인과응보인 것 같습니다.

사회자 : 그럼 운텐 선생님께서 중인두암에 대해 설명해 주십시오.

운텐(자연의학 임상예방연구소 상담의) : 해부학적으로는 목 부분은 상, 중, 하로 나누어집니다. 코와 입 사이, 입의 위와 앞 부분은 경구개라고 하는 단단한 부분이며, 뒤의 부드러운 부분을 연구개라고 합니다. 이 연구개에서 설골(舌骨) 사이를 중인 두라고 합니다. 이 연구개 윗 부분을 상인두, 설골 아랫 부분을 하인두, 이렇게 인두를 상, 중, 하로 나누는 것입니다.

상인두에 암이 생기면 코나 귀에 영향을 주어 코가 막히거나, 귀 울림이 일어나거나 합니다. 그리고 하인두에 암이 생기면 식도나 기관에 영향을 주어 삼키는 장애, 호흡 곤란 등의 증상이 일어납니다. 중인두암의 증상은 목구멍 막힘, 이물감, 그리고 목구멍 통증이 있습니다. 사람에 따라서는 중인두부터 점점 전이되어, 목 위에 종양이 생겨서야 처음으로 자각하는 경우가 있습니다. 중인두암이 진행되면 입을 벌리기 힘들어지고 개구 장애가 일어납니다.

중인두암은 4개 타입으로 나눌 수 있습니다. 우선 구개편도를 중심으로 하는 측벽암, 상부 구개수(목젖), 연구개에 생기는 상벽암. 그리고 앞쪽으로 혀의 설근을 중심으로 하는 전벽암, 안쪽의 뒤벽암입니다. 그 중에 제일 많은 것은 측벽암으로 50% 이상을 차지합니다. 그 다음이 전벽암, 상벽암 순이며 후벽암은 5% 정도입니다.

암은 기본적으로 세포내의 유전자병으로, 신체의 여기 저기 예기치 못한 곳에서 발생합니다. 원인은 중인두암의 경우는 담배와 술입니다. 통계적으로 봐도 담배를 피우는 사람은 피우지 않는 사람의 50배 이상의 확률을 가지고 있습니다. 우마노씨도 이것이 원인일 것이라고 생각할 수 있습니다.

제일 전형적인 원인은 방사선, 그리고 맵고 짠 자극적인 것, 뜨거운 것, 독한 술, 담배입니다. 담배에는 50종류 이상의 발암 물질이 포함되어 있다고 합니다. 그리고 곰팡이, 바이러스, 세균 등이 있습니다. 이들 발암 물질로 알려져 있는 것은 우리 주변에 가득합니다. 그러므로 앞으로도 <세이겐>을 먹고 건강에 유의합시다.

사회자 : 그러면 그 후의 경과와 <세이겐>과의 만남에 대해 들려주십시오.

우마노 : 처음에 낭포라고 하기에 1주일이나 10일을 예정하고 병원에 입원했었지만, 막상 열어보니 목 안에 암이 6개나 된다고 했습니다. 구개편도, 흔히 편도선은 직경 2 cm 크기면 제 2기로 방사선과 항암제로 치료한다고 합니다. 목에 전이된 림프절암은 처음 수술시에 발견되었기 때문에 제거를 했습니다. 그리고 확산되어 눈에 보이지 않는 것들은 수술시에 방사선 치료를 하기로 했습니다.

수술 후 10일 후쯤 조상 대대로 위패를 모시는 절인 토리베야마 지적원의 주지 스님이 문병을 오셨습니다. 스님은 <세이겐>이라고 하는 건강 식품이 있는데, 그것을 먹고 난치병을 고치신 분들이 계시다고 말씀하셨습니다. 그래서 저도 스님을 믿고 한번 먹어봐야겠다고 결정했습니다. 저는 병원에서 외출 허가를 받고 절로 스님을 만나러 갔습니다.

당시에는 방사선이 효과가 있다는 것은 알았지만, 원폭에 대한 나쁜 기억이 있었기 때문에 다른 치료 방법은 없을까 고민하고 있었습니다. 그래서 다른 의사의 진단을 받아 볼 생각도 가지고 있던 중에 절에 계신 사모님께 동경여자의대를 소개받았습니다. 하지만 결과는 마찬가지였습니다. 쿄토에 돌아와 방사선 치료를 시작함과 동시에 <세이겐>을 먹기 시작했습니다.

사회자 : 그 후의 경과에 대해 말씀해 주십시오.

우마노 : 처음에는 매일 3 ~ 4포씩 먹기 시작했었지만, 성격이 급해서 곧바로 <세이겐 골드> 15포, <알파> 15포, 총 30포를 먹었습니다. 저는 2회의 수술을 받았고, 약 2개월 간 방사선 치료를 받은 후 입원한 지 130일만에 퇴원하였습니다. 퇴원 후 1개월 동안 하루 30포씩 계속 먹었으며, 그 후 조금씩 줄여가기 시작했습니다.

 입원 중에 좋았던 것은 체력이 떨어지지 않았다는 것입니다. 저의 경우 방사선 치료 전 혈액 검사 상태와 거의 변함이 없었고 건강했습니다. 단지 방사선 치료를 받을 때는 입 안이 심하게 부었습니다. 진찰실에서 파이버스코프(fiberscope) 화면으로 관찰할 때마다 실제로 암의 크기는 점점 작아져 갔습니다. 보통 10일 정도 지나야 효과가 있다고 했지만, 제 경우는 4일쯤 지나자 암의 크기가 작아지기 시작했습니다. 믿고 먹은 <세이겐>의 효과도 상당했다고 생각합니다.

사회자 : 그럼 많은 암 환자들을 치료하고 계시는 타카라 선생님께서 말씀해 주시겠습니다.

타카라(타카라 클리닉 원장) : 우선은 훌륭하게 회복되신 우마노씨, 축하드립니다. 중인두암은 통계를 보면 3기인 경우 수술 후 30% 정도의 환자 분은 불행한 전환기를 맞이합니다. 통상의 암 치료는 외과 수술, 방사선 치료, 화학 요법이 3대 치료법입니다. 우마노씨는 먼저 외과 수술을 받으셨고, 이어서 항암제 치료, 방사선 치료라는 상당히 힘든 치료를 받으셨습니다. 방사선 치료에서 70Gy(그레이)를 조사하면 타액이 나오지 않게 되거나, 데이거나, 입 속이 피바다가 되기도 합니다. 그런데도 불구하고 이렇게 건강하시다니 놀랍습니다.

특히 우마노씨가 많이 드신 <세이겐 골드>는 유산균 생산물질 100%이며, <알파>는 여기에 유산균의 균체 융해 성분, 그리고 유포자 유산균이 들어가 있습니다. 학술적으로 균체 융해 성분은 펩티드글리칸이라고 하는 유산균 세포벽의 최소 구성 단위입니다. 이것이 대식 세포에 탐식됩니다. 이 대식 세포는 항원을 만들어 주는 펩티드글리칸의 특징을 면역 세포에게 가르쳐주게 되어 면역 활성화가 시작되는 것입니다. 그래서 우마노씨는 <세이겐> 덕분에 면역력을 높일 수 있었다고 생각됩니다. 또한 <세이겐> 모임의 다른 회원들 말을 들어보아도 알 수 있듯이, <세이겐>에는 항암제나 방사선 치료의 격심한 부작용을 경감해주는 효과가 있어서 체력이 저하되는 것을 막아 줍니다. 이 2가지가 신체 상태를 좋은 방향으로 이끌어 준 것이라고 생각합니다. 우마노씨가 머리의 경부에 다량의 방사선을 조사했음에도 불구하고 구강 내의 타액, 즉 입의 진무름이 낫고, 타액의 분비가 회복된 것 또한 이러한 맥락에서 생각해 볼 수 있습니다.

또 <세이겐 알파>에 포함된 유포자 유산균은 암의 아포토시스(apoptosis)를 야기시켜 유산의 생성 체제, 장내 pH 조정, 장내 선옥균의 균총을 활성화시키는 역할을 합니다. 우마노씨가 증상 개선시에 드셨던 <세이겐 알파>는 면역 담당 세포를 활성화시키는 작용이 있기 때문에 암의 크기를 작게 하는데 큰 역할을 한 것입니다. 앞으로도 <세이겐>을 드시고 더욱 더 건강하시기 바랍니다.

사회자 : 감사합니다. 그러면 지금은 어떠십니까?

우마노 : 2004년 10월 중순에 퇴원해서 현재 3년이 지났습니

다. 3개월에 한 번씩 이비인후과에 가서 파이버스코프 검사를 받고, 1년에 한 번씩 위내시경 검사를 합니다. 몸 상태는 혈액검사를 받았는데 건강합니다.

사회자 : 감사합니다. 그럼 끝으로 고바야시 선생님, 좋은 말씀 부탁드립니다.

고바야시(이마이케 내과, 심료내과 원장) : 제게는 참고가 많이 되는 체험담이었습니다. 창조적인 일을 하고 계신 분들은 대개 자신만의 세계가 있어서 어떤 의미로는 자기 뿐이란 생각을 갖는 경우가 많습니다. 이것은 좋은 점도 있고 나쁜 점도 있습니다. 그런 분들은 무리를 해서라도 모임에 나와서, 매일 창작 활동을 합니다. 창조적 활동을 할 때는 오른쪽 뇌가 활동을 하고 고민할 때에는 왼쪽 뇌가 활동을 합니다. 그래서 양쪽 뇌의 균형이 잘 이루어져 면역력이 높은 안정된 상태가 됩니다. 그렇기 때문에 아마도 창조적 활동을 하고 있을 때에 스트레스가 해소되는 듯 합니다.

그리고 <세이겐>과의 만남이 있었습니다. 이런 사람은 비교적 완고하지만, 자기가 믿는 사람의 말은 잘 수용합니다. 그것도 절대적으로 믿고 받아들입니다. 그 순간 회복이라는 스위치에 불이 들어온 것이라고 생각합니다.

그 후 스스로 <세이겐>의 복용량도 감각적으로 조절해가면서 드셨습니다. 한치의 흐트러짐이나 흔들림이 없었습니다. 일절 다른 일은 생각하지 않고 치료에 전념하는 사람은 치유가 상당히 빠릅니다. 우마노씨는 투병이라기 보다는 마치 병원에 놀러 왔다고 생각하고 계신 것 같습니다. 혹시 병원에서도 다른 환자나 간호사와 즐기고 계신 것은 아닙니까?(웃음)

<세이겐>을 드시면 통증도 적어지고, 염증을 억제하는 항염증 효과도 있습니다. 방사선을 쪼여서 입 안이 트더라도 창상치유, 상처를 고치는 힘이 향상되고, 면역력도 높아집니다. 모든 면에서 좋은 쪽으로 작용하여 빠른 회복이 가능했다고 생각됩니다.

　그리고 병이 회복되면 언제 그랬냐는 듯이 잊어버리는 사람들이 있습니다. 생활 리듬도 원래대로 바꾸고, 식생활도 바꾸어 버립니다. 그렇게 하면 처음 얼마 간은 좋은 결과가 계속되지만, 얼마 지나지 않아 면역력이 급격히 떨어집니다. 그렇기 때문에 <세이겐>을 잊지 말고 꾸준히 드셔야 합니다. 그리고 주변 사람들이 걱정하고 있다는 것, 소중하게 생각하고 있다는 것도 마음 한 구석에 항상 간직하면서 스스로 가야 할 길을 힘차게 전진하면 된다고 생각합니다. 정말 훌륭하십니다.

사회자 : 감사합니다. 그럼 사모님께 온 편지를 소개해드리겠습니다.

　여보, 지금까지 잘 견뎌 주어서 정말 고마워요. 처음에 말기 암이라고 했을 때는 너무나 큰 충격에 현실로 받아들일 수 없어서 어떻게 해야할 지 몰랐습니다. 꿈이길, 남의 일이길 바랬지만 실제로 내 가족에게 일어난 현실이었습니다. 그랬기 때문에 "어째서? 왜?"라는 원망에 가득찬 날들이 되풀이 되었던 것이 지금도 생생합니다.

　일 밖에 모르는 당신은 쿄토의 전통 공예인 유젠 염색에만 몰두하고 가족은 나 몰라라 했습니다. 미의 탐구, 공부라는 명목으로 매일 밤 거래처나 친구들을 만나러 다녔습니다. (중략)

이번 투병을 통해서 산다는 것, 그리고 죽는다는 것, 인생이란, 그리고 가족이란 무엇인지 우리 모두 여러 가지를 생각하게 되었습니다. 앞이 깜깜했던 입원 생활도 와타나베씨께서 소개해 주신 <세이겐> 덕분에 큰 고비를 넘을 수 있었습니다. 생각할수록 너무나 고마운 분이십니다.

　지금 생각하니 너무 많은 분들께서 응원을 해 주시고 힘이 되어 주셨습니다. 지금은 당신이 이렇게 건강을 되찾아서 그렇게도 좋아하는 유젠 염색을 다시 할 수 있게 된 것이 제게는 무엇과도 바꿀 수 없는 큰 기쁨입니다. 앞으로의 인생도 둘이서 함께, 그리고 <세이겐>과 함께 건강하게 살아갔으면 좋겠습니다. 그리고 앞으로는 일 관계자나 친구들 뿐만 아니라 가족과의 친밀한 생활 속에서도 미의 탐구를 했으면 좋겠습니다.

2006 CMC 포럼

1. 교원병에 걸린 딸아이가 건강한 아이를 출산하는 기적이...
2. 궤양성 대장염과의 싸움
3. 뇌출혈, 심근경색에서 회복되어...

사회자 : 아야카와
　　　　　미우라 회장

코멘트 닥터
히사타 타카 : 자연의학 임상예방연구소 상담의
운텐 센카즈 : 자연의학 임상예방연구소 상담의
고바야시 아키히코 : 이마이케 내과, 심료내과 원장
세키구치 모리에 : 아카사카 세키구치 클리닉 원장

1. 교원병에 걸린 딸아이가 건강한 아이를 출산하는 기적이...

치바현 시게하라시
타카야마 유키에, 오카다 카즈미(37세)

사회자 : 오늘 첫 순서는 예전에 발표를 해 주셨던 분을 초대하여 현재까지의 상황을 들어보도록 하는 순서입니다. 처음 나와 주실 분은 1998년에 발표를 해 주셨던 치바현 시게하라시에서 오신 타카야마 유키에씨입니다. 당시에는 29살이셨던 따님, 카즈미씨의 이야기입니다.

20년 전에 카즈미씨는 고등학교 2학년 때 테니스부에서 활동을 하던 중 강한 직사 광선을 쬐게 되어 교원성인 SLE(전신성 에리토마토데스)가 발병했습니다. 3개월 간의 입원 생활을 시작했을 때에는 스테로이드제를 12알이나 복용했었는데 퇴원할 때에는 4알까지 줄어 들었습니다. 그 이후에 한 알씩 더하거나 빼거나 해서 복용하며, 건강한 사람과 마찬가지로 대학 시험과 취직 시험을 모두 합격하고 여기까지 왔습니다.

그 당시 앞으로 10년 간 다른 기능이 떨어지지 않으면 괜찮다는 말씀을 들었지만, 불행하게도 9년 후인 1995년 신장 기능이 절반으로 떨어져 다시 입원하게 되었고, 또다시 스테로이드를 12알씩 복용하게 되었습니다. 그 때 처음으로 <세이겐>을 알게 되었고, 당시 <세이겐 골드>, <세이겐 알파>를 총 9포씩 먹었습니다.

그러나 한 달이 지나도 딸의 신장은 좋아지지 않았습니다. 그래서 스테로이드를 대량으로 투입하는 펄스 요법 외에는 방법이 없다는 의사 선생님의 말씀을 듣고 많은 고민을 한 끝에 시술을 받기로 하였습니다. 그러나 두 번에 걸친 투여 후 간 기능이 절반으로 떨어져 결국 이 요법도 중지할 수 밖에 없었습니다. 그러나 얼마 후 놀랍게도 신장 기능이 조금씩 회복되었고, 자연스럽게 간 기능도 돌아왔습니다. 그 때 따님은 하루에 <세이겐>을 12포씩 드셨습니다.

그 당시 의사 선생님으로부터 "따님의 간 기능이 상당히 떨어져 있고, 한 번 죽은 세포는 다시 살아나지 않는다. 나빠지는 일은 있어도 좋아지지는 않을 것이다."라는 이야기를 들었습니다. 그러나 어머니께서는 유산균을 생산하는 물질은 세포를 되살릴 수 있다는 말을 떠올리고, 가즈미씨를 설득하여 <세이겐>을 먹이기 시작했습니다. <세이겐>을 먹고 나서부터는 따님의 얼굴이 퉁퉁 붓고, 머리카락이 빠지는 등의 스테로이드로 인한 부작용을 최소한으로 막을 수 있었습니다.

그 후 카즈미씨는 멈추었던 생리도 다시 돌아오고, 골밀도도 동년배 분들의 98%까지 회복되었습니다. 그리고 교원병의 경우 다시는 회복되지 않는다고 하는 크레아티닐 클리어런스가 정상치로 돌아와 직장에도 복귀할 수 있었습니다. 지금은 결혼에도 골인해 자녀 분도 순조롭게 출산하시고 행복한 결혼생활을 하고 계십니다. 하지만 이번에는 바쁜 일로 인해 본인께서는 안타깝게도 참석을 하지 못하셨습니다. 카즈미씨의 어머님 되시는 타카야마씨로부터 말씀을 듣도록 하겠습니다. 타카야마씨는 1998년도에 많은 감동을 주셨는데, 그 이후에 카즈미씨는 결혼하셔서 임신하시고 출산도 하셨다고 합니다.

타카야마 : 그 때 발표를 하고 며칠 지나서 제 딸이 결혼을 했

습니다. 당시에는 앞으로 제 딸과 남편이 함께 좋은 결과가 나오기를 바라는 마음으로 말씀을 드렸습니다. 지금 다시 한 번 여러분 앞에서 말씀을 드릴 수 있게 되어 정말 행복합니다.

결혼 후 카즈미는 시게하라시에서 약사로써 계속 일을 했었고, 그 후에는 사이타마현에 있는 후카타니시로 옮겨 신혼 생활을 보냈습니다. 그리고 취직 자리도 정해져 정사원으로 열심히 일을 하고 있었습니다. 그러던 중 임신을 하였지만 안타깝게도 유산이 되었습니다. 그러나 몸 상태는 잘 회복되어 직장으로 돌아갔습니다. 그리고 얼마 지나지 않아 다시 임신이 되었습니다. 당시 제 딸은 <세이겐 골드>를 9포, <세이겐 알파>를 3포, 총 12포를 먹고 있었는데, 임신 사실을 알고 나서는 하루에 15포로 복용량을 늘렸습니다. 제 딸은 임신 중독증도 없었고, 아이도 잘 자랐으며, 본인은 감기 한 번 걸리지 않았고, 입덧 같은 것도 없이 지냈습니다. 그래서 정말 이 애가 교원병으로 고생하는 SLE에 걸린 임산부가 맞나 하는 생각이 들 정도였습니다.

제 딸은 임신을 하고도 직장 생활을 계속했지만, 임신 7개월째가 되자 직장을 그만 두고 시게하라시로 돌아와, 2000년 10월 16일 치바현에 있는 사회보험병원에 입원을 했습니다. 그 때부터 혈압이 상승하고, 뇨단백도 발견되어, 재왕절개를 하여 출산을 하는 것이 어떻겠냐는 권유를 받았습니다. 아이는 무사하게 출산해야겠다는 마음에 제 딸은 <세이겐> 복용량을 하루 30포로 늘렸습니다.

입원을 한지 보름 후에 받은 검사 결과가 나오면 출산 예정일을 정할 계획이었지만 당일 바로 정해졌습니다. 마침내 32주째 되는 날 제 딸은 1.97kg의 여아를 출산했습니다. 몸집은 조그마했지만 주름도 없었고, 손과 발목이 잘록한 핑크빛을 띤 매우 예쁜 여자아이였습니다. 이름은 마오라고 지었습니다.

그러나 출산 후 카즈미는 혈압이 200 가까이 올라가서 혈압강하제를 여러 종류 복용하게 되었습니다. 다음 날부터는 스테로이드제 3알을 복용함과 동시에 4알은 링거 형태로 투여하게 되었습니다. 4일 째부터는 링거를 빼고 스테로이드 6알을 복용했습니다. 입원을 한 지 한 달 반 뒤인 12월 4일에는 복용알 수를 4알로 줄였고 카즈미는 퇴원을 했습니다. 다음 날에는 마오도 퇴원을 했습니다. 체중이 2.5kg까지 늘어 처음 안아봤을 때 몸집이 작기는 했지만 묵직함이 느껴졌습니다. 건강하게 태어나 주어 고맙다는 감사의 마음과 함께 생명력에 대한 위대함을 느낄 수 있었습니다.

그리고 1개월 후 미숙아 망막증 검사도 문제가 없다는 판결을 받았습니다. 다른 보통 아이와 마찬가지로 길러도 된다는 보증을 받은 것입니다. 카즈미는 <세이겐>을 하루 총 15포 먹었고, 마오에게도 우유에 타거나 이유식에 넣어 먹였습니다. 그리고 2001년 2월 시게하라시에서 후카타니시로 돌아가 3명의 가족이 다시 모여 살게 되었습니다.

출산을 한 이후 카즈미의 몸은 많이 좋아져서 스테로이드와 혈압 강하제도 점차 줄였고, 혈액 검사는 정상치, 뇨단백도 마이너스로 돌아섰습니다. 그러나 교원병으로 인한 부작용은 분명히 카즈미의 몸에 많은 상처를 주었습니다. 골밀도가 많이 떨어졌으며, 지금은 대퇴골부 괴사라는 병에 걸려 있습니다. 그러나 <세이겐 GH>를 늘리고 나서는 상당히 많이 좋아진 듯 합니다. 그리고 카즈미는 마오가 1살 반 경부터 다시 직장에 복귀하였습니다.

사회자 : 그러면 히사타 선생님께 말씀을 부탁드리겠습니다.

히사타(자연의학 임상예방연구소 상담의) : 카즈미씨가 걸리신 교원병은 하나의 병이 아니라, 공통점을 가진 다양한 병의 총칭입니다. 교원병이라는 이름은 접착제의 재료로 쓰이는 아교의 기본이 되는 교원 섬유, 콜라겐 섬유에서 유래한 것입니다. 사람의 몸의 각 부분을 구성하기 위해서는 세포끼리 이어주거나 그것을 지탱시켜 주는 결합 조직이 필요한데, 이것을 구성하고 있는 것이 교원 섬유인 것입니다. 교원병은 약 60년 전에 처음 발견되었는데 원인은 아직도 분명히 규명되지 않고 있으며, 여성에게 많은 것이 특징이라 할 수 있습니다.

이 병에서는 첫 번째로 류마치스성 질환이 있는데, 변형 관절증, 통풍 등과 같이 관절에 통증이 생기는 병인 것입니다. 두 번째로는 결합 조직 중의 하나인 혈관에 생기는 병입니다. 혈관은 영양 보급이나 노폐물 배출 등의 역할을 담당하고 있기 때문에, 복수의 장기가 동시에 이 병에 걸리게 되면 그야말로 대처하기 힘든 어려운 병이 되는 것입니다. 그리고 세 번째는 자기면역질환입니다. 사람의 몸에는 자신의 몸 밖에서 들어오는 이물질을 공격하여 제거하는 면역활동이 갖추어져 있는데, 교원병은 여기에 이상이 발생하여 자기 몸의 성분을 스스로 공격하게 됩니다. 지금 말씀드린 것이 대략적으로 교원병이 가지고 있는 개념이라 할 수 있습니다.

카즈미씨는 지금으로부터 20년 전인 17세 때 발병한 전신성 에리토마토데스를 극복하고 일상 생활을 해 오던 중 8년 후인

1995년에 신장 기능이 저하되었을 때 처음으로 <세이겐>을 알게 되셨습니다. 그 당시 카즈미씨는 신장 기능 뿐만 아니라 간 기능까지 저하되어 주치의로부터 스테로이드를 대량 투여하는 요법을 제안받았습니다.

그래서 카즈미씨는 몸이 도저히 견디지 못하게 될 수도 있으므로 체력이 견딜 수 있을 정도의 스테로이드 요법을 실행하였습니다. 스테로이드를 거부하지 않았던 것이 바람직했다고 봅니다. 스테로이드의 부작용을 <세이겐>이 훌륭하게 막아 주었던 것입니다. 그리고 또 하나 주치의가 스테로이드를 사용했던 방법이 훌륭했습니다. 스테로이드는 사용을 중지할 때 매우 힘듭니다. 환자 분과 하나가 되어 열심히 치료를 한 것이 성공할 수 있었던 요인이라 봅니다.

카즈미씨는 그 힘든 치료 과정을 극복하고 대학 시험에도 합격했습니다. 더구나 졸업 후에는 약사로써 취직도 하셨고, 결혼하여 귀여운 자녀 분도 얻었습니다. 이 어려운 병을 치료하면서도 이러한 왕성한 활동을 하셨다니 정말로 머리가 수그러집니다.

현재는 스테로이드를 사용한 부작용으로 인한 대퇴골부 괴사에 걸려있지만 <세이겐>을 잘 사용하여 치료하면 완치도 가능하리라 생각됩니다. 그래서 부디 치료에 힘써 완치되기를 바랍니다. 그리고 자녀 분은 그야말로 <세이겐 베이비>라고 할 수 있겠습니다. 보시다시피 예쁘고 두뇌가 명석한 아이로 성장할 것이라 생각합니다. <세이겐 베이비> 만세!

2. 궤양성 대장염과의 싸움

오사카부 이즈미시
후지와라 모토츠기(33세)

사회자 : 이어서 2001년도에 발표를 해주셨던 오사카부 이즈미시에서 오신 후지와라 모토츠기씨입니다. 당시에는 28살이었습니다.

병이 나타나기 전까지는 공부와 스포츠를 병행하셨던 후지와라씨가 자신의 병을 처음 알게된 것은 1997년 12월 오사카에 있는 대학을 졸업한 후인 24살 때였습니다. 그 후 입원과 퇴원을 반복하면서도 자신이 앓고 있는 병에 대해 공부를 하기 위해, 카나가와현에 있는 대학의 약학부에 진학을 하셨습니다. 그러나 점차 몸 상태가 악화되어, 1학년 겨울 방학 때 도쿄에 있는 대학병원에 입원을 하셨습니다.

후지와라씨는 입원 중 항문을 통해 장으로 스테로이드를 대량으로 투여 받았습니다. 그러나 효과는 없었고, 오히려 대량으로 하혈을 해서 중지했습니다. 당시 주치의로부터 대장을 모두 적출하는 수술을 받으라는 권유를 받았지만, 이를 거절하고 집이 있는 오사카로 돌아와서 <세이겐>을 만났다고 합니다. 그 당시 체중은 47kg까지 내려간 상태였습니다.

어느 날 그 분은 자연 요법 선생님으로부터 "대장은 수분을 흡수하는 역할만 하는 것이 아니다. 장의 환경을 좋게하는 것은 뇌나 다른 장기에도 영향을 미치니 절대로 떼어내서는 안된다."는 말씀을 듣고 자연 요법과 <세이겐> 이 두가지로 체질

개선을 해보자고 마음을 먹었습니다. 그래서 그 분은 <세이겐>을 하루 10포씩 먹었고 단식 요법도 하였습니다. 이전에는 30분에 1번씩 화장실로 달려갔었지만, 그 횟수가 점차 줄어 들었습니다. 그리고 2001년이 되자 아침까지 깨지 않고 잠을 잘 수 있게 되었다고 합니다. 이것은 그 때 오사카 회의에서 체험 발표를 하셨을 때의 비디오입니다.

안녕하세요. 저는 후지와라 모토츠기입니다. 저는 24살때 궤양성 대장염을 앓기 시작해 9년이 지났는데, 그 사이 <세이겐>을 먹고 지금은 이렇게 건강하게 지내고 있습니다. 보디 빌딩 체육관도 다니고 있는데 <세이겐>과 보디 빌딩 덕분에 이렇게 건강한 몸을 만들었습니다. 저를 도와 주신 가족과 주위 분들에게 깊이 감사드리며, 특히 <세이겐>과의 만남에 감사하는 마음을 가져 봅니다.

사회자 : 후지와라씨의 건강한 모습을 화면을 통해 만나보셨는데, 그 분은 실제로 건강한 모습을 여러분들께 직접 보여드리기 위해 이 자리에 참석해 주셨습니다. 큰 박수로 맞이해 주십시오. 후지와라씨는 지금 77kg으로 예전보다 무려 30kg이나 체중이 느셨습니다. 본인은 너무 많이 살이 찐게 아니냐고 말씀하기도 하셨는데, 정말로 5년 동안 너무 많이 변하셔서 놀랐습니다. 오늘은 2001년도 이후의 변화에 대한 이야기를 부탁드리겠습니다.

후지와라 : 안녕하세요. 제 체험에 대한 발표를 하고 나서, 병으로 인해 단념할 수 밖에 없었던 배움에 대한 강한 집념이 되

살아나 간사이대학 3학년으로 편입을 하였습니다. 그러나 어느 정도 상태가 안정되었다고 생각했던 증상이 사실은 완치는 되지 않았던 모양입니다.

다음 해 8월에 대장 검사를 다시 받아보라는 주치의 선생님의 말씀을 듣고 검사를 위해 입원을 했습니다. 그 때 제 자신은 상태가 호전되었다고 생각을 했었지만 실제 의학적으로는 아직도 나쁜 상태였던 것입니다. 실제로 대장에 카메라를 넣어 확인을 하자, 상태는 그다지 좋지 못했습니다. 그래서 단식을 하고 스테로이드를 대량 투여하라는 권유를 받았습니다. 그러나 이전에 스테로이드를 대량 투여하여 치료했을 때 효과는 커녕 대량 출혈을 하는 등 좋지 못한 증상이 발생했던 경험이 있었고, 그 이후에도 부작용으로 인해 대퇴골부 괴사로 의심되는 증상이 생겼고 골다공증도 있었습니다. <세이겐>을 애용하고 2년이 지나고 겨우 원상태로 돌아올 수 있었던 만큼 다시 스테로이드를 투여 받으라는 의사의 권유에 고민을 하지 않을 수 없었습니다. 그러나 2년에 걸쳐 <세이겐>과 자연 요법으로 체질 관리를 했기 때문에 어쩌면 이번에는 괜찮을지도 모른다는 생각을 하기도 했습니다. 그렇지만 지난번 스테로이드제 투여로 인해 대퇴골부 괴사 증상이 있었기에 다시 투여하는 것은 역시 큰 모험이었습니다. 고민 끝에 내린 결론은 2년 간의 체질 개선 노력을 믿고 치료를 부탁하고자 마음을 먹었습니다. 그리고 그 날 바로 치료에 들어갔습니다.

사회자 : 2년 간 체질 개선을 해왔고, 여기에 한 번 걸어 보자는 결단을 내리셨는데, 이에 대한 이야기를 좀 들려주십시오.

후지와라 : 치료 후에는 무조건 단식을 해야 했습니다. 그러나

<세이겐>만은 몰래 먹었습니다. 그리고 먹는 방법에 대한 궁리를 했습니다. 1시간에 1포씩, 즉 하루에 24포의 <세이겐>을 먹었습니다. 보통 치료 부작용으로는 머리카락이 빠지고, 얼굴이 퉁퉁 붓는 현상이 나타나거나, 호르몬 불균형으로 인해 불면증에 빠지는 등의 현상이 나타나는데, 저는 머리만 좀 빠질뿐 그 외 다른 부작용은 전혀 없었습니다.

치료를 시작한 지 1개월 째 대장에 카메라를 넣어 확인했을 때, 저는 병원에서 도망갈 구실을 생각하며 검사대 위에 누워 있었습니다. 주치의 선생님이 장 촬영 영상을 보면서 "후지와라씨 식사 하셨어요?"라고 뜻을 알 수 없는 질문을 하셨습니다. 저는 이해가 되지 않아 다시 묻자, 장이 좋아졌다고 말씀을 하셨습니다, 그래서 저는 진짜냐고 몇 번이나 되물었습니다. 모니터를 봤더니 제가 보기에도 상태가 호전된 것을 확인할 수 있었습니다. 1개월 후에 퇴원을 하였고, 그 후 있었던 정기 검진에서도 계속 순조로운 상태입니다.

사회자 : 네 감사합니다. 그러면 2001년에 이어 운텐 선생님의 의견을 들어보도록 하겠습니다.

운텐(자연의학 임상예방연구소 상담의) : 후지와라씨, 상태가 좋아져서 축하드립니다. 이 병은 개선과 악화가 반복되기 때문에 현대 의학에서는 원인 불명의 만성적인 염증성 위장 질환이라 표현하고 있습니다. 원인이 밝혀지지 않았기 때문에 대증요법적으로 치료합니다. 예를 들면 염증을 치료하는 스테로이드제나 활성 산소 등을 제거하는 메소라딘 등의 아미노사르틴산, 그리고 시코로호스 파이드, 아서티오플린과 같은 면역 억제제를 투여합니다. 그러나 이는 부작용으로 인해 고생을 하게 됩니다. 특히 스테로이드 같은 경우에는 대퇴골부 괴사, 골다공증, 감염증, 당뇨병 등을 발생시키기 쉽습니다. 이른바 난치병이라고 불리는 간질성 폐렴이나 류머티즘, SLE 등은 스테로이드를 사용하지만 그 부작용이 가장 큰 문제입니다.

이에 대한 최근 연구에서는 장내 부패균이 없는 실험용 쥐로 실험을 했었는데, 장의 염증이 전혀 일어나지 않은 것이 밝혀졌습니다. 그리고 이화학연구소 연구에 따르면 궤양성 대장염에 걸린 사람의 대장균을 검사해보니 크로스트리디움, 웰치균 등 나쁜 균이 많았고, 비피더스 같은 좋은 균이 적은 것이 밝혀졌습니다.

후지와라씨의 상태가 좋아진 것도 <세이겐>을 섭취함으로써 장내에 좋은 균이 늘어나 장의 균형이 개선된 것이 아닌가 생각합니다. 앞으로도 너무 무리하지 말고 규칙적인 생활을 하시고, 그 날의 피로는 바로 바로 그 날에 풀도록 하시며 자신의 몸을 잘 관리해 주십시오.

사회자 : 후지와라씨, 앞으로 자신의 꿈에 대해 들려 주시겠습니까?

후지와라 : 퇴원을 하고 4년 간 건강하게 지내고 있습니다. 그리고 약에 의존하지 않는 생활로 돌아왔습니다. 지금은 <세이겐>만 먹으며 자연 요법을 계속 실시하고 있습니다. 식사는 아무 것이나 먹을 수 있지만, 평소에는 생현미를 가루로 내서 이것을 두부에 뿌려 먹거나, 집에서 만든 야채주스, 그리고 영양소가 많이 포함되어 있는 프로틴도 먹고 있습니다.

퇴원 후에는 보디 빌딩 체육관도 다니기 시작해 근력도 붙었습니다. 궤양성 대장염을 경험한 것을 계기로 약학부가 있는 대학에 진학하기 위해 지금도 공부를 계속하고 있습니다. 제가 졸업한 학교는 문과 계열이기 때문에 이과나 수학 공부는 어렵지만 그래도 도전을 해 보겠습니다. 하루 24시간은 너무 짧지만 하고 싶은 일이 너무 많습니다. 그러나 저는 알찬 하루 하루를 보내고 있다고 생각합니다.

  2001년에는 아직 상태가 좋아진 것은 아니지만 <세이겐>을 믿고 체질 개선을 하기 위해 열심히 노력하겠다는 말씀을 드렸습니다. 이 번에는 그 이후에 제가 체험했던 것들을 여러분들께 들려드리고 싶은 마음이 들었습니다. 지금 저는 진정한 제 자신으로 돌아와 정신적으로나 체력적으로나 안정된 상태입니다. <세이겐>을 계속 믿고 의지했던 것이 효과를 거두었다고 생각합니다. (장내 박수)

사회자 : 감사합니다. 그러면 이어서 고바야시 선생님의 의견을 들어보도록 하겠습니다.

고바야시(이마이케 내과, 심료내과 원장) : 아주 좋군요. 4년이 지나고 몸도 아주 건강해 보입니다. 궤양성 대장염이라는 원인 불명의 병은 자기 면역계나 자율 신경계, 혹은 내분비 등의 계통에 약간의 충격만 받아도 쉽게 흐트러집니다. 그 스위치를 변환하기 위해 스테로이드를 대량 투여하는 펄스 요법, 단식 등 다양한 치료 방법을 택합니다. 작은 스위치가 들어갔다 끊겼다 하는 상태의 병인 것입니다.

  이 병에 걸리신 분들의 공통점은 상당히 성실하고 부지런하다는 것입니다. 신경이 아주 섬세하고, 매사에 성실하게 임하며, 열심히 하겠다는 말도 많이 사용하십니다. 그런데 열심히 하다 보면 피곤해지기 마련입니다. 하루는 24시간 밖에 없다고 생각하거나, 24시간이나 있지만 하고 싶은 것이 너무 많은 것입니다. 그러나 지금 하고 싶은 일, 지금 하고 있는 일에 최선을 다하는 것이 중요합니다. 또 재발하면 어쩌나 하는 걱정과 불안이 마음 속에 조금은 있을 겁니다. 그렇지만 지금을 즐긴다는 마음을 갖고 있으면, 몸 상태나 정신적인 균형도 더 좋아질 겁니다. 자신의 몸이나 <세이겐>의 효능을 더 믿으셔도 좋을거라 생각합니다. 믿음이 불안함을 불식시킬 수 있습니다. 그리고 불안이 사라짐으로 인해 면역 체계도 자율 신경계도 내분비 계통도 정상적으로 작용할 수 있게 됩니다. 마음을 편안하게 먹고 지금 눈 앞의 일들을 최선을 다하는 생활을 하시는 것도 좋지 않을까 합니다. 인생을 열심히 살겠다는 생각보다는 여유를 가지고 적당하게 노력하는 것이 좋지 않겠습니까?

긴장감이나 불안함을 느끼면 뇌에서 직접 장으로 신호가 가게 되기 때문에 장내세균의 균형을 무너뜨리게 되고, 운텐 선생님께서 말씀하신 것처럼 나쁜 균이 증식하게 됩니다. 이는 많은 사례를 통해서도 이미 밝혀진 것들이고, 실험 결과도 나와 있습니다. 예를 들면 스트레스가 쌓이면 급격히 가스가 발생하여 방귀가 나온다거나, 평소에는 아무렇지도 않았던 것이 자신이 싫어하는 것을 접하면 설사를 하거나 방귀가 나오는 경우가 있습니다.

마음을 먹기에 따라서 스스로도 변할 수 있고, 몸도 변할 수 있다는 생각을 가지십시오, 그리고 너무 엄격하게 모든 것을 잘해야 한다는 생각은 버리시는 것이 좋습니다. 뭐든 적당히 하자는 마음 가짐, 80 ~ 90% 정도만 하면 된다는 마음가짐으로 신뢰감과 안정감을 가지면 조금 더 편안하고 더 즐겁게 생활하실 수 있을 것입니다. 투병 생활이라는 생각도 버리는 것이 좋습니다. 이에 대한 굳센 믿음이 바로 병을 낳게 합니다. 일상 생활을 즐긴다는 마음으로 지내시면 좋지 않을까 합니다.
사회자 : 매우 구체적인 조언을 해주셨는데 저도 동감을 하면서 들었습니다. 정말 힘들다는 생각을 하셨겠지요? 이제는 고바야시 선생님의 조언을 받아들이셔도 좋지 않을까 하는 생각이 들었습니다. 감사합니다.

3. 뇌출혈, 심근경색에서 회복되어…

도쿄도 분쿄쿠
니타니 에츠코, 야마카게 도모이키

사회자 : 마지막으로 소개해 드릴 분은 이번에 처음으로 발표를 해주시는 분입니다. 도쿄도 분쿄쿠에서 오신 니타니 에츠코씨입니다. 동생 분이신 야마카게 도모이키씨의 체험에 대해서 들려주시겠습니다.
　병이 나기 전 야마카게씨는 피부과 의사로 군마대학 강사를 20년 동안 지냈고, 그 후 도치기현에 있는 도쿄의과대학에서 피부과 조교수를 지냈습니다. 하루의 거의 대부분을 병원에서 지내시고, 일을 중심으로 한 생활을 보내던 중 당뇨병에 걸렸습니다. 그러나 너무 바쁜 나머지 제대로 치료를 받지 못한 채 자가 진단으로 약을 먹었다고 합니다. 그 당시 신장은 180cm에 체중은 90kg 정도였다고 합니다.

2000년 가을 도쿄의과대학에서 개최되었던 동부 피부과학회 준비로 잠자는 시간까지 줄여가며 일을 하고 있었습니다. 그러나 그 해 8월에 학회 준비를 위한 회의 도중 제 동생이 갑자기 쓰러졌습니다. 얼굴은 창백했고, 의미를 알 수 없는 말을 반복하는 등 혀도 잘 돌아가지 않는 상태였습니다. 그리고 의식을 잃어 동대학병원에 긴급 입원을 하였습니다. 검사 결과 뇌출혈이었고, 출혈이 있었던 곳은 왼쪽 시상하부였습니다.

그리고 뇌출혈로 입원한 지 1주일 후에는 심근경색까지 발생했습니다. 입원 후 3개월 동안 역행성 기억상실 상태에 빠졌다고 합니다. 심근경색의 경우 심장 주변 대동맥 3개에서 90%의 협착이 발견되었습니다. 뇌와 심장의 수술은 상당히 고난위도의 기술이 필요하였고, 내과 치료와 재활 훈련에 전념하였습니다. 다음 해 3월에 퇴원을 하였지만, 몸의 오른쪽 부분에 마비가 계속되었습니다. 뇌질환과 당뇨병의 가족력은 없었습니다.

진단서에는 고차 뇌기능 장애 상태로 표면적인 대응에 머물러 상황을 판단하는 능력이 저하되고, 말도 잘 못하는 상태였습니다. 본인은 뇌출혈의 후유증이라고 인식을 하고 있으나, 퇴원 후의 통원이나 약 복용은 가족들이 관리하지 않을 수 없었습니다. 왜냐하면 주치의 조언도 바로 잊어버리고, 식사나 몸을 씻을 때에도 도움이 필요하며, 정신 기능의 현저한 저하 상태를 나타내고 있었기 때문입니다. 세키구치 선생님, 설명을 좀 부탁드립니다.

세키구치(아카사카 세키구치 클리닉 원장) : 저는 심장 분야에서 도쿄여자의과대학에서 24년 간 근무를 하고 있는데 그 동안 CCU로 급성 심근경색 등의 환자 분을 대략 3,000명 정도 진찰했습니다. 지금 설명을 들은 분은 시상하부에서 심각한 뇌출혈이 있으셨는데, 이는 상당히 심각한 중증 뇌출혈로 일반적으로는 생명과 직접 관련이 있습니다.

고바야시(이마이케 내과, 심료내과 원장) : 그러나 도쿄의과대학에서 회복되셨습니다. 심근경색 진단을 받고 6일째부터 심부전증, 폐수종 등 전신의 상태가 심하게 악화되었습니다. 심근장애일 때 발생하는 CPK가 상승하기도 하였고, 심전도에서도 심근경색과 비슷한 변화가 나왔습니다. 그리고 1개월 후에 관상 동맥의 관형 검사를 한 결과는 막힘이 없었습니다. 심근경색이라는 것은 관상 동맥 안에 혈전이라는 혈액 덩어리가 혈관을 막아 버리는 것입니다. 이 분의 경우에는 심장 전체가 거의 부패한 것처럼 변해 버려, 발생해야 할 이상 Q파도 발생하지 않았습니다. 너무 이상했습니다. 번뜩 떠오른 것이 지주막하출혈이었습니다. 지주막하출혈은 뇌출혈과 달리 선천성 혹은 다른 원인으로 인해 동맥류가 발생하고, 파혈되어 대출혈을 일으키는데, 이 때 심근경색과 비슷한 파동이 발생하게 됩니다.

　뇌장애가 심하게 나타났을 때는 2차적으로 심장의 근육 정도가 악화될 때가 있습니다. 뇌로부터 긴장 신경의 교감 신경, 나테콜라민과 아드레날린, 그 외의 것들이 나와서 심근경색과 비슷한 파형을 만들어 내는 것입니다. 예를 들어 심전도에서 ST가 상승하거나, Q파가 발생하는 등 말입니다. 이것을 카테콜라민 심근증이라고 합니다. 야마카게 선생님은 아마 이런 증상이 아니었나 생각이 듭니다. 즉 심근경색과 매우 비슷하나 다른 증상일 수 있다고 판단을 할 수 있으나, 데이터가 없으므로 진단을 내리지는 않겠습니다.

어떻게 이러한 상태까지 이르셨냐하면 이른바 메타볼릭 증후군(내장지방 증후군)입니다. 생활 습관병이라고도 하며, 4개의 경우에 해당됩니다. 비만, 고지혈증, 콜레스테롤이 높은 경우, 좋은 콜레스테롤이 적은 경우에 해당합니다. 즉 중성 지방이 많은 경우, 고혈압, 당뇨병이 해당된다고 합니다. 혈압이 높으면 고혈압성 뇌출혈이 발생하는데 어땠는지 아십니까?

니타니 : 잘 모르겠습니다.

세키구치(아카사카 세키구치 클리닉 원장) : 네. 메타볼릭 증후군이 다행히 좋아져서 그 후에는 심장도 안정이 되어, 트레드밀이라고 불리는 운동 부하 시험을 받을 수 있을 정도로 좋아지신 듯 합니다. 뇌쪽도 상당히 좋아지지 않았나 합니다. 그리고 처음 발병했을 당시에 <세이겐>을 드셨더라면 더 좋지 않았을까 합니다.

사회자 : 감사합니다. 그러면 그 이후의 증상에 대해 니타니 에츠코씨가 말씀을 해주시겠습니다.

니타니 : 퇴원 후에는 이사와에 있는 재활온천병원에서 보행 훈련을 받았습니다. 그 후에는 집에서 요양을 하며, 저와 제 동생이 교대로 간호를 했습니다. 도쿄에 있는 도립오츠카병원으로 옮겨서 치료를 받으며, 동시에 도쿄도 신체장애자센터에 다니며 일상 생활에 대한 훈련을 받았습니다. 그 후 동생은 자신의 상황에 맞춰가며 미술관, 정원, 도서관, 음악회 등의 여가 활동도 즐길 수 있게 되었고, 가벼운 내용의 책도 다시 읽을 수 있게 되었습니다.

사회자 : 네. 그러면 <세이겐>과의 만남에 대해서 말씀해 주시

겠습니까?

니타니 : 제 남동생의 친구 분으로 같은 피부과 의사인 후지오 선생님의 부인이신 카요코씨가 한약을 먹어보라 권해서 먹어 보았지만 뚜렷하게 상태가 호전되지는 않았습니다. 그러자 카요코씨는 자신이 직접 체험한 <세이겐>을 권해 주셨습니다. 그 때 남동생은 칸다에 있는 중학교의 병원에서 일주일에 한번씩 근무를 하였습니다만, 의료 행위는 할 수 없었습니다, 그러던 중 카요코씨가 이치가와씨를 소개해 주셔서 2005년 3월부터 <세이겐 골드>와 <알파>를 먹게 되었습니다.

사회자 : 그러시다면 아직 <세이겐>을 복용하신 지 1년 반 정도 밖에 되지 않았습니까?.

니타니 : 네 먹기 시작한 지 얼마 안되었습니다.

사회자 : 그런데도 야마카게 선생님에게 <세이겐>을 먹이자 무언가 변화가 생겼습니까?

니타니 : 네. <세이겐>을 먹고 약 3 ~ 4개월만에 표정이 많이 밝아졌으며, 말도 자유롭게 술술 나오기 시작했습니다. 스스로 말하고자 하는 의욕도 생기고, 대화도 주고 받을 수 있게 되었습니다. 또 여름만 되면 가슴이 답답해지는 증상이 가끔씩 있었는데, 이러한 증상도 한 번도 나타나지 않았습니다.

그러던 중 제 동생에게 있어 아주 멋진 만남이 찾아왔습니다. 2005년 7월 이세사키에서 열린 체질개선연구소에 카요코씨가 참가를 하셔서 제 남동생의 상태를 와타나베 선생님께 말씀 드렸다고 합니다. 와타나베 선생님은 "꼭 한번 시라카와에 있는 제 병원에 와 보게 하십시오."라고 했다 합니다. 그래서 제 동생과 함께 그 해 7월 하순에 히모로기 심리클리닉을 찾아 갔습니다.

  그 당시에는 <세이겐>을 하루 15포씩 먹고 있었습니다. 와타나베 선생님은 제 동생에게 개호 노인보호시설 히모로기원에서 일해보지 않겠냐고 권유를 하셨는데, 너무 기뻐 깜짝 놀랄 따름이었습니다. 동생은 9월부터 1박 2일로 시라카와로 출근을 하였고, 10월부터는 5일 근무를 하게 되었습니다. 그 때는 <세이겐 골드> 15포, <알파> 4포, 총 19포를 먹고 있었지만, 지금은 <세이겐 골드>, <알파>, <GH>를 각각 5포씩, 총 15포를 먹고 있습니다. 게다가 환경으로부터 받는 좋은 자극으로 인해 서서히 예전의 감각을 되찾아가고 있는 듯 합니다.

사회자 : 그러면 현재 야마카와 선생님께서 근무하고 계시는 개호 노인보호시설 히모로기원에서의 생활에 대해 말씀 좀 해주십시오.

니타니 : 네. 수요일에는 이른 아침에 도쿄에 있는 집을 나와 신칸센을 타고 후쿠시마현에 있는 시라카와로 향합니다. 당직을 포함하여 5일 간 근무를 끝내고 월요일에 돌아옵니다. 화요일에는 도쿄에서 당뇨병, 안과, 치과 진료를 받고 있습니다. 만에 하나 심근경색 증상이 발생했을 때 바로 조치를 취할 수 있도록 하기 위해, 와타나베 선생님께서 시라카와에 있는 좋은 병원을 소개해주셨습니다.

  당뇨병에 대해서는 현재 헤모글로빈 A1C는 5.6으로 정상치 범위로 안정된 상태입니다. 와타나베 선생님과 만나게 되어 동생이 예전에 의사로써 활동했던 당시의 감각을 서서히 되찾아가고 있는 것은 저희 가족에게 매우 큰 기쁨입니다.

2005 오키나와 포럼

1. 생리가 40일이나 지속, 호르몬 밸런스, 자궁암 개선
2. 협심증, 심근경색, 뇌경색, 폐렴을 극복
3. C형 간염, 간세포암 수술을 극복

사회자 : 아야카와
          미우라 회장

코멘트 닥터
데무라 히로시 : 니시신주쿠 플라자 클리닉 원장
히사타 타카 : 자연의학 임상예방연구소 상담의
운텐 센카즈 : 자연의학 임상예방연구소 상담의
히라이시 키쿠 : 히라이시 클리닉 원장

1. 생리가 40일이나 지속, 호르몬 밸런스, 자궁암 개선

타와다

  1996년 중학교 3학년에 재학중이던 치하루가 고등학교 입시를 앞두고 있을 때였습니다. 그 날 아침 갑자기 딸이 "엄마 눈 앞이 안보여요. 깜깜해요."라며 꼼짝을 못하고 있는 것이었습니다. 1, 2분 정도 지나자 다시 보이게 되긴 했지만 그 때는 너무 놀랐습니다. 정신을 차리고 나서 딸에게 물어보니 생리가 한 달 이상 멎지 않고, 끝난 후에도 일주일 정도 지나서 다시 시작하더니 40일 동안이나 멎지 않았다고 했습니다. 빈혈 때문에 그런 증상이 나타났을 거라고 생각했지만, 그렇다고는 해도 정상적인 상태는 아니라고 느꼈습니다. 더군다나 입시를 앞둔 중요한 시기였기 때문에 더 걱정이 됐습니다. 서둘러 산부인과에 데려가니 호르몬 밸런스가 무너져서 그렇다고 했습니다. 처방해 주신 약은 프레마린과 자궁출혈염증 치료제인 리커버린이었습니다. 약과 함께 주사도 맞자 조금씩 안정을 되찾았지만, 입시를 앞두고 1주일 정도는 딸도, 저도 너무 힘든 시간을 보냈습니다. 그 후에 통원 치료를 받았고, 약도 먹으며 2년 반 정도 치료했습니다.
사회자 : 그럼 내분비계 전문의이신 데무라 선생님께서 한 말씀 해주십시오.
데무라(니시신주쿠 플라자 클리닉 원장) : 치하루씨는 아직 14살이었고, 생리가 시작된 지 얼마 되지 않은 시기였기 때문에 생리 주기가 불규칙했던 것일지도 모릅니다. 게다가 입시라

는 스트레스가 더해져서 자율신경 계통에 혼란이 생긴 것이 원인이 아니었을까 싶습니다.

생리는 신체적으로 성숙해지는 20살 정도까지는 주기가 불규칙한 분들이 많고, 빈혈이나 저혈압에 의한 증상이 생기기 쉽습니다. 세계 최고의 장수 국가인 일본에서도 초경이나 폐경의 연령은 다른 나라와 비교해 대동소이 합니다. 즉 유전자적으로 이미 프로그래밍되어 있다는 것입니다. 시상하부로부터 GnRH라는 호르몬이 나오고, 뇌하수체로부터 FSH와 LH라는 두가지 난소자극 호르몬이, 그리고 난소로부터 에스트로겐과 프로게스테론이라는 2가지 호르몬이 나옵니다. 이 호르몬들의 밸런스가 매우 중요합니다. 치하루씨의 경우 이 밸런스가 무너진데다가 스트레스까지 겹쳐서 그런 증상이 나타난 것입니다.

스트레스가 더해지게 되면 CRH라는 시상하부 호르몬이 하수체에 자극을 주어 ACTH의 분비를 촉진시켜, 최종적으로는 코르티졸이라는 스트레스 호르몬을 분비하게 만듭니다. 이 때 CRH 호르몬은 같은 시상하부에서 분비되는 GnRH라고 하는 성선자극 호르몬을 억제하게 됩니다. 그래서 생리 불순이 생기고, 치하루씨처럼 염증도 생기게 되는 것입니다. 프레마린이라는 약은 말의 소변에서 채취한 여성 호르몬이고, 리커버린은 출혈을 멎게 하는 약입니다.

사회자 : 데무라 선생님 감사합니다. 그럼 <세이겐>과의 만남에 대해서 말씀해 주십시오.

타와다 : <세이겐>을 처음 알게 된 건 1999년에 나스에서 개최된 체질개선연구회에 참석했을 때였습니다. 처음에는 딸의 호르몬 밸런스를 정상으로 돌려놓을 수만 있다면 지푸라기라

도 잡고 싶다는 심정으로 참석했습니다. 그 때부터 딸에게 <세이겐 골드>를 한 번에 2포씩 하루 3번에 걸쳐 총 6포를 먹였습니다. 제 딸은 <세이겐>을 먹기 시작한 지 1개월 반에서 2개월 정도가 지났을 때, 생리가 일주일만에 정확하게 끝났다고 기뻐했습니다. 그 때는 정말 깜짝 놀랐습니다. 체질 개선이라는게 바로 이런 거구나 하고 생각했습니다. 이제는 생리 주기도 정상으로 돌아왔고, 고등학교도 무사히 졸업해서 청춘을 즐기며 회사 생활도 열심히 하고 있답니다.

사회자 : 정말 다행입니다. 다음에는 첫째 따님인 아야노씨의 경험담을 들려주시겠습니까?

타와다 : 지금 31살인 장녀 아야노가 앓았던 병도 <세이겐>을 통해 많이 개선되었습니다. 지금으로부터 약 2년 반 전입니다. 2002년 가을에 딸이 하혈과 복통 때문에 가까운 클리닉에서 검사를 받았더니 자궁체암 3기라고 했습니다. 곧바로 대학병원으로 가기로 했지만, 당시 제 딸은 3살과 1살짜리 아이를 두고 있었기 때문에 걱정이 앞섰습니다. 그래서 작은 딸의 경우도 덕을 본 <세이겐>을 우선 먹어보라고 권했습니다. 제 권유에 따라 제 딸은 매일 <세이겐 골드> 10포와 <알파> 10포를 먹더니 하혈도 없어지고, 복통도 잦아들었습니다. 매월 검사 결과도 회복세를 보였고, 이듬 해인 2003년 정월이 지나서 받은 검사에서는 암도 사라졌다고 했습니다.

대학병원에도 가지 않고 한 3개월만에 <세이겐>만으로 완쾌된 것입니다. 그 후로는 반 년에 한 번씩 검사를 받았고, 최근에는 1년에 한 번씩 정기 검진을 받고 있는데 전혀 이상이 없다고 합니다. 아이들도 건강하게 잘 키우고 있습니다. 그래서 저는 <세이겐>이 정말 대단하다는 것을 새삼 느꼈습니다.

사회자 : 그럼 아야노씨의 자궁체암에 대해서 히사타 선생님께서 한 말씀 해주시겠습니다.

히사타(자연의학 임상예방연구소 상담의) : 자궁암이란 자궁경부암과 자궁체암 두종류가 있습니다. 그리고 자궁체암은 50세 이상 여성에게서 많이 나타나고, 자궁경부암은 2, 30대 젊은 여성에게서 많이 발병합니다.

오늘은 자궁체암에 대해서만 말씀드리겠습니다. 주된 증상은 하혈과 복통입니다. 병리학적으로 가장 많은 것이 선암이고, 다음으로 선편평상피암, 편평상피암 그리고 미분화암의 4종류로 나뉘어집니다. 그런데 이 자궁체암은 이러한 암세포가 뒤섞여서 나타나는 경우가 많아 베테랑 산부인과에서도 고개를 갸우뚱거리는 경우가 많습니다. 결국 최종 확정 진단은 자궁 내막의 조직 검사를 통해 이루어지게 됩니다.

치료법으로는 현재는 대부분 수술을 통해 떼어내거나, 방사선 치료를 하고, 마지막으로 약물 치료를 하는 경우가 대부분입니다. 즉 항암제 치료를 하는 것입니다. 하지만 타와다씨의 경우는 대학병원에 가지 않고 약 3개월 동안 <세이겐>만을 드시고, 1년 사이에 암이 없어졌다는 것입니다. 암의 종류도 그렇고, 체질적으로도 <세이겐>이 매우 잘 맞으셨던 것 같습니다.

<세이겐>은 항암제가 아닙니다. 하지만 새로운 연구 결과도 발표되었는데, 암세포에 대항해서 강한 반응을 나타내는 내츄럴 킬러 세포가 <세이겐>에 의해 활성화됩니다. 이렇게 되면 자가면역력이 매우 빠르게 높아지는 것은 분명한 일입니다. 하지만 방심해서는 안됩니다. 한번 자궁체암에 걸리셨기 때문에

3 ~ 5년 동안은 주의하셔야 합니다. 그 기간 동안 적어도 3년 동안은 <세이겐>을 계속해서 드실 것을 권유드립니다. 그렇게 하시면 다음에 다시 암세포가 자라나도 빠른 시일 내에 그 싹을 제거할 수 있습니다.

사회자 : 히사타 선생님 감사합니다. 그리고 타와다씨 본인께서도 경험담이 있다고 합니다.

타와다 : 네 저희 친정 어머니는 오랜 지병이었던 중증의 간경변으로 인해 입원과 퇴원을 반복하시다가 2003년 8월 31일에 돌아가셨습니다. 반 년 동안의 시한부 판정을 받으셨던 어머니도 <세이겐>을 드시고 나서 3년을 더 살아 계실 수 있었습니다.

사회자 : 예전 말씀을 들어보니 생명이 위태로워져서 병원에 몇 번을 실려가셨는데, 그 때마다 불사조처럼 다시 회복되셨다고 합니다. 운텐 선생님 반 년 밖에 못사신다고 하셨던 분이 3년을 더 사셨다고 하는데 어떻게 생각하십니까?

운텐(자연의학 임상예방연구소 상담의) : 간은 단백질을 만들거나 분해하는 대사 작용, 그리고 에너지를 저장하는 역할 및 해독 작용을 합니다. 이러한 간이 제 기능을 못하게 되면 몸이 급속하게 쇠약해집니다. 예를 들면 해독 작용을 못하게 되면 암모니아가 체내에 축적되어 뇌를 자극하게 됩니다. 이렇게 되면 면회를 가더라도 누가 왔는지도 모르는 상태가 되고, 결국 1주일만에 사망에 이를 수도 있을 정도로 간이라고 하는 것은 우리 몸에서 매우 중요한 역할을 하고 있습니다.

ALA 중앙연구소의 발표에서도 알 수 있듯이, 실험 쥐를 사용한 디옥시콜산 실험에서도 GOT, GPT가 개선된 사례를 볼 수 있는 것처럼, <세이겐>은 약해진 간경변 세포를 활성화시켜서 간 세포를 부활시켜주는 역할을 하는 것으로 보입니다. 그 이유는 간의 입구는 장인데, 이 장을 활성화시킴으로써 장에서 간으로 깨끗한 혈액이 흘러 들어갈 수 있게 됩니다. 이것이 간 세포를 부활시키는 데 큰 역할을 하고 있는 것이 아닐까 생각합니다.

사회자 : 운텐 선생님 감사합니다. 다음으로 타와다씨가 기르시는 고양이한테서도 효과를 보셨다는데 이것에 대해서 말씀해 주십시오.

타와다 : 하루는 태어난 지 1주일 정도되는 고양이를 주워 왔었지만 몸이 매우 약한 고양이였습니다. 특히 귀가 축 늘어져서 한 달에 1, 2번은 동물병원에 다녔습니다. 수의사 말로는 어미 고양이의 모유를 먹지 못했기 때문에 아기 고양이에게 면역력이 없다고 하였습니다. 그 때 저는 사람의 면역력을 높여주는 <세이겐>이 고양이한테도 좋지 않을까 생각하게 되었고, 고양이가 마시는 물에 <세이겐>을 타서 먹였습니다. 그랬더니 1주일만에 축 쳐져서 시커멓게 죽어 있던 귀가 쫑긋 살아났고, 색깔도 예쁜 핑크색으로 돌아왔습니다. 정말 <세이겐>의 힘은 대단하다는 걸 새삼 느꼈습니다.

사회자 : 고양이나 개의 질병은 보험에도 해당되지 않기 때문에 돈이 많이 듭니다. 그렇게 생각하면 <세이겐>을 먹이는 것이 정답일지도 모르겠습니다. 히라이시 선생님 어떻게 생각하십니까?

히라이시(히라이시 클리닉 원장) : 저도 <세이겐>을 먹기 시작한 지 10년이 지났는데, 고양이의 체험담을 듣고 코멘트를 하기는 또 처음입니다.(웃음) 사람들이 많이 마시는 우유는 인간의 몸에는 흡수되지 않는다는 데이터가 있습니다. 그에 반해 모유는 96 ~ 98% 정도 흡수된다고 합니다. 인간도 고양이도 태어나자마자 아기일 때 최초의 영양소를 공급받는데 모유가 매우 중요한 역할을 합니다. 저희 집에서 기르는 개한테도 500ml 생수에 <세이겐 골드> 1포를 타서 마시게 합니다. 왜냐하면 눈꼽이 끼거나 귓 속이나 피부에 질환이 생긴 애완 동물의 경우 사람이 먹는 것처럼 <세이겐>을 물에 타서 먹이거나 스포이드로 눈꼽이 낀 부위나 질환이 생긴 피부에 떨어뜨려 주면 이틀도 지나지 않아서 깨끗하게 낫게 됩니다. 애완 동물이 설사를 할 때에는 사람이 먹는 위장약이나 소화제에 <세이겐>을 밥에 조금 섞어 주면 금방 낫곤 하였습니다. 앞으로도 고양이를 포함한 가족 모두 건강하고 행복하게 지내시길 바랍니다.

2. 협심증, 심근경색, 뇌경색, 폐렴을 극복

우케마스

현재 78세인 남편은 젊었을 때 약 한번 먹지 않았을 정도로 건강 체질이었지만 나이가 들면서 점차 몸에 변화가 생겼습니다. 19년 전인 60세 때 남편은 협심증이라는 진단을 받아 통원 치료를 받게 되었습니다. 그러던 중 1995년 10월 경에 갑자기 호흡 곤란이 생겨서 병원에 갔더니 심근경색이라고 하였습니다. 한 달 정도 입원해서 치료를 받았고, 그 이후로는 무리하지 않도록 조심하며 생활하고 있습니다.

사회자 : <세이겐>을 처음 알게 된 것은 그 때였습니까?
우케마스 : 아니오. 1999년 봄 오사카의 조카 부부가 오키나와에 놀러와서는 저에게 <세이겐>을 추천해 주며, 일단 먹어보라고 <세이겐> 2박스를 놓고 갔습니다. 그 때부터 하루 2포씩의 <세이겐>을 먹었던 남편이 어느 날 갑자기 몸에 이상을 느끼게 된 겁니다. 그 당시 남편은 오른쪽 어깨와 목이 점점 붙어가는 증상이 나타나 정형 외과에서 검사를 받았더니 의사 선생님이 수술을 권유하였습니다. 하지만 <세이겐> 2박스를 다 먹었을 때쯤에는 몸도 어깨도 정상으로 돌아왔습니다. 그 이후로 남편은 CMC 회원으로 가입해서 <세이겐>을 정식으로 구입하게 되었고, <세이겐 골드>를 매일 2 ~ 3포씩 꾸준히 먹고 있습니다.

사회자 : 몸과 어깨가 붙는 증상에 대해서 히라이시 선생님, 설명 부탁드립니다.
히라이시(히라이시 클리닉 원장) : 제가 아는 분 중에 오랫동안 허리를 굽힌 채 일을 해오신 분이 계십니다. 그 분은 등뼈나 목뼈, 어깨에 부담이 많이 가는 바람에 변형성 척수증이라는 병에 걸리셨습니다. 이런 병은 하루 이틀 사이에 걸리는 병이 아니기 때문에 치료를 하기에도, 수술을 하기에도 엄두가 잘 나지를 않습니다. 우케마스씨 같은 경우는 <세이겐>을 계속 드셨고, 물에 개어서 바르기도 하셨기 때문에 근육 전체가 부드러워져서 회복되신 것으로 보입니다.

　제가 <세이겐>을 좋아하는 이유가 환자 분들께도 부담이 되지 않고, 질병에도 부담이 되지 않는다는 점입니다. 그리고 자기도 모르는 사이에 스스로 치유하는 힘을 기르도록 도와준다는 것입니다. 이것이 <세이겐>의 진정한 힘이 아닐까 생각합니다.

사회자 : 감사합니다. 그럼 그 이후의 증상에 대해서 계속 말씀해 주십시오.

우케마스 : 그리고 나서 한동안은 괜찮았지만, 2001년 11월 어느 날 갑자기 기침과 함께 발이 차가워지더니 의식을 잃고 쓰러졌습니다. 병원에 가보니 뇌경색이라고 했습니다. 남편은 입원 기간 동안에 <세이겐>을 매일 10포씩 먹었고, 1주일만에 퇴원할 수 있었습니다. 주치의께서도 나이에 비해서 회복이 매우 빠르다며 놀라셨습니다. 역시 <세이겐>을 꾸준히 먹다가, 입원 기간 동안 그 양을 늘린게 효과를 본게 아닐까 싶습니다.

사회자 : 히사타 선생님 뇌경색이 빠르게 회복되셨다고 하는데 어떻게 보십니까?

히사타(자연의학 임상예방연구소 상담의) : 뇌경색은 성인병 중 하나입니다. 뇌의 동맥이 중간에서 막혀 혈액의 흐름이 나빠지고, 뇌가 산소 부족이나 영양 부족으로 인해 죽어가거나 제 역할을 못하게 되는 상태에 빠지는 것입니다. 뇌경색의 원인은 크게 3가지로 나뉘어집니다. 첫 째는 뇌의 얇은 혈관이 막힌 경우에 발생하는 라쿠나 뇌경색(일과성 뇌경색), 둘 째는 당뇨병이나 고지혈증을 앓고 계신 분들에게서 많이 발생되는 혈전증으로 대동맥이 막혀서 발생하게 되는 아테롬성 뇌경색, 셋 째는 단백질이 굳어지면 큰 혈전을 형성해서 뇌에 도달하게 되는데, 그것이 막혀서 뇌경색으로 이어지는 심방세동성 뇌경색입니다.

뇌경색은 <세이겐>이 가장 큰 효과를 발휘하는 질병입니다.

<세이겐>을 꾸준히 드시게 되면 뇌경색에 잘 걸리지 않게 됩니다. <세이겐>이 혈액을 부드럽게 만들어주기 때문입니다. 나이가 드신 분들은 혈관이 약해지게 되고 파열하는 경우도 있습니다. 그렇기 때문에 혈액을 부드럽게 만들어줌과 동시에 혈관을 탄력있게 만들어 주어야 합니다. 이런 효과를 가져다 줄 수 있는 것이 바로 <세이겐>입니다. 그렇기 때문에 <세이겐>을 꾸준히 드시면 뇌경색에 걸릴 확률이 적어질 뿐만 아니라 설사 걸리신다고 하더라도 가벼운 증상으로 끝날 수 있습니다. 발병하고 나서 2시간 이내에 적절한 조치를 취하면 마비 등의 후유증은 오지 않지만, 2시간이 경과하고 난 이후에는 어떤 명의라도 손쓰기가 어려워집니다.

뇌경색에 걸리게 되면 이를 고치는 약과 재발을 막는 약을 평생 드셔야 합니다. 그런 분들께는 특히나 더 <세이겐>을 꾸준히 드실 것을 권유합니다. 그렇게 하시면 생명이 위험해질 정도의 뇌경색은 발생하지 않을 것이기 때문입니다.

사회자 : 감사합니다. 우케마스씨 그 이후에는 어떻게 지내셨습니까?

우케마스 : 2002년에 폐렴으로 입원을 하게 되었을 때에도 저는 <세이겐>을 매일 5포씩 먹었습니다. 그랬더니 의사 선생님이 70세가 넘어서 걸린 폐렴은 낫기 힘들다고 하셨지만 저는 금새 회복되었습니다. 또 2003년에는 유리 공장에 있는 보일러를 손으로 짚어 손바닥 전체에 화상을 입게 되었습니다. 그래서 <세이겐>을 물에 녹여서 바른 후 가제를 붙여 놓았더니, 다음 날 물집도 잡히지 않았고, 통증도 그다지 심하지 않았습니다. 그리고 저는 직접 울금차를 만들어서 먹곤 하는데, 하루

는 이 작업을 하다가 손가락을 7cm 정도 베었습니다. 곧바로 <세이겐>을 발라두었더니 출혈도 멎고 통증도 잦아 들었습니다. 제 남편은 요즘도 자신의 생명줄 역할을 해 준 <세이겐>을 주머니에 넣고 다닙니다. 만약 <세이겐>을 알지 못했더라면 지금쯤 남편은 하늘 나라에 가 있을 것입니다

사회자 : 말씀하신대로 고령이신 분들이 폐렴에 걸리시면 낫기 어렵다고 합니다. 데무라 선생님 이렇게 폐렴이나 상처 회복이 빨랐던 이유에 대해서 어떻게 보십니까?

데무라(니시신주쿠 플라자 클리닉 원장) : 폐렴에도 바이러스성과 간질성 등 여러 가지 종류가 있습니다. 하지만 대부분의 폐렴은 <세이겐>을 통해 큰 효과를 보실 수 있습니다. <세이겐>은 염증을 억제하는 역할을 합니다. 감기로 인해 목이 아플 때에는 목에 <세이겐>을 뿌려주면 금방 좋아지곤 합니다. 이처럼 상처의 염증을 가라 앉히는데 <세이겐>이 도움을 주게 됩니다.

화상을 입었을 때에는 얼음물에 <세이겐>을 녹여서 환부에 발라 두면 초기 단계에서 염증을 억제하게 됩니다. ALA 중앙연구소의 기초 연구 결과에 따르면 <세이겐>이 폐렴이나 창상 치유 작용에 대한 효능이 있다는 것이 밝혀졌습니다. 폐렴이나 상처를 회복시키고, 몸을 원상태로 돌려놓는 역할을 하는 것은 사이토카인이라는 면역 세포에서 나오는 물질의 기능입니다. 즉 인터로이킨 6이나 인터로이킨 1, 그리고 인터페론이나 TGF 베타, TNF 알파 등 여러 종류의 사이토카인의 기능이 <세이겐>에 포함되어 있습니다. 이들 성장 호르몬 작용은 피부를 아름답게 가꿔주기도 합니다.

사회자 : 감사합니다. <세이겐>을 한시도 떼어 놓지 않고 애용해 주신 우케마스씨 부부께서는 앞으로 어떻게 지내실 계획입니까?

우케마스 : 저희는 체질개선연구회에는 반드시 참석하고 있습니다. 특히 회원 분들의 체험담을 직접 들을 수 있는 것이 많이 도움이 되고 있기 때문입니다. 상처를 입었을 때 <세이겐>을 바른 것도 그 때 들었던 경험담 덕분이었습니다. 덕분에 뇌경색도 폐렴도 가벼운 증상으로 끝났고, 어깨나 목도 정상으로 돌아왔습니다. 그래서 저희는 <세이겐>의 효능을 몸소 실감하면서 꾸준히 먹고 있습니다. 오키나와에 계신 여러분들도 저희처럼 유비무환하는 마음으로 <세이겐>을 드시기 바랍니다.

3. C형 간염, 간세포암 수술을 극복

후쿠오카시
히구치씨

젊었을 때 담낭염 수술을 받았던 적이 있었전 저는 만성 간염 판정을 받게 되었습니다. 1989년 아버지가 입원을 하셨을 때 간병 생활을 하다가 피로가 겹쳐서 검사를 받았더니 C형 간염이라고 하셨습니다. 의사 선생님은 인터페론 치료를 권유해 주셨지만, 친구가 그 치료의 부작용 때문에 많이 힘들어 했던 모습을 봤던 터라 저는 단호히 거절했습니다.

그리고 나서 몇 년 동안 정기적으로 검진을 받으며 지냈지만 수치도 그렇게 높아지지 않아서 치료의 필요성을 그다지 느끼지 않았습니다. 하지만 2002년 11월 교토로 여행을 갔을 때 몸이 너무 안좋아서 관광도 제대로 못하고 집으로 돌아왔습니다. 바로 병원에 가서 검사를 받았더니, 의사 선생님이 검사 결과 암일지도 모른다고 하셔서 깜짝 놀랐습니다. 여러 가지 검사를 받은 결과 12월 말 역시 암으로 판정이 났습니다. 다행스럽게도 종양이 초기이고, 수술을 할 수 있는 부위라고 하셔서 2003년 1월에 수술을 받았습니다.

  수술은 성공적이었지만, 남아 있는 간이 간경변을 일으켜서 간암이 재발할 확률이 높기 때문에 5년 이상 살아 있을 확률이 50% 정도라고 하셨습니다. 그 때의 충격은 처음 암 선고를 받았을 때보다 더 컸습니다. 제 간은 원래의 건강한 상태로 회복되기는 불가능하기 때문에 지금 보다 더 악화되지 않도록 조심해야 한다고 했습니다. 그렇게 말씀하시고 돌아서는 의사 선생님 등을 바라보며 한참 동안 멍하니 있었던 기억이 납니다.

사회자 : 매우 충격이 커셨겠습니다. 운텐 선생님, C형 간염, 간세포암에 대해 말씀해 주십시오.

운텐(자연의학 임상예방연구소 상담의) : C형 간염의 발병 원인은 C형 간염 바이러스입니다. 이 바이러스는 현미경으로도 매우 작게 보입니다. 이것은 인간의 DNA에 침투하여 바이러스 DNA를 만드는 원인이 되는 것입니다. 즉 인간의 몸 자체가 바이러스를 만들어내게 하는 겁니다. 하지만 현재 세포에서 바이러스를 빼내는 방법은 전 세계 어디에서도 개발되지 않았습니다. 바이러스성 질병이 난치병일 수 밖에 없는 이유입니다. 헤르페스나 ATL, 백혈병 바이러스 등은 인간의 세포 안에 침투해 있기 때문에, 이 바이러스를 죽이려면 인간의 세포까지 죽여야 한다는게 어려운 부분입니다.

　C형 간염이 진행되면 간경변으로 발전됩니다. 이렇게 되면 간이 딱딱해지게 되어 혈액 순환이 힘들어지고, 혈관이 두꺼워지게 됩니다. 손바닥이 빨개진다거나, 가슴쪽 피부에 거미줄처럼 혈관이 튀어 나오거나 심할 경우에는 식도 정맥이 파열되어 사망에 이르는 경우도 있습니다. 또는 복수가 차올라서 배가 심하게는 1.2m ~ 1.3m 정도까지 부풀어 올라 주사기를 사용해서 복수를 빼내야 하는 경우도 있습니다. 여기서 병이 더 진행되면 간암이 되는 것입니다. 이렇게 되면 암세포 자체가 활동을 못해서 간의 핵심 역할인 저장 작용이나 해독 작용을 못하게 되고, 분해되지 못한 암모니아가 뇌에 도달해서 결국 뇌까지 손상되는 경우가 극단적인 패턴입니다.

　통계상 C형 간염에서 간경변이나 간암까지 발전되기 쉬운 타입의 사람과 그렇지 않은 사람이 있습니다. C형 간염 환자라도 GOT, GPT 수치가 50 이하를 유지하는 사람의 경우에는 간경변으로 잘 발전하지 않습니다. 반대로 이 수치가 불규칙한 사람은 간경변이나 간암에 걸리기 쉬운 것으로 알려져 있습니다. 무리해서 바이러스를 죽이려고 인터페론이나 바이러스 치료제인 리바비린을 사용하게 되면, 오히려 인체를 쇠약하게 만들 수도 있습니다. 그렇기 때문에 저는 <세이겐>과 같은 건강 보조제를 통해서 GOT, GPT 수치를 컨트롤하는 것이 가장 좋은 치료 방법이라고 생각합니다.

사회자 : 감사합니다. 그럼 <세이겐>을 어떻게 알게 되셨는지 말씀해 주시겠습니까?

히구치 : 퇴원한 이후에도 수술 상처 부위의 통증이나 식욕 부진, 권태감, 불안감, 빈혈이 심해서 밖에도 나가지 못하고 절망적인 나날을 보내고 있었습니다. 병원에 있을 때에는 의사 선생님께 다 맡기면 되었지만, 퇴원한 이후에 병마와 싸우는 것은 제 몫이었습니다. 긍정적인 사고 방식이 중요하다는 것은 알지만, 앞으로 어떻게 살아가야 할 지 절망적일 때에는 좋은 쪽으로 밝은 생각을 가지기가 매우 힘들었습니다.

하루는 집안 정리를 하던 중 낡은 주소록이 눈에 띄길래 1, 2장 넘겨보다가 문득 눈에 띄는 이름이 있었습니다. 그 분이 바로 저에게 <세이겐>을 소개해 주신 미에꼬씨였습니다. 오랫동안 연락도 안하고 지내던 사이여서 연락하기가 어색했습니다. 그런데 이심전심이었는지 미에꼬씨가 마침 전화를 해주시길래 깜짝 놀랬습니다. 전화로 안부를 묻기에 간암 수술을 받고 퇴원한 지 얼마 안됐다고 말했습니다. 통화를 하던 중에 갑자기 눈물이 왈칵 쏟아져서 저는 몇 마디 대화도 제대로 나누지 못하고 급히 전화를 끊었습니다.

그리고 나서 몇 달이 지나서 미에꼬씨에게서 다시 전화가 걸려 왔습니다. TV에도 자주 출연하시는 히라이시 선생님이 후쿠오카에서 강연을 하시니 한 번 와보지 않겠냐고 했습니다. 그러나 저는 아직 혼자서 외출할 자신이 없어서 일단 정중히 거절했습니다. 하지만 집에만 있자니 자꾸 부정적인 생각만 들어서 한 번 가 보기로 마음을 먹었습니다. 2003년 7월 26일, 이 날이 바로 제가 <세이겐>을 만나게 되었던 날입니다.

사회자 : 그 때 참석하신 체질개선연구회는 어떠셨습니까?

히구치 : 미에꼬씨와 맨 앞자리에 앉아서 열심히 강연을 들었

습니다. 히라이시 선생님께서는 주위 분들에게 항상 감사하는 마음으로 희망찬 생활을 하면 반드시 나을 수 있을 거라는 말씀을 해주셨습니다. 그 강연을 듣고 저는 체질을 개선해서 면역력을 높이는 것이 무엇보다 중요하겠다는 생각을 갖게 되었습니다. 강연회가 끝난 후에 히라이시 선생님과 상담 시간을 가졌습니다. 제 혈액 검사 자료를 보시더니 도쿄에 올 일이 있으면 자기 클리닉에 들르라고 하시면서 있는 힘껏 도움을 주시겠다고 하셨습니다. 그 때는 정말 마음이 따뜻해졌습니다. 아마 그 때 선생님과 상담을 하지 않았다면 <세이겐>을 먹을 생각도 못했을 뿐만 아니라 오늘 이렇게 오키나와까지 찾아올 체력도 되찾지 못했을 겁니다.

사회자 : 히라이시 선생님과의 만남이 히구치씨에게 용기를 북돋워주었고, 건강면에서도 좋은 영향을 준 것 같습니다.

히라이시(히라이시 클리닉 원장) : 히구치씨 말씀 속에 중요한 포인트가 들어 있습니다. 희망 없이 매일을 혼자 견뎌내고, 몸이 아파도 누구 하나 알아주지 않는 것 같은 나날을 보내고 있을 환자 분들의 심정과 고통은 충분히 이해할 수 있습니다. 히구치씨는 이심전심이라고 표현하셨지만, 문득 주소록을 보고 떠올렸던 미에꼬씨가 우연히 전화를 걸어 주었던 일은 눈에 보이지 않는 힘이 작용한 것 같습니다. 누군가에게 기대고 싶었던 마음이 멀리 있는 지인에게 닿았던 것 같습니다.

운텐 선생님도 말씀하셨듯이 C형 간염은 일본인들에게 많이 발병하는 병입니다. 바이러스가 어디에서 감염되었을지를 생각해 보는 것도 중요하지만, 이미 바이러스가 몸 속에 침입한 이상 자기면역력을 가지고 싸워 나가는 것이 무엇보다도 중요합니다.

저는 이번에 이곳 오키나와에 와서 정말 감개무량합니다. 오키나와 분들이 고향을 아끼시는 마음과 연대감, 그리고 가족을 사랑하시는 마음, 친구를 아끼는 마음이 남다르다고 듣긴 했지만, 직접 와 보니 정말 그런 마음들이 느껴집니다. 그런 여러분들께 <세이겐>에 대해 직접 설명하고, 소개해 드릴 수 있는 기회를 얻은 오늘 2005년 3월 20일을 저는 평생 잊지 못할 것 같습니다.

그리고 멀리 후쿠오카에서 어려운 발걸음을 해주신 히구치씨의 마음도 전달되었으면 합니다. 오키나와에도 <세이겐>을 널리 소개하고, 또한 이 자리에 계신 여러분들이 주축이 되어서 많은 분들께 도움을 드릴 수 있었으면 하는 바램입니다.

사회자 : 히라이시 선생님 감사합니다. 히구치씨 그 이후의 경과를 들려주십시오.

히구치 : 체질개선연구회에 참석했던 날 곧바로 회원 가입을 했습니다. 그리고 히라이시 선생님이 쓰신 책이나, 데무라 선생님의 책을 사서 열심히 읽었습니다. 그 책들을 읽고 많은 감동을 받았고, 저에겐 이것 밖에 없다고 굳게 믿게 되었습니다. 9월 13일에 개최된 체질개선연구회에 저처럼 C형 간염을 앓고 있는 친구와 같이 참석했습니다. 그 날도 훌륭한 강연을 들을 수 있었고, 친구도 저처럼 그 날 당장 회원으로 가입을 했습니다. 그리고 나서 오사카 컨벤션에 참석을 했을 때는 규모가 너무 커서 깜짝 놀랐습니다. 수술 직후에 참석한 연구회에서는 상처 부위가 아파서 허리를 숙이고 조심 조심 걸어다녀야 했습니다. 그런데 오사카 컨벤션에 참석할 때에는 통증도 없어져

서, 컨벤션이 끝난 이후의 축제에서는 <세이겐 춤>도 같이 배워서 출 수 있었습니다.

  큰 수술을 받았기 때문에 수술 후 1년 동안은 저에게 너무나 힘든 시간이었습니다. 게다가 3년 정도는 통증이 남아 있을 수 있기 때문에 진통제를 맞거나 약을 먹곤 했습니다. 하지만 어느 날 한밤 중에 자다가 조금이라도 움직이면 통증이 심해져서 잠을 깨곤 했었는데, 저도 모르는 사이에 통증이 싹 사라져 있었습니다. 정말 신기했습니다. 사람은 인생을 살아가면서 큰 파도와 몇 번씩은 만나게 됩니다. 그러나 저는 <세이겐>을 알게 된 이후로는 모든 만남을 소중히 해야겠다는 생각을 새삼스럽게 하게 되었습니다.

2005 마쓰에 포럼

1. 혈소판 감소증과 유방암 등 많은 병을 극복
2. 폐렴, 폐화농증을 극복
3. 식도암 수술후 5년 경과. 80세까지 일을 계속하고 싶다.

사회자 : 니나카와
　　　　　미우라 회장

코멘트 닥터
히사타 타카 : 자연의학 임상예방연구소 상담의
히라이시 키쿠 : 히라이시 클리닉 원장
데무라 히로시 : 니시신주쿠 플라자 클리닉 원장

1. 혈소판 감소증과 유방암 등 많은 병을 극복

오사카부 다카츠키시
요리오카

사회자 : 여러분, 요리오카씨에 대해 소개해 드리겠습니다. 요리오카씨는 1987년 여름, GOT, GPT 수치가 비정상적으로 높아져 검진을 받게 되었습니다. 검진 결과 B형 간염 판정을 받고, 즉시 병원에 입원했습니다. 다음 해에는 C형 간염 판정을 받고, 치료를 받았습니다. 그리고 1993년 4월에는 간경변으로 입원하셨습니다. 그 전에도 10대에 맹장 수술 후의 내장 유착으로 재수술을 총 3번 받으시는 등 병력이 총 16번에 이르셨다고 합니다.

C형 간염 치료시에는 혈소판이 2.5만 개 밖에 되지 않았기 때문에 아기들 같이 아장 아장 걸을 수 밖에 없는 상태였습니다. 그 체력으로는 인터페론을 맞을 수 없어서 링겔 치료를 받았습니다. 겨우 퇴원한 후에는 바세도병으로 갑상선 치료를 받았습니다. 의사 선생님으로부터 바세도병 환자는 평생 약을 먹어야 한다는 말을 들었지만, 이제 약은 더 이상 싫다고 거절했다고 합니다. 그래서 혈류를 좋게 하기 위해 책으로 공부를 하거나, 식이 요법을 하거나, 좋다는 것은 모두 해 보았지만, 약은 가능한 한 먹지 않으려 했다고 합니다. 그렇다면 요리오카씨, 몸의 이상을 느끼셨을 때의 상황에 대해 말씀해 주십시오.

요리오카 : 2002년 6월 감기로 입원한 손자 문병을 갔다가 돌아오는 길에 피곤을 느껴 오른쪽 가슴을 스다듬었을 때 커다란

응어리가 만져졌습니다. 그 해 7월에 병원에 갔더니 유방암이라고 했습니다. 그래서 유방암 수술을 받고 떼어 낸 임파절 다섯 곳 중 하나가 악성 암이었습니다.

사회자 : 그렇다면 <세이겐>과는 어떻게 만나게 되었는지 말씀해 주십시오.

요리오카 : <세이겐>을 처음 받은 것은 12월 제 생일 날이었습니다. 저는 유방암 수술을 받고 8월에 퇴원했었는데, 10월 25일 40도의 열이 나 응급차로 병원에 실려 갔습니다. 전이된 것이나 아닌지 걱정했었지만 검사 결과는 감기로 인한 기관지염이었습니다. 그 후 이틀에 한 번 링겔을 맞으러 병원을 다녔지만 기침이 계속되었고, 밤에도 거의 잠을 잘 수가 없었습니다. 하지만 저는 손자들을 돌봐야 하는 상황이었습니다.

그렇게 지내던 중 12월 9일 친구인 사카에씨를 만났습니다. 그 친구는 여러 가지 건강 식품을 먹어 보았지만 그 중에 최고라며 <세이겐>을 저에게 1포 주었습니다. 그 후 사카에씨의 주선으로 야마나카씨가 와서 <세이겐>에 대해 설명을 해 주었습니다. 그 분은 기침이 심하던 저에게 <세이겐>을 4포 주고 가셨습니다.

기관지염은 경험해 보지 않으면 모를 정도로 목이 따갑고 정말 힘듭니다. 그런데 저는 밤에 <세이겐> 탄 물을 마시며 가글을 하고 잔 후 비로소 그 효과를 알게 되었습니다. 바로 야마나카씨에게 전화를 해 5박스를 주문했습니다. <세이겐>은 암이 아닌 기관지 천식을 통해 알게 된 것입니다.

사회자 : 그렇다면 <세이겐>을 애용한 후 일어난 증상 변화에 대해 말씀해 주십시오.

요리오카 : 유방암 수술 후 항암제를 하루에 3알씩 복용했습니다. 그런데 2003년 2월, GOT와 GPT 수치가 급격히 올라가자, 의사 선생님께서는 이제 아무런 치료도 하지 않겠다고 선언하셨습니다. 그래서 자연의학 임상예방연구소의 이타니 선생님과 상담을 한 후, 매일 <세이겐 골드>, <알파>를 각각 10포씩 먹었고, 그리고 <GH>도 3포로 복용량을 늘렸습니다. 이타미 강사는 안보 선생님의 책을 발췌하여 많은 격려 편지를 보내 주셨습니다. 저는 아직 몸 상태도 좋지 못했고, 간경변과 유방암과의 갈등으로 정신적으로도 피폐해져 있는 상태였습니다. <세이겐>은 이제 막 먹기 시작한 상태였지만, 철저하게 공부해 내 몸을 걸고 계속 먹어야겠다고 마음 먹었습니다.

사회자 : 그렇다면 요리오카씨의 증상에 대해 히사타 선생님, 설명 부탁드립니다.

히사타(자연의학 임상예방연구소 상담의) : 여러분 안녕하세요. 요리오카씨는 치료를 하면 장애가 나타나는 여러 가지 병을 한꺼번에 가지고 계셨습니다. 치료하는 의사로써는 정말 가슴 아픈 일입니다. 그러면 요리오카씨가 오랫 동안 앓아 오셨던 여러 가지 병을 한 가지씩 정리를 해보겠습니다.

　우선 이 분의 경우 아직 원인 불명인 부분이 많은 혈소판 감소증이 있으십니다. 그다지 익숙하지 않은 말이지만 건강한 분의 평균 혈소판은 25만 개 정도입니다만, 10만 개 이하가 되는 것을 혈소판 감소증이라 합니다. 혈소판은 4만 개 이하가 되면 출혈 증상이 나타나고, 2만 개 이하가 되면 혈소판 수혈이 필요합니다. 이것이 1만 개 이하로 떨어지면 뇌내 출혈, 장기 출혈 등이 일어납니다. 생각보다 무서운 병입니다. 요리오카씨는

2.5만 개였습니다. 이 상태로 C형 간염, 간경변, 유방암, 나아가서는 자기면역질환이 원인으로 보이는 바세도병까지 걸리셨습니다. 또한 30여년에 걸쳐 스테로이드를 사용한 것도 간과할 수 없는 원인 중 하나입니다. 결국 면역력 저하, 그것이 모든 것의 원인인 것 같습니다.

요리오카씨는 체질 개선을 통하여 자신의 세포의 건강을 되찾고, 체내 독소를 깨끗이 쓸어내는 노력이 필요합니다. 그러므로 면역력을 높여 주는 <세이겐>과 같은 영양 보조제를 통하여 기존의 병, 간경변, 유방암과 같은 생명과 관계가 있는 질병을 치료해야 할 것입니다. 체질 개선을 하면서 천천히 자신의 병을 치유해 나가면, 틀림없이 몸은 회복될 것입니다. 결코 서두르지 않고 노력해야 합니다.

사회자 : 요리오카씨는 여러 포럼 회장에서 만나면, '사장님' 하며 반갑게 인사를 해 주십니다. 지금 들어보면 다시 한 번 얼마나 힘든 병을 앓으셨는지 알 수 있습니다. 그러면 그 후의 증상에 대해 말씀해 주시겠습니까?

요리오카 : 체질개선연구회나 <세이겐> 동료, 운텐 선생님의 조언을 들으며 일단 식이 요법을 철저히 했었습니다. <세이겐>은 <골드>와 <알파> 14포, <GH> 2포를 먹었습니다. 식이 요법은 우선 현미가 주식이었습니다. 현미 안에 구기자, 표고버섯, 다시마, 검은 콩 등을 넣어 먹었고, 중국집에서 요리법을 배워 상어 지느러미와 상어 연골 요리도 해 먹었습니다. 부식으로는 새우와 멸치에 식초를 뿌려서 먹었고, 버섯은 매일 먹었습니다. 그리고 뿌리 야채를 따뜻하게 한 것을 중심으로 평지와 당근, 사고, 샐러리, 레몬 등을 믹서로 갈아 주스를 만들어 먹었

고, 가끔 올리브 오일도 섞어 매일 아침 마셨습니다.

또 지병 중 하나인 알레르기성 비염이 미용사로써의 제 직업에 좋지 않았기 때문에 30년 가까이 스테로이드제를 사용했습니다. 그 부작용도 <세이겐>을 먹고, <세이겐 수>로 스프레이 하면서, 오노다 선생님이 추천해 주신 파타카라를 하루에 3 ~ 4번 실시하고, 코로 호흡하는 훈련을 한 덕분에 극복했습니다. 평소 생활도 스트레스를 받지 않도록 노력하였고, 스트레칭이나 덤벨 체조를 적절히 했습니다. 또한 화가 나거나 손자들을 혼낼 때에는 히다카 선생님에게 배운 음악 요법을 통해 긴장을 풀도록 했고, 반신욕도 열심히 했습니다.

<세이겐>과 반신욕, 식이 요법을 실천하며 꾸준히 노력한 덕분에 혈소판 수도 지금은 20만 개 정도 되고, 갑상선 수치도 좋아졌습니다. 또한 미용실에서 오랫 동안 일했기 때문에 생긴 직업병이라고도 할 수 있는 손가락이 굳어지는 관절염 증상도 점점 없어져 상당히 편해졌습니다.

사회자 : 머리로는 좋다고 알아도 계속 실천하는 것은 무척 어렵습니다. 히라이시 선생님 한 말씀 부탁드립니다.

히라이시(히라이시 클리닉 원장) : 요나고나 마쓰에 여러분의 파워가 전국으로 파급되는 가운데, 이렇게 훌륭한 포럼을 개최하게 된 것을 진심으로 축하드립니다.(장내 박수) 첫 발표자인 요리오카씨는 정말 굉장한 파워를 가진 귀여운 할머님이신 것 같습니다.(웃음)

요리오카씨 이야기에서 요점은 이제 약은 필요없다고 생각하는 순간이 면역력과 싸움의 시작이라는 것입니다. 히사타 선생님이 말씀하신 대로 면역력이 떨어져 있었기 때문에 식이 요법을 중심으로, 특히 효소 식품을 많이 섭취하신 것이 급격하게 좋아진 원인 중 한 가지라 생각합니다. 그리고 요리오카씨의 말씀 중에 주식은 현미에 구기자와 표고버섯이라고 하셨는데, 주식은 <세이겐>이었고, 현미, 구기자, 표고버섯은 부식이 아니었습니까?(웃음) 그리고 멸치 등은 비타민 C, E, 베타 카로틴 등이 들어 있어 좋았고, 지방도 제대로 섭취하고, 칼로리를 유지하신 것은 정말 훌륭하십니다. 스스로 병을 이기려고 하는 그 노력에 감동했습니다. 히사타 선생님도 말씀하신대로 한 사람이 이렇게 많은 병이 걸릴 수 있을까 싶습니다. 역시 면역력이 떨어지면 계속해서 병이 찾아옵니다. 자신의 병, 자신의 운명이 원망스럽겠지만, 무엇이 원인인지를 생각하며 하나씩 치료하는 것이 좋습니다. 저는 이 <세이겐>을 주식으로 한 요리오카씨의 라이프 스타일을 극찬하고 싶습니다. 정말 대단하신 것 같습니다.

사회자 : 그렇다면 요리오카씨 앞으로의 인생의 희망에 대해 말씀해 주십시오.

요리오카 : 2003년 2월부터 약은 일절 먹지 않았습니다. 오로지 <세이겐>만 먹으며, 어떻게든 극복하려는 의지로 열심히 노력했습니다. 그 결과 9월 26일의 혈액 검사에서 간 수치는 GOT 29, GPT 21로 정상이었습니다. 제가 만약 <세이겐>을 만나지 못했다면 어떻게 되었을까 하고 생각하면 정말 끔찍합니다. 그래서 요즘 저는 매일 <세이겐 골드> 5포, <알파> 2포, <GH>를 2포씩 먹고 있습니다.

또 한 가지 저에게 기뻤던 일은 골밀도가 증가한 것입니다. 3년 전에 의사 선생님으로부터 제 뼈의 나이가 85세란 말을 들었습니다. 게다가 몇 번이나 골절된 적도 있었습니다. 그러나 <세이겐>을 먹고 서서히 골밀도가 올라가 현재는 실제 나이인 63세의 표준치와 거의 같아졌습니다. 그리고 올 겨울에는 태어나 처음으로 스키도 탔습니다.(장내 박수) 예전 저의 몸으로는 상상도 하지 못했던 일입니다. 목숨은 오로지 하나입니다. 인생을 즐기며 전진해야 합니다. 그래서 저는 사교 댄스를 배우며 만난 분들께 <세이겐>의 효과를 전하고 있으며, 이웃 분들도 나의 건강한 모습을 보시고 <세이겐>을 애용하고 계십니다. 제가 이렇게 건강해진 것은 이렇게 옆에서 돌봐 주는 가족과 강사 분들, 사카에씨, 야마나카씨, 그리고 여러분의 덕분입니다. 감사합니다.(장내 박수)

2. 폐렴, 폐화농증을 극복

돗토리현
마쓰우라 사다코(60세), 남편 이사무(68세)

사회자 : 2004년 11월, 남편 분이 감기가 걸려서 가족들이 병원에 가라고 몇 번이고 말했지만, 시판되고 있는 감기약만 드시고 가려 하시지 않았다고 합니다. 부인께서 가벼운 천식이 있으셨기 때문에 평소에 건강했던 남편 이사무씨는 그 증상이 자신에게도 옮은 것이라 생각하셨다 합니다. 예전에는 부부가 함께 꽃집을 운영하셨다고 합니다. 그 후 수목의(樹木醫)로써 나무의 건강 상태를 진단하기 위해 매일 같이 산을 탐색하곤

했답니다. 가벼운 감기나 부상은 금방 나았기 때문에 병원에 갈 생각은 하지 않았다고 했습니다. 그러나 이 번에는 미열이 한 달 이상 계속되었고, 기침도 점점 심해져, 오른쪽 등이 아파왔다고 하십니다. 의욕도 점점 없어지고, 180cm나 되는 장신인 남편이 삐쩍 마르게 되셨다고 합니다.

　12월 2일, 아침부터 비틀거리면서 앞마당 정리를 하고 있던 남편 이사무씨를 부인 사다코씨와 아들 둘이 억지로 차에 태워 병원에 데리고 가셨습니다. X-ray를 본 의사 선생님께서 어떻게 이렇게 심해질 때까지 방치했느냐고 하시며, 국립병원에 소개장을 써주셔서 바로 입원했다고 합니다.

사회자 : 그러면 그 후 증상에 대해 말씀해 주십시오.

마쓰우라 : 검사 결과 폐렴이 있었던 부분이 곪아 폐화농증이 되었다는 진단이 나왔습니다. 의사 선생님께서는 "이렇게 심한 폐렴은 처음입니다. 폐가 썩어 있습니다. 영양 장애도 있고, 수치도 좋지 않습니다. 저도 열심히 치료해 보겠지만 폐가 괴사되어 있습니다. 체력이 유지되면 극복할 수 있겠지만 이 상태로는 무리일 것 같습니다. 각오하십시오." 라는 것이었습니다. 당시 남편은 의식이 몽롱한 상태였습니다. "각오하라는 건 이제 힘들다는 말씀이신가요?" 라고 선생님께 묻자, 거기까지 말씀드릴 수는 없고, 단지 예측이 힘든 상태라고 하시는 겁니다. 저는 아들과 마주 보며 아연실색했습니다.

사회자 : 그러면 마쓰우라씨의 증상에 대해 데무라 선생님께서 설명해 주시겠습니다.

데무라(니시신주쿠 플라자 클리닉 원장) : 저도 꽃을 무척 좋아합니다. 마쓰우라씨는 남편이 꽃을 좋아해 꽃집을 운영하시며 수목의를 하고 계셨습니다. 역시 醫라는 말이 붙으면 뭔가 치유해줘야 하는 직업이기에 힘든 점이 많습니다. 아마 스트레스도 많으셨을 겁니다. 저희도 폐화농증이란 것은 거의 볼 일이 없을 정도로 남편 분의 병은 흔치 않은 병입니다. 폐렴은 많지만, 폐가 썩어 괴사해 폐화농증까지 가는 것은 극히 드문 경우입니다.

슬라이드를 보시겠습니다. 오른쪽 폐에 보시면 아시는 바와 같이 흰색 그림자가 있습니다. 잘 보면 비어 있는 부분도 있습니다. 그리고 그 안에 물이 고여 그 곳에 경상(鏡償)이라는 것이 몇 개 있습니다. 따라서 생명에 지장이 있으시다고 말씀하시는 것도 이해가 갑니다. 이것이 2004년 12월 2일 입원 당시 사진입니다. 그리고 이 X-ray는 <세이겐>을 먹고 난 후의 것입니다. 전체적으로 그림자가 남아 있지만, 약 10일만에 이렇게 좋아진 것은 정말 기적적입니다.

이 병은 폐화농증이라고도 하지만, 폐농상이라고도 합니다. 증상은 부인이 말씀하신 바와 같이 기침, 호흡 곤란, 가래 등 여러 가지가 있습니다. 여기까지 이르는 과정에서 등의 통증 등은 없으셨습니까?

마쓰우라씨가 경험한 바와 같이 식욕이 없어지고, 점점 마르는 경우도 많다고 합니다. 따라서 폐화농증의 기원균(起原菌), 즉 원인은 무엇인지를 알아봅시다. 우선 결핵은 제외됩니다. 암이나 폐경색도 제외됩니다. 일반적으로 세균에 의한 것으로 생각하면 됩니다. 황색포도구균이나 폐렴상균, 대장균, 녹농균 등의 악옥균(惡玉菌)이 몇 가지 중복되어 괴사에 이르게 합니다. 아마도 항생 물질을 투여한 것 같은데, 악옥균을 없애는데

<세이겐>이 일조를 한 것 같습니다. 그리고 이시다씨를 비롯한 CMC 여러분이 병원으로 바로 달려와 남편 분을 격려해 주신 것도 굉장히 효과가 컸다고 생각합니다.

사회자 : 그렇다면 <세이겐>과의 만남에 대해 말씀해 주십시오.

마쓰우라 : 20년 가까이 알고 지내던 이시다씨가 갑자기 생각나 바로 전화를 걸자 바로 병원으로 달려와 주셨습니다. 그 분은 <세이겐 골드>와 <알파>를 15포 정도 가지고 와서, 이걸 전부 포카리 스웨트에 넣고 드시게 하면 면역력, 체력 모두 좋아질 거라는 것이었습니다. 남편은 산소 마스크를 쓰고, 의식이 몽롱한 상태였지만, 겨우 빨대를 이용해 <세이겐>을 마시게 했습니다. 다음 날부터 남편에게 <세이겐 골드>와 <알파>를 15포씩 타 마시게 했습니다.

사회자 : <세이겐>을 먹고 난 후에 변화는 있었습니까?

마쓰우라 : 입원한 지 4일 간은 아무런 변화가 없었고, 5일째 되는 날에는 산소 마스크를 떼게 되었습니다. 그런데 12월 6일 X-ray를 본 의사 선생님께서 폐가 깨끗해졌다며 놀라셨습니다. 다음 날은 기침도 가라앉았고, 검어졌던 얼굴색도 좋아지는 등 나날이 몸 상태가 개선되어 갔습니다.

침대에 누워서도 <세이겐>을 탄 물병을 잡고는 대단하다는 말을 연발하며, <세이겐>의 효과를 실감한 듯 했습니다. 매일 아침 만드는 <세이겐 수>도 아직 안됐냐며 재촉할 정도였습니다. 일주일이 지난 후부터 침대에서 일어나 복도를 걸어다니게 되었고, 그로 인해 간호사에게 꾸지람도 들었습니다. 2주 후에는 면회 사절인 1인실에서 큰 병실로 옮겼으며, 마지막 검사 결과 폐 상태도 좋아져, 12월 27일에 퇴원했습니다. 신정도 집에서 보낼 수 있게 되었습니다. X-ray를 찍을 때마다 상태가 좋아져 의사 선생님도 놀라시며 신기해 하셨습니다.

남편은 아예 병실 베개 맡에 <세이겐> 박스를 두고 매일 열심히 먹었습니다. 그러다보니 병원에서도 <세이겐>을 알게 되었고, 간호사 선생님이 피곤해하면 남편이 이걸 먹으면 괜찮다며 권하기도 했습니다.(웃음) 항생제 링거는 계속 맞았는데 퇴원 후에는 아무 약도 먹지 않고 있습니다.

사회자 : 빨리 회복되셔서 다행입니다. 여기서 잠깐 히라이시 선생님으로부터 한 말씀 듣고 가겠습니다.

히라이시(히라이시 클리닉 원장) : 두 분이 꼭 만담하는 부부 같습니다.(장내 웃음) 하지만 이 병은 굉장히 무서운 병입니다. 데무라 선생님 말씀대로 발견 당시에는 폐가 전혀 제 기능을 못하는 상태였습니다. 왼쪽 폐는 아직 건강했지만, 오른쪽 폐는 거의 전멸이라 해도 좋을 정도였습니다. 만약 이런 환자는 국립국제의료센터에 입원시켜도 일반적으로 1, 2개월 정도 치료를 받아야 할 겁니다. 혈액 데이터는 없으나, 아마 백혈구가 2만, 3만, 4만 정도, CRP라는 염증 반응은 10 정도로 안 좋은 상태였을 겁니다. 그런데 이렇게 극적으로 회복되었으니 의사 선생님도 많이 놀라셨을 겁니다. 그것도 불과 5일만에 말입니다. 이는 평소 우리가 사용하는 항생 물질로는 절대 불가능한 일입니다.

의사 선생님께서 남편 분에게서 나온 가래에서 어느 항생 물질이 좋은지 감수성을 알아보거나, 열심히 균을 배양하는 동안, 사모님께서 <세이겐>이 떠올라 이시다씨에게 바로 연락을 하셨습니다. 이시다씨는 연락을 받자마자 바로 달려와 이것 드시라며 <세이겐>을 건네셨습니다. 두 분의 상황과 남편 분이 놀랐을 상황이 눈에 선합니다.(장내 웃음) 사모님은 매일 <세이겐 수>를 만들고, 남편 분이 그것을 힘겹게 빨대로 드셨을 겁니다. 그러던 사이 병이 나은 것입니다. 마지막으로 놀라신 분이 담당의셨을 겁니다. 치료한 것은 사모님이며, 이시다씨였고, 남편 분이 보조 역할을 하신 것입니다. 하지만 남편 분도 긍정적인 마인드를 가졌기 때문에 빨리 회복되었습니다. 건강해지겠다는 의지가 대단하신 것 같습니다. 이 부부의 긍정적인 자세가 폐화농증 회복을 앞당겼다고 생각합니다. 믿기지 않는 예입니다. 따라서 남편 분, 부인 모두 앞으로 감사하며 살아가신다면 부부 관계도 좋으실 것이며, 훌륭한 가정이 되실 겁니다. 부인이 정말 대단하신 것 같습니다.

사회자 : 그러면 앞으로의 희망 등에 대해 말씀해 주십시오.

마쓰우라 : 지금은 <세이겐 골드> 3포와 <알파> 5, 6포를 먹고 있습니다. 기침도 하지 않으며, 약도 먹지 않고 있습니다. 담당의는 이제 병원은 나오지 않아도 된다고 하시지만, 본인이 걱정이 돼 병원에 가는 것 같습니다.

산을 걷는 것을 좋아하는 남편은 저와 함께 또는 친구와 함께 버섯이나 산나물을 따러 산에 갑니다. 9월에 28세인 장남 결혼식을 볼 수 있었던 것도 정말 기쁜 소식입니다. 실은 아직 결혼하지 않은 세 자녀가 있는데, 이 아이들에게도 <세이겐>을 주고 있습니다. 심지어는 저희 가족 뿐만 아니라 강아지, 고양이까지도 모두 <세이겐>을 먹고 있습니다.

이것은 사적인 일인데 최근 들어 자주 가슴에 통증이 올 때

<세이겐 골드>를 2포씩 먹으면, 답답하던 가슴이 뚫리는 것 같이 시원해져 다시 한 번 <세이겐>의 힘을 실감하게 됩니다. 아들들도 가끔 먹고는 정말 좋은 것 같다고 말합니다. 그리고 친구들에게도 <세이겐>을 널리 알려주고 싶습니다.

3. 식도암 수술후 5년 경과, 80세까지 일을 계속하고 싶다.

시마네현 마쓰에시
이이즈카 요시에

사회자 : 이이즈카씨는 원래 건강 그 자체인 분이셨습니다. 1년에 한 번 정도 감기에 걸리는게 고작이었고, 몸져 눕는 일은 거의 없었습니다. 1973년에 무척이나 원했던 집을 신축했습니다. 그러나 1980년에 남편이 일을 그만 둔 후, 이이즈카씨는 낮에는 레스토랑에서, 밤에는 술집에서 밤낮 없이 일을 해야만 했습니다. 그 노력의 댓가로 81년에 마쓰에시에 술집 '풍화'를 오픈하고 보람있는 나날을 보내고 있었습니다.

그러나 1997년 남편이 뇌경색에 걸려 고생하다가 2000년 5월에 폐렴까지 발병해 결국 숨을 거뒀습니다. 향년 69세였습니다. 그 즈음 이이즈카씨는 병이 든 남편을 위해 일해야 했기 때문에 스트레스와 피로가 누적되어 있었습니다.

그 해 11월 16일에 건강 검진을 받았는데, 위 내시경 결과 식도암이 의심된다는 소견을 받았습니다. 그래서 11월 26일 다시 받은 검진에서도 역시 결과는 식도암이었습니다. 그런데 자각 증상은 없었습니다. 그러면 <세이겐>과는 어떻게 만나게 되셨는지 말씀해 주시겠습니까?

이이즈카 : 2000년 7월, 카야하라씨를 비롯해서 나카가와 강사와 세이겐 동료 분들이 체질개선연구회가 끝난 후 저희 가게에 오셨습니다. 나카가와 강사를 중심으로 건강이 좋아진 이야기를 하는 것을 듣고는 저도 모르게 빨려 들어갔습니다. 이 때 비로소 저는 <세이겐> 이야기를 진지하게 들었습니다. 마침 그 즈음에 멀리 떨어져 살고 있던 남동생이 대장암으로 입원해 있었기 때문에 동생에게 <세이겐>을 먹이려고 7월 25일 회원 가입을 했습니다. 그러나 안타깝게도 남동생은 다음 해 5월 마시던 차(茶)가 기관지에 잘못 들어가 56세의 나이로 세상을 떠났습니다.

  그 해 11월에 이번에는 제가 암에 걸렸습니다. 저는 카야하라씨의 권유로 오사카에서 열린 컨벤션에 참가하게 되었습니다. 그 자리에서 식도암에 걸린 것을 카야하라씨에게 고백했습니다. 왜냐하면 전에 <세이겐>을 먹고 암세포가 사라졌다는 이야기를 들은 적이 있어서, 저도 수술하기 전에 암세포가 없어지길 바라는 마음으로 <세이겐>을 먹기로 결심했기 때문입니다. 그래서 하루 <세이겐 골드> 15포, <알파> 25포, 총 40포를 먹기 시작했습니다.

사회자 : 그렇다면 그 이후의 증상에 대해 말씀해 주십시오.

이이즈카 : 저는 12월 4일에 입원했고, 18일에 수술을 받기로 했습니다. 아버지가 위암으로 돌아가셨고, 남동생도 대장암으로 입원해 있었기 때문에 나까지 암이 걸렸나 하는 생각이 들었지만 이상하게도 무서운 생각이 들지 않았습니다. 이상하게

도 매일 40포씩 먹은 <세이겐>이 반드시 나를 도와 줄 것이란 확신이 있었습니다. 하지만 막상 수술에 대한 설명을 듣고 있으니, 쉬운 일은 아니란 생각이 들기 시작했습니다. 제 암은 식도 한 가운데 자리잡은 크기 2×1.5cm의 1기 암이었습니다.

그러나 방치하면 음식물을 삼킬 수 없으며, 전신으로 전이될 가능성도 있다는 말을 들었습니다. 식도를 절제하여 주변의 임파절을 적출하고, 개복하여 위를 얇은 관과 같이 만들어 식도 대신으로 쓰는 수술이었습니다.

그리고 수술 전 검사에서 대장 폴립도 4개 발견되었고, 그 중 하나가 암이 되어 6mm 크기가 되었습니다. 수술 전 날 목욕을 하면서 상처 하나 없는 몸을 보며 눈물이 났습니다. 내일은 대수술을 받는다는 것을 그 때 새삼 깨달았습니다.

사회자 : 그러면 이이즈카씨의 증상에 대해 데무라 선생님의 해설을 들어보도록 하겠습니다.

데무라(니시신주쿠 플라자 클리닉 원장) : 암은 무서운 병입니다. 이이즈카씨의 식도암과의 분투기를 듣고, 저는 이이즈카씨의 삶의 방식, 노력, 에너지에 진심으로 감동했습니다. 그리고 희망을 잃지 않고 30kg까지 빠진 몸무게를 50kg 가까이까지 회복할 수 있었던 것은 정말 대단한 일이라 생각합니다.

암은 일본인의 사망 원인 중 1위이며, 그 중에서 식도암은 위암과 함께 약간 감소세에 있습니다. 남녀 성비를 살펴보면 여성의 발병률이 남성의 1/5로 적은 편입니다. 위암도 그렇지만 뜨거운 죽 등을 먹을 때 그것이 직접 식도나 위점막을 자극하여 암을 발생시키는 것으로 알려져 있습니다. 또한 이이즈카씨의 경우 아버지가 위암, 남동생이 대장암으로 돌아가셨다고 말씀하셨는데, 유전적으로 암의 소인을 가졌다고 생각합니다. 따라서 이이즈카씨는 잠혈 반응만 보고도 조기에 진단을 받기로 결심하셨을 겁니다. 이는 굉장히 바람직한 일입니다. 잠혈 반응만으로 검사를 받으러 가는 사람은 그다지 많지 않습니다. 따라서 식도암 등은 조기 발견되지 못하는 경우가 많으며, 꽤 커져 손을 쓸 수 없는 단계에 이르러서야 발견되는 경우가 많습니다.

식도암의 경우 가장 가벼운 것이 0기로, 단계별로 1 ~ 4기까지 있습니다. 이이즈카씨의 경우 제 1기였습니다. 무척 초기 단계로 점막층에 약간 침윤해 있는 정도라 생각하면 됩니다. 식도 입구와 위 입구를 연결하기만 해도 되는 상태였으나, 이이즈카씨의 경우에는 임파선 곽청 등을 위해, 식도 대부분을 떼어내고, 위를 들어 올려 연결한 것 같습니다. 따라서 안전한 수술 방법을 취한 것 같습니다. 전형적인 증상은 그다지 없었다고 생각합니다. 이 시기에 수술을 받으신 것은 행운이었습니다. 조금 더 진행되었다면 목 쪽의 림프선이나 위 주변의 임파선에 많이 침윤되었을 것입니다. 그렇게 되면 수술이 힘들어지고, 예후도 좋지 못합니다. 기관이나 성대에도 영향을 주었을 것입니다.

이이즈카씨는 수술을 하시고 정확히 5년이 되셨습니다. 5년 예후라는 말이 있는데, 어떠한 암이든 5년이 지나면 일단 안심할 수 있다는 말입니다. 게다가 이이즈카씨는 <세이겐>도 먹고 계십니다. 이제 충분히 안심하셔도 됩니다. 믿음과 낙천적인 생활, 이 두 가지로 이이즈카씨의 병은 반드시 가벼워질 것입니다. 저도 감복했습니다. 틀림없이 천국에 계신 남편 분도

오늘 요시에씨를 바라보며 미소짓고 계시리라 생각합니다.(장내 박수)

사회자 : 그러면 그 후의 이이즈카씨의 증상에 대해 말씀해 주십시오.

이이즈카 : 12월 18일의 수술은 아침 8시 반부터 저녁 5시 반까지 9시간이나 걸렸지만, 수술 후 일주일만에 일반 병동으로 옮길 수 있었으며, 회복도 순조로와 통증도 없었습니다. 물을 마실 수 있게 된 후로는 <세이겐 골드>, <알파>를 각각 6포씩 먹었습니다.

식사를 할 수 있게 된 지 얼마 지나지 않아 저는 목에 이상을 느껴 식사를 일단 중단했습니다. 다시 링겔만 맞는 생활을 해야 하는지 의사 선생님도 많이 고민하신 듯 했지만 제 얼굴을 가만히 보시더니 이대로 계속 진행하자고 말씀하셨습니다. 20일 정도 지나자 목에서 새는 일은 없어졌습니다. 또한 위의 판막이 없어 위산이 올라오는 고통은 있었으나, 서서히 <세이겐>이 치유해 주리라 믿었습니다. 그 후 새해가 밝고 1월 4일부터 <세이겐 골드> 5포, <알파> 10포씩을 먹었습니다. 다른 환자들에 비해 통증이 별로 없고, 회복이 빠르자 간호사들도 놀랐습니다.

2001년 2월 5일에 퇴원 허가가 나왔으나, 여유를 가지고 퇴원하기 위해 보름 정도 더 병원에 있었습니다. 저는 항암제 뿐만 아니라 다른 약도 복용하지 않았습니다. 입원 중에 가게는 잠시 쉴 수 밖에 없었지만, 홋카이도에 있는 언니가 와 주어서 가게는 계속 운영이 되고 있었습니다. 휴양 중에는 <세이겐 골드> 8포, <알파> 10포씩을 매일 먹었으며, 퇴원한 지 4개월 된

6월부터는 저도 가게에 나갔습니다. 당분간은 3달에 한 번씩 정기 검사를 받았지만, 문제가 될만한 증상은 나타나지 않았습니다.

사회자 : 수술 후 항암제 등을 맞지 않고 건강을 되찾으셨다고 합니다. 히사타 선생님으로부터 한 말씀 듣도록 하겠습니다.

히사타(자연의학 임상예방연구소 상담의) : 간단히 말씀드리자면 이이즈카씨의 경우에는 전혀 자각 증상이 없는 시기에 검진으로 발견되었고, 바로 병리조직학 검사를 받아 암세포를 확인했습니다. 암이 1기로 극히 초기 단계였으며, 바로 전부 적출하고, 위를 얇게 해 관과 같이 만들어 식도 대신 썼던 것이 대성공의 원인이라 생각합니다. 식도암은 초기에 발견되면 치료가 쉬운 편인데, 하루 이틀이라도 늦어지면 얘기는 달라집니다. 왜냐하면 식도암은 다른 곳에서 전이되기보다는 직접 발생하는 경우가 많기 때문입니다. 현재는 비개흉 식도발거술(非開胸食道拔去術)이라는 것이 있어, 그다지 큰 상처를 남기지 않고 수술이 가능합니다. 또한 그 후 항암제도 사용하지 않고 어떻게 건강을 되찾을 수 있었는지에 대해 말씀 드리자면, 수술 중에도 계속해서 <세이겐>을 열심히 드셨는데, <세이겐>은 결코 항암제는 아닙니다. 하지만 암에 의해 상처받은 세포를 예전과 같이 건강하게 되돌리는 것이 <세이겐>의 힘이라 생각합니다.

식도암은 남성대 여성이 5대 1의 비율로 발병하며, 약 75%는 음주에 의한 것입니다. 술, 담배 습관에 의해 발병하는 경우가 굉장히 많습니다. 식도암은 뭔가 목에 걸리는 듯한 느낌이 들어 이상하다는 생각이 들었을 때는 이미 때는 늦습니다. 검진에서 발견되면 철저하게 제거하시고, 자신의 건강한 세포를 계속해서 면역력을 높여가야 합니다. 그것이 이이즈카씨가 식도암을 극복하신 이유라 생각합니다.

　3년, 5년이 지나 두 고개를 넘었습니다. 이제 남은 것은 10년입니다. <세이겐>을 더 많이 드시고, 건강하고, 즐겁게 생활하십시오. 아직 64세입니다. 인생은 지금부터입니다. 힘내십시오.(장내 박수)

사회자 : 그러면 마지막으로 이이즈카씨의 향후 희망에 대해 말씀해 주십시오.

이이즈카 : 수술 후 5년이 지났습니다. 퇴원시에는 위에 부담이 되는 것, 특히 기름진 것은 잘 먹히지 않았는데, 지금은 거의 모든 것을 잘 먹습니다. 또한 수술 후의 체중이 38kg으로 떨어져 주름투성이 할머니 같았으나, 그 후 조금씩 늘어 지금은 50kg까지 늘었습니다. 요즘은 매일 <세이겐 골드>, <알파> 각각 9포씩 먹고 있습니다.

　남편이 살아 있었으면 하는 생각을 가끔 합니다. 남편의 협력이 있었기에 가능했던 가게 운영, 지금 생각해보면 정말 감사할 따름입니다. 남편을 위해서도 건강해야 한다는 생각이 듭니다. 이렇게 건강해진 것은 나를 암에서 구해주신 병원의 선생님들, 딸들과 며느리, 열심히 협력해 주신 형제 자매, 그리고 <세이겐>을 소개해 주고 부모같이 조언해 주신 카야하라씨, 따뜻한 말을 많이 건네주신 가게 고객 분들 덕분입니다. 매일 웃고 노래하며, 즐겁게 80세까지 가게를 운영하고 싶습니다. 앞으로도 <세이겐>의 힘을 많은 사람들에게 전파하고, 죽을 때까지 애용하고자 합니다.

2005 요메고 포럼

1. 전립선암 선고 받고...
2. 중증 화상, 피부 이식에도 빠르게 회복
3. 갑자기 찾아온 골육종과 폐암과의 싸움

사회자 : 아야카와
　　　　　미우라 회장
코멘트 닥터
데무라 히로시 : 니시신주쿠 플라자 클리닉 원장
히라이시 키쿠 : 히라이시 클리닉 원장
운텐 센카즈 : 자연의학 임상예방연구소 상담의
세키구치 모리에 : 아카사카 세키구치 클리닉 원장
오리타 토시히코 : 니시신주쿠 플라자 클리닉 내과부장
고바야시 아키히코 : 이마이케 내과, 심료내과 원장
히사타 타카 : 자연의학 임상예방연구소 상담의

1. 전립선암 선고 받고...

우라하라(70세)

저는 오랫 동안 버스 운전을 해오다가 개인 운송업을 하게 되면서 바둑과 여행을 즐기는 유유자적한 생활을 해왔습니다. 40년 전 과로로 간 질환을 앓게 되어 한 달 정도 입원을 한 적이 있었지만, 그 이후에는 매우 건강하게 생활해 왔습니다..

그러나 2003년 2월 경부터 소변 볼 때 조금씩 불편한 느낌이 있어서 다니던 병원에 가서 진찰을 해보니 방광염일 거라고 말씀하셨습니다. 하지만 병원에서 처방해 준 약을 2 ~ 3일 정도 먹고 나면 바로 나았다가 다시 악화되곤 하기를 반복했습니다.

9월 초, 처음으로 동창회에서 간 여행에서 돌아온 후에 항문 근처에 압박감과 잔뇨감을 느끼게 되었습니다. 다시 병원에 약을 받으러 갔더니 의사 선생님께서 한 번 제대로 검사를 해보자고 하셨습니다. 그래서 10월 초쯤 검사를 받고 나서 일주일 후 검사 결과가 나왔는데, 의사 선생님은 종합병원으로 가볼 것을 권유하셨습니다. 큰 병이 걸린 것은 아닐까 걱정을 하면서 아내와 둘이서 종합병원에 간 것이 10월 9일이었습니다.

담당 의사 선생님은 제가 가져간 혈액 검사표를 보고 난 후 얼마 동안 말씀이 없으셨습니다. 3분 정도 지나고 나서 전립선 암이라고 하셨습니다. 저는 머리 속이 멍해져서는 당장 수술을 해달라고 말씀드렸지만, 이 수치 상태로는 수술은 무리라고 말씀하셨습니다. 물론 재검사를 해봐야 알겠지만 PSA(전립선 종양 마커)는 정상일 경우 4 ~ 6 정도인데, 우라하라씨의 경우는 191이나 된다고 했습니다.

  그 후에 통원 치료를 받으며 매우 힘든 검사 과정을 거쳐야 했습니다. 생체 검사는 항문과 직장에 6군데나 침을 꽂고 채취해야 했었고, 뼈에 전이되었을 가능성도 있다고 해서 신티그래피 검사도 받았습니다.

사회자 : 전립선암은 남성의 생명을 단축시킨다고도 알려져 있는데, 최근 일본에서도 급격히 늘어나고 있다고 들었습니다. 호르몬과의 관계도 포함해서 데무라 선생님께서 설명 좀 해주십시오.

데무라(니시신주쿠 플라자 클리닉 원장) : 전립선암은 남성 호르몬 의존암, 즉 남성 호르몬이 없으면 발생하지 않는 질병입니다. 유방암이 여성 호르몬과 관련이 있는 것과 같습니다. 우라하라씨는 매우 남성적인 성격이라고 하셨는데 그것이 질병 발생과 연관이 있는 것은 아닐까요?(웃음) 남자라면 누구나 이 병에 걸릴 가능성이 있습니다. 발병률은 50세가 넘으면 1/3 정도, 80세가 넘으면 80% 정도까지 높아지게 됩니다. 일본에도 약 1만명 정도의 전립선암 환자가 계시지만, 미국에서는 거의 20만명까지 늘어나서 그 중 약 3만명이 죽음에 이르고 있습니다.

  일본에서 전립선암 환자가 늘어난 이유는 고령화와 식생활의 서양화, 진단 기술의 진보 등입니다. 사망률이 급격히 증가하고 있는 심각한 질병이라고 할 수 있습니다.

  전립선은 밤톨 정도 크기로 방광의 바로 아래에 위치하고 있으며, 뇨도를 둘러싸고 있습니다. 내선과 외선으로 나누어져 있으며, 전립선 비대증은 내선에, 전립선암은 외선에 많이 발생합니다. 우라하라상의 경우 빈뇨, 잔뇨감, 이물감 등 전형적인 비대증 징후를 보이고 계셨습니다. 마커 수치를 통해 암을 발견하셨는데, 전립선암은 자각 증상이 나타나지 않는 경우도 있습니다. 그렇기 때문에 이상 증상이 나타나면 하루라도 빨리 혈액 검사를 해서 진단을 해봐야 합니다. PSA는 전립선 특이 항원을 뜻하며, 전립선에서 나오는 항원만을 가지고 진단을 하는 것입니다. 이 수치가 4 미만이면 정상이지만, 4 ~ 10이 되면 조금 위험한 정도입니다. 이 수치가 매년 조금씩 올라갈 경우에도 주의하셔야 합니다.

  우라하라씨와 같이 191이라는 수치가 나오면 빨리 직장 초음파 검사를 하고 생체 검사 등의 조직 검사를 해야 합니다. 우라하라씨처럼 6군데 정도 검사를 하는데, 이 중 몇 군데에서 암이 발견되었을 경우 이 암조직이 뼈에 전이되었는지 등을 다시 검사합니다. 우라하라씨는 수술이 아니라 방사선 치료를 선택하셨습니다. 이와 비슷한 치료 중에 I125라는 아이소토프가 있는데 침을 80 ~ 100개 정도 꽂으면 방사선과 같은 효과를 거둘 수 있습니다. 이 밖에도 많은 치료법이 있습니다. 전립선암은 남성 호르몬에 의존하는 암이기 때문에 남성 호르몬을 없애는 것이 중요합니다. 한 달에 한 번 또는 3달에 한 번씩 시상하부의 성선자극 호르몬을 주사하거나, 항남성 호르몬 약을 먹으면 효과적입니다.

사회자 : 데무라 선생님 감사합니다. 그럼 <세이겐>과의 만남에 대해서도 들려 주시겠습니까?

우라하라 : 암 선고를 받고 우선 가족과 친척들에게 알리려고 연락을 했을 때, 제 조카 한 명이 걱정이 되었는지 <세이겐>이

라는 건강 보조제를 추천해 주었습니다. 조카는 6년 전에 간암으로 두 번이나 수술을 받았던 적이 있었습니다. 의사 선생님으로부터 3개월 시한부 판정을 받기도 했었지만, <세이겐>을 먹고 나서 회복되어 오늘 이 자리에도 와주었습니다. 하지만 그 때 저는 왠지 믿음이 가지 않았습니다. 아내와 조카의 설득에 못이겨 반신반의하며 <세이겐 골드>를 5포씩 먹어 보기로 했습니다. 검사가 시작되고 나서는 <세이겐 골드> 5포에 <알파>를 10포씩 추가해서 먹었습니다.

사회자 : <세이겐>을 드시고 난 후부터의 증상의 변화 그리고 그 이후의 경과는 어떠셨습니까?

우라하라 : 검사를 받으면서 <세이겐>에 대해서 좀 더 자세히 알아보고자 마음먹었습니다. 제 눈과 귀로 좀더 많은 것을 확인하고 싶어서 11월 9일에 마츠에서 열린 체질개선연구회에 참가했습니다. 그 때 강사님의 강연을 들었고, 개인 상담도 받았습니다. 많은 조언을 해주신 덕분에 <세이겐>에 대한 신뢰가 더 높아지게 되었고, 매일 <세이겐 골드> 15포와 <알파> 15포를 생수에 녹여서 마셨습니다. 마침내 11월 28일, 다시 받은 검사 결과 침을 사용한 생체 검사에서 한군데를 빼놓고, 나머지 다섯 군데에서는 암이 발견되었습니다. 하지만 뼈 신티그래피 검사 결과 다행히 암이 전이되지는 않았기 때문에 일단 안심했습니다.

　결국 <세이겐>을 녹인 생수를 싸들고 입원 치료를 시작하게 되었습니다. 12월 2일에 입원한 저는 방사선 치료를 시작했습니다. 3분 간의 방사선 치료를 33회에 걸쳐 받았는데, 이 치료는 꼭 받아야 한다고 했습니다. 입원 기간 동안 아내는 매일

<세이겐> 30포를 녹인 500ml 생수병을 2개씩 가지고 병원을 찾아왔습니다. 같은 병실에는 저와 같은 병을 앓으며 같은 치료를 받는 환자들이 많이 있었습니다. 그 중에서도 저만은 유일하게 식욕도 좋았고, 열도 나지 않았으며, 피부도 나빠지지 않았습니다. 정력도 떨어지지 않았습니다. 그러자 같은 병실에 있던 분들이 어떻게 우라하라씨는 그렇게 기운이 좋으냐고 물어보곤 했습니다. 제 PSA 수치는 191이었던데 비해 다른 분들은 겨우 4 ~ 5 아니면 높아야 80 정도였습니다. 그 때서야 비로소 <세이겐>의 효력을 새삼 실감하게 되었습니다.

또 2주에 한 번씩 혈액 검사를 했는데, 12월 17일에 한 검사에서는 PSA 수치도 12까지 내려갔고, MRI나 CT 검사에서는 암 크기도 작아져 있었습니다. 뼈 신티그래피 검사에서도 역시 이상은 발견되지 않았습니다. 물론 방사선 치료의 효과도 있었지만, <세이겐>이 여러 가지 부작용을 없애주는 것 이상의 효과를 발휘한 것이라고 생각합니다. 겨우 2주만에 PSA 수치가 191에서 12까지 떨어진 것에 대해 의사 선생님들도 많이 놀라셨습니다. 2개월 동안의 입원 생활을 마치고 올 해 1월 27에 퇴원을 했습니다. 퇴원한 후에도 저는 <세이겐 골드> 15포와 <알파> 15포씩을 꾸준히 먹었고, 체질개선연구회에도 매번 참가했습니다. 4월 10일에 이즈모에서 열린 연구회에서는 저의 체험담을 발표하기도 했습니다. 그 때 운텐 선생님께서 <세이겐>의 양을 <세이겐 골드> 5포, <알파> 5포로 줄여도 될거라고 말씀해 주셔서 지금까지도 그 처방대로 먹고 있습니다. 병원에는 한 달에 한 번 가서 검사를 받고 있고, 현재 PSA는 0.0043입니다.

사회자 : 히라이시 선생님, 이렇게까지 수치가 내려가는 건 놀라운 일인 것 같습니다만.

히라이시(히라이시 클리닉 원장) : 전립선암의 종양 마커는 암이 발생했는지, 또는 자라고 있는지, 재발했는지, 전이했는지 등을 민감하게 나타내는 수치입니다. 4.3이나 4.8 또는 6.5, 6.78 등 수치의 작은 변화에도 환자 분들이 일희일비하는데, 191이라는 수치는 저도 이제껏 본 적이 없는 수치입니다. 그럼에도 불구하고 이렇게 완쾌하셨다니 정말 놀랍습니다.

여기 계신 분들 중에서도 전립선암이나 전립선 비대중 또는 자궁암에 걸리신 분들이 계실 것 같은데, <세이겐>은 호르몬에서 비롯된 종양에 대해 매우 뛰어난 효과를 보입니다. 특히 콩 이소플라본은 여성 호르몬과 비슷한 구조로 되어 있기 때문에 전립선암에 걸리신 분들께는 특히 효과적입니다. 또 <세이겐>을 복용하시면 방사선 요법의 부작용이 거의 나타나지 않습니다.

<세이겐 알파>는 특히 암에 효과적입니다. 그렇기 때문에 <세이겐 알파>를 먹게 되면 남성은 전립선암에, 여성은 자궁암에 효과를 볼 수 있을 것입니다. 부작용도 거의 없을 뿐만 아니라 암을 억제한다는 면에서 볼 때 <세이겐 알파> 5포씩 드실 것을 권유합니다. 그리고 동시에 방사선 요법 등 여러 가지 화학 요법을 받고 있는 분들은 부작용을 억제하기 위해 <세이겐 골드> 15포를 함께 드시면 좋을 것 같습니다. 저희 클리닉에서도 60세가 넘으신 분들께는 전립선 비대나 전립선암을 예방하는 차원에서 <세이겐 골드>를 꾸준히 드시도록 지도하고 있습니다. 그럼 항암제나 암 치료에 관해 해박하신 운텐 선생

님께서도 한 말씀 해주십시오.

운텐(자연의학 임상예방연구소 상담의) : 네. PSA는 정상일 경우 2.2 이하를 나타냅니다 이 수치가 4 ~ 5까지 올라가게 되면 암을 의심해 보게 됩니다. 단 PSA는 어떤 자극에 의해서 올라갈 경우도 있기 때문에 몸에 이상이 없어도 올라갈 수도 있습니다. 하지만 우라하라씨의 경우 191까지 올라가셨다고 합니다. 이 수치는 세계 최고의 미인이 나타나서 유혹한다고 해도 나타나기 힘든 수치이기 때문에 암을 의심할 수 있었던 것입니다. 그리고 우라하라씨가 강조하셨던 것처럼 같은 병실 안에서 본인만 식욕이 좋고, 열도 나지 않고, 피부도 나빠지지 않고, 정력도 떨어지지 않았다고 하는 것은 역시 <세이겐>이 제 힘을 발휘한 게 아니었을까 생각합니다. 항암제의 가장 큰 문제는 백혈구가 줄어든다는 것입니다. 그렇기 때문에 사람에 따라서는 백혈구가 파괴되어 세균에 대한 저항력이 떨어져서 패혈증에 걸리고, 그로 인한 쇼크로 심장이 멎거나 호흡곤란 상태에 빠져 죽음에 이르는 경우도 있습니다. 그리고 어떤 경우에는 체내 혈액량이 줄어 들어 뇌에 혈액이 도달하지 못해 뇌혈전으로 사망하시는 경우도 있습니다. 인간이 죽음을 맞이한다는 것은 힘이 다했다는 것을 의미합니다. 우라하라씨는 힘이 다하지 않았기 때문에 건강을 되찾으실 수 있었던 것입니다. 앞으로도 건강하게 생활하시기를 바랍니다.

우라하라 : 말씀하신대로 병에 걸리고 나서 가족들이나 친구들의 진심어린 걱정에 감동했습니다. 최근 제 경험담을 듣고 <세이겐>을 먹어 보고 싶다고 하는 분들이 계십니다. 가격이 조금만 저렴해졌으면 하는게 제 바램이지만, 그래도 먹은 만큼 효

과를 볼 수 있다는 것은 제가 장담합니다. 제가 바로 산 증인이기 때문입니다.

  저는 의사 선생님의 정확한 판단과 빠른 치료 덕분에 암 전이도 없었고 여러모로 운이 좋았던 것 같습니다. <세이겐>을 먹게 된 이후로는 체질개선연구회에도 빠지지 않고 참석해서 지식을 쌓아가고 있습니다. 이 자리에 계신 여러분도 강연회에는 꼭 참석하셔서 많이 보고, 듣고, 배우시기 바랍니다. 그리고 일단 믿으셔야 합니다. 제 주위에 <세이겐>을 접하신 많은 분들이 같은 말씀을 하십니다. 경청해 주셔서 감사합니다.

사회자 : 우라하라씨 소중한 경험담을 들려주셔서 감사합니다. 앞으로도 건강하게 생활하시기 바랍니다. 그러면 다음으로는 매일 같이 병원을 오가시며 남편을 위해 <세이겐>을 배달해 주신 부인께서 보내주신 편지를 읽어드리도록 하겠습니다.

  웬만해서는 감기도 잘 걸리지 않던 남편이 어느 날 갑자기 전립선암에 걸렸다는 말을 들었을 때에는 하늘이 무너지는 느낌이었습니다. 그 때 제 머리 속에 떠오른 것은 남편의 사촌에게서 들은 <세이겐>이었습니다. 지푸라기라도 잡아보자는 심정으로 반신반의하는 남편을 어렵게 설득해서 <세이겐>을 복용하도록 했습니다. 매일 같이 기도도 드렸습니다. 남편이 입원해 있는 동안 매일 같이 병원에 <세이겐> 30포를 탄 생수를 가지고 갔습니다. 덕분에 부작용도 없이 완쾌되어 건강한 매일을 보낼 수 있게 되었습니다. 이 모든 것이 다 <세이겐>을 알게 된 덕분이라고 생각합니다. 정말로 감사드립니다.

2. 중증 화상, 피부 이식에도 빠르게 회복

시마네현
미사와(74세)

　2003년 1월 2일 아침 6시가 조금 지났을 즈음 난로에 등유를 넣으려고 했을 때 갑자기 불길이 치솟았습니다. 당황한 저는 바로 옆에 있던 이불을 난로 위에 덮어 씌웠습니다. 하지만 불길이 잦아들기는 커녕 무서울 정도로 치솟았습니다. 저는 화상을 입은 것도 모르고 불을 끄는 데에만 급급했습니다. 하지만 불길이 너무 빠르게 번져 저는 잠옷 바람으로 집 밖으로 뛰쳐 나왔습니다. 가족 중에 다친 사람도 없었고, 옆집에도 불이 번지지 않았던 것이 그나마 다행이었습니다. 저의 부주의로 일어난 화재로 인해 저는 좌반신에 화상을 입었고, 구급차로 돗토리병원에 실려 갔습니다. 다행히도 얼굴에는 화상을 입지 않았지만 집은 모두 불타 버렸습니다. 검게 타버린 제 몸은 그야말로 참혹했다고 합니다. 화상의 정도는 1 ~ 3도까지 있다고 하는데, 저는 가장 높은 3도 화상을 입었습니다. 종이 한 장 차이로 내장까지 화상을 입지 않은게 그나마 다행이었습니다. 그 당시에는 너무 당황했고 공포스러워서였는지 신기하게도 통증이 그다지 느껴지지 않았습니다. 그래서 예전부터 <세이겐>을 먹어왔던게 다행이었다며 스스로 위안을 했습니다.

　응급실에서 목에 있던 그을음을 제거하고, 바로 입원하게 되었습니다. 당시에는 <세이겐 골드> 9포를 물에 타서 빨대로 마셨고, 2, 3일 지난 후부터는 <세이겐 골드> 9포와 <알파> 6포를 물에 타서 머리맡에 두고는 꾸준히 마셨습니다. 그러면서 자연의학 임상예방연구소의 강사님이나 지인의 도움을 받으며 입원 치료를 계속했습니다.

사회자 : 많이 힘드셨겠습니다. 세키구치 선생님, 미사와씨의 경험에 대해 한 말씀 해주십시오.

세키구치(아카사카 세키구치 클리닉) : 관동 대지진 때 기적적으로 살아난 어느 소년의 이야기를 들은 적이 있는데, 그와 버금갈 정도로 기적적인 케이스입니다. <세이겐>을 예전부터 드셨던 것도 놀라울 정도로 빠른 회복의 원인 중 하나일 것 같습니다. 화재는 지진과 마찬가지로 어느 날 갑자기 찾아오는 사고입니다. 그렇기 때문에 올바른 지식을 가지고 계시면 위급시에 많은 도움이 됩니다.

 간단히 설명해 드리자면 화상은 1도, 2도, 3도 화상으로 나뉘어지는데, 1도 화상은 그냥 빨갛게 데인 정도이고, 2도 화상은 피부의 진피까지 다치는 경우입니다. 3도 화상은 피부 조직이 전부 망가지는 경우인데, 몸 전체의 10% 이상 3도 화상을 입게 되면 생명이 위험하게 됩니다. 하지만 10%라고만 말씀드리면 어느 정도인지 언뜻 상상이 안되실 겁니다. 예를 들어 머리 전체에 화상을 입으면 9% 정도, 그리고 한쪽 팔 전체에 화상을 입는 것이 9% 정도입니다. 좀더 간단하게 말씀드리자면 손바닥 하나 정도의 크기가 1% 정도라고 보시면 됩니다. 따라서 머리와 팔을 손바닥 크기와 비교해서 재보면 9%라는 표현이 이해가 가실겁니다. 미사와씨는 몇 % 였습니까?

미사와 : 글쎄요. 잘 모르겠습니다.

세키구치(아카사카 세키구치 클리닉 원장) : 의료 상식으로 볼 때 한쪽 다리는 18%, 배는 12%입니다. 3도 화상을 몸의 10% 이상 입게 되면 생명이 위험하지만, 5 ~ 6% 정도만 되어도 반드시 먼저 병원에 연락을 하셔야 합니다. 미사와씨께서도 주변 분이 병원에 연락을 해주셨습니까?

미사와 : 네 그랬습니다.

세키구치(아카사카 세키구치 클리닉 원장) : 가족들께는 부상이 없으셨다니 천만 다행입니다. 그럼 위기 상황에 어떻게 하셔야 되는지 말씀드릴테니 기억해 두시면 많은 도움이 되실겁니다.

  우선 화재가 일어나면 불길이 치솟는 곳에 먼저 물을 뿌리셔야 합니다. 미사와씨는 이불을 덮으셨다고 하는데 우선 물을 뿌리셔야 합니다. 물론 자기 몸에도 호스나 바가지 등으로 물을 뿌려야 합니다. 그리고 나서 침대 시트나 천을 물에 적셔서 몸에 두르고 피신하신 다음에 바로 병원에 가시면 됩니다. 민간 요법으로 된장이나 무 같은 것을 바르면 된다거나, 기름을 바르면 된다는 등 여러 가지 설이 있지만, 절대 안하시는게 좋습니다. 우선은 구급차를 부르시는게 중요합니다. 미사와씨는 다행히 치료 경과가 좋아서 피부 이식도 받으셨다구요?

미사와 : 네

세키구치(아카사카 세키구치 클리닉 원장) : 돼지 피부를 이식하셨습니까?

미사와 : 피부가 모자른 곳에는 그랬습니다.

세키구치(아카사카 세키구치 클리닉 원장) : 몇 cm정도?

미사와 : 팔 전체에 이식했습니다.

세키구치(아카사카 세키구치 클리닉 원장) : 네. 돼지의 피부는 심장 수술에도 사용되는 등 인간의 신체와 친화성이 있다고 합니다. 미사와씨도 건강을 되찾으셔서 정말 다행입니다.

사회자 : 세키구치 선생님 감사합니다. 그럼 미사와씨 <세이겐>은 어떻게 알게 되셨습니까?

미사와 : 1998년 7월쯤 몸이 나른하고, 장도 좋지 않아 변비도 심해졌습니다. 그 때 지인의 소개로 <세이겐>을 하루에 1포씩 먹기 시작해서 점차 4, 5포까지 늘려갔습니다. 많이 피곤할 때에는 7포씩 복용량을 늘려 먹으면 몸 상태가 조금씩 나아졌습니다. 그리고 각지에서 열린 체질개선연구회에도 참석해서 많이 배우고 있었습니다.

사회자 : <세이겐>은 예전부터 드시고 계셨는데, 화상은 그 이후로 어떻게 개선되었습니까?

미사와 : <세이겐>을 먹어서 그런지 화상을 입은 데에 30장씩 가제를 겹쳐서 붙여 두면 금방 다 젖을 정도로 액이 흘러나왔습니다. 의사 선생님이나 간호사 분들이 통증은 없냐고 계속 걱정하실 정도로 엄청난 양이었습니다.

피부 이식 수술은 혈액의 상태가 좋지 않아서 입원한 지 4주만에 받았습니다. 오른쪽 허벅지의 피부를 왼쪽 다리로 이식했고, 돼지 피부를 왼손 전체에 이식했습니다. 왼쪽 허리 부분은 뱃가죽을 잡아 당겨서 꿰맸습니다. 수술시에는 출혈도 많을 것으로 예상되어 수혈 준비도 철저히 해두셨다고 했습니다. 그러나 수혈도 그다지 필요 없었고, 통증도 호소하지 않는 저를 의사 선생님도 간호사들도 다 신기해 하셨습니다. 수술 후에는 나이나 화상 정도를 봤을 땐 생각할 수도 없을 만큼 빠른 속도로 회복되었습니다. 붕대를 풀고나니 상처도 잘 아물어 있었고 혈액 검사 결과도 좋아서 주치의도 많이 놀라셨습니다.

사회자 : 오리타 선생님, 미사와씨의 회복 속도가 매우 빨랐던 것과 <세이겐>은 어떤 관계가 있습니까?

오리타(니시신주쿠 플라자 클리닉 내과부장) : 세키구치 교수님도 말씀하셨듯이 예전부터 <세이겐>을 복용했기 때문에 어느 정도 체내에 흡수되어 있었던 것이 도움이 되었던 것 같습니다. 바이오 퍼멘틱스제제인 <세이겐>의 성분인 아미노산이나 마그네슘, 칼슘, 인산, 칼륨, 나트륨, 미네랄 등의 신체 구성 성분이 일반 사람들보다 많으셨던 것 같습니다.

 피부 과학적으로나 의학적으로 봤을 때는 3도 화상을 입으셨다고 했지만, 실은 4도 화상이라는 것도 있습니다. 가장 치명적인 화상인데, 아마 미사와씨께서 입은 화상은 4도에 가까운 3도 화상인 것 같습니다. 그럼에도 불구하고 회복 속도가 빠르셨던 이유는 <세이겐>의 유효 성분 때문이라고 생각됩니다. 피부의 재생을 촉진시키는 창상 치유, 즉 염증을 치유하는 데 <세이겐>이 이 속도를 촉진시킨다는 것은 ALA 중앙연구소의 동물 실험 결과에서도 어느 정도 입증이 되었습니다.

 이번 포럼 시작할 때 사장님께서도 말씀하셨듯이 과학적인 증거는 매우 중요합니다. 이것은 약학에서도 그렇지만 건강 식품의 약리 효과에 대해서도 이러한 증거를 요구하는 시대가 된 것입니다. <세이겐>에 대한 과학적 증거는 ALA 중앙연구소, 니시신쥬쿠 플라자 클리닉, 또는 기타 의료 기관의 협조 아래 피부의 창상 치유에 관해서도 과학적인 논증을 쌓아 나가고자 합니다.

 정리해서 말씀드리자면 <세이겐>에 함유된 아미노산, 미네랄 등의 성분이 창상 치유, 즉 피부의 재생을 촉진시켰던 것입니다. <세이겐>의 효능이 신기하다기 보다는 당연한 결과를 가져온 것입니다.

미사와 : 그리고 상처가 아물 때쯤 무릎이 아프기 시작했습니다. 검사 결과 정맥 근처까지 화상을 입어서 정맥 안의 혈액이 굳어졌다고 했습니다. 이 덩어리가 가루처럼 변해 폐로 타고 올라오는 아주 위험한 상황이었다고 합니다. 그 이후 왼쪽 다리에 꽉 맞는 서포터를 착용하게 되었습니다. 나중에 들어보니 그 당시 의사 선생님께서 가족들에게 생명이 위험할지도 모른다고 하셨다고 했습니다.

퇴원하고 나서도 화상 부위가 가려워서 고생했습니다. 그러나 <세이겐 골드>를 물에 녹여서 냉장고에 넣어 놓았다가 계속 바르니까 이렇게 깨끗하게 아물었습니다. 퇴원하고 나서 1년 간은 <세이겐 골드> 9포와 <알파> 6포씩을 꾸준히 먹었습니다. 현재는 <골드>를 6포, <알파>를 4포씩 매일 먹고 있습니다. 퇴원하고도 1년 동안은 1주일에 1, 2번씩 재활 치료를 받았습니다. 왼쪽 무릎이 조금 불편하긴 하지만 전철을 타고 통원 치료를 받고 있으며, 온천에도 갈 수 있게 되었습니다.

사회자 : 고바야시 선생님은 정신과 뿐만이 아니라 피부과 전문의이기도 하신데, 한 말씀 해주시겠습니까?

고바야시(이마이케 내과, 심료내과 원장) : 미사와씨, 힘든 경험을 하셨습니다. 정맥 아래에 있는 편은 자발적으로 혈액을 순환시키지 못하기 때문에, 근육이 수축하면서 펌프와 같은 역할을 하여 심장에 혈액을 되돌아가게 합니다. 정맥의 편이 다칠 정도로 화상을 입으셨나 봅니다. 그래서 혈액이 뭉치고 혈전이 생겨서 이것이 폐에 들어가게 되는 겁니다. 이렇게 되면 폐경색을 일으키게 되는 매우 위험한 상황이 생기게 됩니다. 이것이 뇌에까지 도달하게 되면 뇌경색을 유발하는 원인이 됩니다. 또는 이 화재가 큰 스트레스로 작용해서 위궤양이 발생했을 위험성도 높았을 것입니다.

하지만 1998년 화상을 입기 수년 전부터 <세이겐>을 드셨던 것이 스트레스에 대한 내성을 키웠던 것 같습니다. 정신적으로도 그렇지만 신체적인 스트레스에 강해질 수 있었던 것이 큰 도움이 되셨습니다. 화상 뿐만 아니라 집 전체가 타버렸으니 얼마나 충격이 커셨겠습니까? 돌아갈 집이 없어지고, 경제적으로도 많이 힘드셨을테고, 이웃들한테도 많이 미안하셨을테니 자책도 많이 하셨을 것입니다. 그럼에도 불구하고 정신적인 스트레스를 견뎌낼 수 있었던 것은 <세이겐>의 효과입니다. 보통 우울증에 걸려서 외상 치유 속도도 늦어지고, 면역력도 떨어지는 경우도 있습니다.

화상을 입게 되면 환부가 세균에 감염되기 쉽습니다. 상처 부위의 면역력이 떨어졌지만 그 부분에 <세이겐>의 성분이 적절하게 공급되었기 때문에 많은 양의 고름이 흘러나와 상처 부위의 세균을 퇴치하고, 세균의 증식을 억제했던 것입니다. 그래서 일반적으로는 볼 수 없는 증상이 나타난 겁니다. 이상하리만큼 많은 고름이 나온다던가, 또는 설사를 하거나 구토를 하는 등의 증상이 나타나기도 하는데 이것이 바로 호전 증상입니다. 자연적인 치유 현상을 통해 회복되셨기 때문에 후유증도 그다지 나타나지 않으셨던 겁니다. 정신적으로도 회복되어 보이십니다. <세이겐>의 효과를 믿고 이것을 받아들이신 미사와씨 본인의 판단력과 주변 분들의 격려도 많은 도움이 되셨을 것입니다. 훌륭한 경험담을 들려주셔서 감사합니다.

사회자 : 고바야시 선생님께서는 정신적인 면에 대해서도 설명해 주셨습니다. 감사합니다. 그럼 미사와씨 앞으로의 일정 등에 대해서도 한 말씀 해주시겠습니까?

미사와 : 현재 병원에는 40 ~ 50일마다 한 번씩 가서 검사도 받고, 약도 처방받고 있습니다. 의사 선생님 말씀대로라면 검사 결과도 양호하다고 합니다. 퇴원 후 반 년 동안은 집에서 가사 일을 하며 지냈는데, 요즘은 자전거를 타고 나가 다니기도 합니다. 재봉틀을 사용한 옷수선도 재활에 도움이 될까해서 매일 조금씩 하고 있습니다.

3. 갑자기 찾아온 골육종과 폐암과의 싸움

오사카부
타니모토(24세)

  3년 전인 2001년 1월 경이었습니다. 왼쪽 허벅지에 통증을 느껴서 가까운 정형 외과에 가 X-ray를 찍었더니 뼈가 하얗게 찍혀 있었습니다. 의사 선생님 권유로 종합병원에 가서 정밀 검사를 받아보니 종양일 가능성이 있다며 교토에 있는 큰 병원으로 가보라고 하셨습니다. 그 병원에서도 종양 조직을 떼어내서 검사를 해보니 악성 종양이라는 결과가 나왔습니다. 이듬 해인 2002년 1월 10일에 입원을 했고, 17일부터 항암제 치료를 시작했습니다.

사회자 : 네. 골육종은 젊은 사람들에게서 많이 나타나는 질병이라고 하는데, 스스로 그 병에 걸리리라고는 생각하지 못하셨을 겁니다. 그럼 골육종에 대해서 히사타 선생님께서 설명해 주시겠습니까?

히사타(자연의학 임상예방연구소 상담의) : 골육종은 저희 의사들에게도 치료하기 어려운 질병 중 하나입니다. 여러분들도 잘 아시는 암과 비교해서 발병 빈도도 낮고, 치료도 어렵습니다. 육종은 사르코마(sarcoma)라고도 하는데, 어원은 그리스어의 사르쿠스(sarkos)에서 유래되었으며, 육(肉)이란 의미입니다. 나중에 비르효라는 의학자가 2대 악성 종양에 대해 정의를 내렸는데, 그 중 하나가 바로 육종입니다.

암은 상피성 조직에 생기는 악성 종양이고, 육종은 비상피성 악성 종양입니다. 암에 비해 육종은 진행 속도가 매우 빠르고, 젊은 사람들에게서 많이 나타납니다. 특히 15세에서 19세의 젊은층에서 많이 보이고, 남녀 발생 비율은 3 : 2 정도입니다. 육종이 많이 생기는 부위는 타니모토씨처럼 50% 정도가 대퇴골 말단부입니다. 그 외 장관상골이라고 해서 손발에 있는 얇고 긴 뼈, 또는 골반이나 척처에도 생기게 됩니다.

처음 증상은 육종이 생긴 부분을 움직이면 심한 통증을 느끼게 되고, 이것이 진행되면 가만히 있어도 통증을 느끼게 되고, 주변 관절까지 부어 올라 움직일 수도 없게 됩니다. 이렇게 되기 전에 정형 외과 의사의 진찰을 받으셔야 합니다. X-ray를 찍으면 골수 안의 경계면이 선명하지 않거나 새하얗게 보이고, 뼈가 굳어져 있는 모습을 볼 수 있습니다. 제가 아는 한 선생님은 이 X-ray 사진을 한 번 보고 난 후, 너무 충격적이어서 잊혀지지가 않는다고 말할 정도입니다. 외골막의 경우에는 침상골이라고 해서 뼈가 바늘처럼 뾰족해지는 증상을 보이는 경우도 있습니다.

임상적으로는 알카리포스파타제가 매우 높은 수치를 나타내며, 육종에서만 볼 수 있는 독특한 조직상이 보여지게 됩니다. 암일 경우에는 암세포가 보이지만, 암세포가 보이지 않는 한 항암제는 투여할 수 없습니다. 암은 임파선, 임파관을 통해서 많이 전이되고, 육종은 주로 혈관을 통해서 전이됩니다. 그래서 진행 속도가 빠른 것입니다.

의사의 사명은 환자의 생명을 구하는 일이기 때문에 하는 수 없이 절단 수술을 통해 육종이 생긴 뼈를 잘라내기도 합니다. 현재는 치료법이 발전되어서 각종 화학 요법을 통해 치료를 할 수도 있습니다. 환자의 상태에 따라서는 손이나 발을 잘라내지 않고도 육종을 제거하는 동시에 강도 높은 화학 요법을 사용하여 생명을 구하는 경우가 많습니다.

제가 드리고 싶은 말씀은 우선 정형 외과에서 진단을 받으실 때 의사가 외래 진료로 치료하기에는 힘든 병인 것 같다고 하면 바로 <세이겐>을 드실 것을 권유합니다. 얼마나 드셔야 할지를 모르시면 자연의학 임상예방연구소에 전화를 주십시오. 시기를 놓치게 되면 육종은 금새 진행되어 버리기 때문입니다.

사회자 : 히사타 선생님 감사합니다. 그럼 <세이겐>과의 만남에 대해서 말씀해주십시오.

타니모토 : <세이겐>을 알게 된 것은 병에 걸리기 4, 5년 전이었습니다. 아버지의 직장 상사이신 모리야마씨가 병에 걸리셔

서 6개월의 시한부 판정을 받으신 후에 <세이겐>을 드시고 기적적으로 살아나신 적이 있습니다. 그래서 저도 한 번 먹어보고 싶어서 돈을 조금씩 모아서 사먹곤 했습니다.

사회자 : 그러면 병에 걸리시기 전부터 <세이겐>을 조금씩 드시다가, 병에 걸리신 후에 본격적으로 <세이겐>을 드시게 된 것입니까?

타니모토 : 네 그렇습니다. 병에 걸리자 보험금을 받아서 제가 구입할 수 있을 만큼 사서 먹어보기로 했습니다. 종양이 의심된다고 했을 때부터는 <세이겐 골드> 15포와 <알파> 15포를 녹여서 환부에 붙이기도 했습니다. 항암 치료가 시작되자 점점 힘들어져서 머리카락도 빠지고 몸도 나른해졌습니다. 게다가 치료를 하면서 받은 검사에서는 폐에도 한 군데 암이 전이되었다는 말을 듣고 <세이겐>의 양을 늘려 가며 먹었습니다. 나중에 안 사실이지만 그 때 당시에 병원에서는 제가 앞으로 1년 밖에 더 살지 못할거라고 했다고 합니다. 결국 돈은 많이 들었지만 <세이겐>을 먹고서 목숨을 구할 수 있었으니까 정말 다행이라고 생각합니다. 항암제 치료를 받으면서 동시에 부작용을 억제하기 위해 <세이겐>을 계속 먹었습니다. 그 해 4월, <세이겐>을 먹기 시작한 지 3개월 후쯤 폐 X-ray 사진을 찍었더니, 암이 조금 작아져서 의사 선생님께서도 치료 결과가 좋다고 하셨습니다.

　치료를 받고 나서 반 년이 지나서 장장 10시간 이상에 걸쳐 폐와 다리 수술을 받았습니다. 수술 후에 적출해 낸 암세포를 직접 제 눈으로 확인도 했습니다. 다리 같은 경우는 80% 정도 제거했으니까 괜찮다고 하셨고, 폐는 한 군데 밖에 암이 생기지 않아서 거기만 절제했으니 경과를 지켜보자고 하셨습니다. 지금 수술한 지 1년이 조금 지났는데 전이도 없고 건강한 상태를 유지하고 있습니다.

사회자 : 아까 말씀하신 내용 중에 뼈를 일단 빼내서 그 부분을 깎아내고, 방사선을 쏘인 다음 다시 원래 상태로 돌려놓는 대수술을 하셨다고 하셨는데, 운텐 선생님, 한 말씀 해주십시오.

운텐(자연의학 임상예방연구소 상담의) : 수술 후에 항암제를 사용하셨다고 하셨는데, 많이 힘드셨을텐데도 다행히 회복 상태가 좋아 보이십니다. 일반적으로 폐암이나 골육종에는 좀 더 강한 항암제를 사용합니다. 강한 항암제의 문제점은 우선 골수를 억제하는 것입니다. 골수 억제란 적혈구와 백혈구 그리고 혈소판을 만드는 역할을 하는 골수의 활동을 억제하는 것입니다. 적혈구가 적어지면 빈혈이 생길 수 있고, 백혈구가 적어지면 세균에 대한 저항력이 낮아지게 됩니다. 백혈구는 매크로퍼지라던가 T 세포, B 세포 등의 면역 세포를 만드는 원천이 됩니다. 이것이 항암제를 먹게 되면 지금까지 1만개 정도 있던 매크로퍼지의 양이 1,000개 정도로 줄어 들게 됩니다. 그러면 결국 세균에 대한 저항력이 낮아져서 패혈증에 걸려 사망에 이르게 되는 경우도 많습니다. 타니모토씨가 그럼에도 불구하고 이렇게 회복되신 건 역시 <세이겐>이 면역력을 높여줬기 때문이라고 생각합니다. 보통 항암제를 사용했을 경우 GCSF라는 백혈구를 주사하게 됩니다. 그러나 GCSF는 백혈구 수치를 높여 주는 역할은 할 수 있지만, <세이겐>처럼 식욕을 높여주는 등의 플러스 알파 작용을 하진 못합니다. 따라서 <세이겐>의 뛰어난 효과와 정형 외과 전문의의 훌륭한 의술이 타니모토씨의 생명을 살린게 아닐까 합니다. 저희처럼 <세이겐>을 추천해 드리는 사람의 입장으로써는 환자 분들이 회복되셔서 웃음을 되찾으시는 모습을 보는게 가장 행복합니다. 앞으로 되찾으신 인생을 건강하게 지내시기 바랍니다.

사회자 : 운텐 선생님 감사합니다. 타니모토씨, 그 이후에도 항암제 치료를 더 받으셨습니까?

타니모토 : 네. 수술 후 검사에서 다리는 80%, 폐는 50% 밖에 암을 제거하지 못했기 때문에 더 강한 약을 2종류 정도 늘려서 계속 투여했습니다. 그 때에는 <세이겐 골드> 10포와 <알파> 30포를 먹으면서 치료를 계속 받았습니다. 약이 투여되면 식욕도 없어지고 체중도 줄었지만, 치료 후 2일이 지나면 다시 회복되곤 했습니다.

수술 후 1년 가까이 항암제를 투여했고, 회복 상태도 좋았습니다. 그러자 의사 선생님은 마지막으로 더 강한 약으로 암세포를 완전히 궤멸시키자고 하셔서 대량 화학 요법을 받게 되었습니다. 한 달 정도 몸을 관리하고 치료를 받았습니다. 그 때는 지금까지의 항암제보다도 부작용이 더 심해져서 눈 앞에 있는 흰 벽이 다른 색으로 보이는 등 환각에 가까운 상태까지 갔고, 약 투여가 끝난 다음에는 무균실에서 3, 4시간 정도 있어야 했습니다. 백혈구는 100 이하까지 떨어져서 기침만 해도 세균에 감염될 위험이 있을 정도였다고 했지만, 부모님이 병실에 들어오셔도, 간호사나 병원 사람들이 드나들어도 아무런 병에도 걸리지 않고 열도 나지 않았습니다. 1달 후인 7월 1일에 퇴원했는데, 면역력이 낮아져 있기 때문에 2개월 동안은 집 안에만 있으라고 하셨습니다. 그래서 계속 집에만 있던 어느 날, 집 근처 어느 가게 주인이 자기 가게에서 일해 보겠냐고 했습니다. 그래서 저는 퇴원 2개월 후부터 일을 시작했지만, 벌써 1년 이상이 지났는데도 여전히 건강하게 일도 하고 있습니다.

사회자 : 그러면 무균실에 계실 때에도 〈세이겐〉을 계속 드셨습니까?

타니모토 : 네. 물론입니다.

사회자 : 무균실에 계실 때에도 의사 선생님께서 〈세이겐〉을 드시도록 허락하셨다는 말씀인데, 병원측에서도 많은 이해와 협조를 해주신 것 같습니다. 히라이시 선생님 어떻게 생각하십니까?

히라이시(히라이시 클리닉 원장) : 네. 환자가 먹고 싶어 하는 것에 대해서는 많이 이해하고 협력해 주신 것 같습니다. 타니모토씨 본인은 아무렇지도 않은 것처럼 말씀하시지만, 실은 더 힘든 경험을 많이 하셨습니다. 그 후에 피부에 습진 비슷한 것이 생겼는데, 〈세이겐〉을 욕조에 넣고 목욕하시고 나서 말끔히 나으셨다고 하셨습니다. 이렇게 다양한 증상을 극복하신 분을 만나기란 쉬운 일이 아닙니다.

실은 저에게는 가족과 함께 독일에서 유학하던 친척이 1명 있었습니다. 귀국을 몇 달 앞두고 13살 짜리 딸이 길을 가다가 넘어져서 골절상을 당했다고 했습니다. 그러나 그렇게 큰 부상이 아니어서 깁스를 한 채로 일본으로 돌아와, 7월에 뼈가 붙었다고 해서 깁스를 떼어 냈습니다. 그러나 그 후에도 딸은 계속 아프다고 해서 가을에 엑스레이를 찍어보니 골육종이 생겼던 거였습니다. 그 아이의 아버지도 의사였는데, 자기 딸의 골세포를 보면서 눈물을 많이 흘리셨습니다. 심지어 나쁜 세포를 발견했으니 얼마나 마음이 아팠겠습니까?. 그만큼 골육종은 심각한 병입니다. 이 자리에서 타니모토씨는 아무렇지도 않은 듯이 말씀해 주셨지만 인생 자체가 뒤엎어질 수도 있는 큰 질병입니다. 무엇보다도 골육종은 부상이나 골절에 의해서 발생하는 경우가 많은데, 부상을 입으신 적은 없었습니까?

타니모토 : 네. 특별히 부상을 입은 것은 아니고 단지 무거운 짐을 옮기는 일을 했을 뿐입니다.

히라이시(히라이시 클리닉 원장) : 네. 큰 부상이나 골절로 인해서 DNA가 망가지는 것이 아닐까 추측할 정도로 많은 골육종 환자들이 반 년 또는 수 개월 전에 골절이나 큰 부상을 경험하신 경우가 많습니다.

　아까 말씀드린 제 조카도 14살 때 오른손을 절단해야만 했습니다. 몇 년 전에는 제 양복 단추가 떨어져 있는 걸 보더니 자기가 달아주겠다고 했습니다. 어려울 거라고 생각했는데 제 조카는 왼손과 두 발을 사용해서 제 양복 단추를 예쁘게 꿰매줬습니다. 지금도 그 단추를 보면 저는 눈물이 멈추지를 않습니다. 재활 치료를 받으면서 용케 이렇게 나아졌구나 싶어 대견한 생각이 듭니다. 지금은 결혼을 해서 아이도 낳고 행복하게 살고 있습니다.

　돌이켜 생각해 보면 조카가 골육종이 생겼을 때 그 애의 아버지는 일본 전국의 치료법을 샅샅이 연구했습니다. 팔을 절단해야 할지도 모르는 상황에서 의사로써 불안한 마음도 컸을테고 많이 힘들었을 것입니다. 당시 많은 치료법을 시도했었지만, 저는 지금 제 조카에게 <세이겐>을 먹이고 있습니다. 제가 의사가 된 이후에 알게 된 건강 식품인데 효과가 좋다고 하면서 추천해 주었습니다. 제 조카는 골육종이 유전되지 않는다고는 하지만, 자기 아이들에게 자기와 같은 고통을 겪게 하고 싶지는 않다면서 열심히 먹고 있습니다.

　타니모토씨는 정말 힘든 경험을 잘 극복해내신 겁니다. 여러분 주변에도 이렇게 힘든 병에 걸리신 분이 있다면 매일 같이 격려하고 무균실 밖에서라도 힘내라고 한마디씩 해주십시오. 그리고 초기 치료를 받으면서 <세이겐>을 같이 드십시오. 타니모토씨는 보험금을 모두 <세이겐> 사는 데 쓰셨다고 했는데 결코 아까운 일이 아닙니다. 그런 마음가짐이 중요한 것입니다. 저는 오늘 타니모토씨의 경험담을 들으면서 많은 감동을 느꼈습니다. 이런 큰 병을 <세이겐>과 함께 극복하시고 또 많은 사람들을 위해 이 자리에 서 주신 그 마음에 감동했습니다. 여러분 큰 박수 한번 부탁드립니다.

2005 다카라즈카 포럼

1. 자궁암이 복막암으로...
2. 지주막하출혈이라는 병을 극복

사회자 : 츠다
　　　　　미우라 회장
코멘트 닥터
오리타 토시히코 : 니시신주쿠 플라자 클리닉 내과부장
세키구치 모리에 : 아카사카 세키구치 클리닉 원장
데무라 히로시 : 니시신주쿠 플라자 클리닉 원장
운텐 센카즈 : 자연의학 임상예방연구소 상담의
히라이시 키쿠 : 히라이시 클리닉 원장

1. 자궁암이 복막암으로...

교토시
미야가와 미치코

사회자 : 미야가와씨는 1975년부터 일본공문교육연구회의 네리마구치지역 교실 지도자로써 30년 간 수많은 아이들을 교육해 오셨습니다. 학생 시절부터 위가 약해 위장염에 걸린 적이 있었다고 합니다. 결혼 후 살게 된 홋카이도 지역의 기후가 몸에 맞지 않아 요통으로 고생을 하였고, 허리부터 아래쪽까지 헤르페스에도 걸렸습니다. 게다가 장남도 병에 걸리는 바람에 다시 교토로 돌아오셨습니다. 그 후에는 6명의 자녀들이 번갈아 가며 병에 걸려 그 간병에 힘을 쏟는 사이 어느새 자신의 건강도 되찾게 되었다고 합니다.

 미야가와씨의 가족과 친지 분들 가운데는 암으로 세상을 떠나신 분이 꽤 된다고 합니다. 어머니께서는 맹장암이 폐로 전이되었고, 조카 분도 30세에 식도암이 걸렸었으며, 둘째 따님도 35살에 난소암이 몸 전체로 퍼져 세상을 뜨셨습니다.

 미야가와씨도 1996년 3월 말, 64세 때에 자궁암 1기 진단을 받고 자궁과 난소 전체를 적출하는 수술을 받았습니다. 그래도 그다지 많이 걱정하지는 않으셨다 합니다. 수술을 한 뒤 5년 간 이상이 없으면 괜찮다고 해서 종양 마커 검사도 정기적으로 받고 있습니다. 그래서 이제 암하고는 상관이 없다고 생각하셨다고 합니다.

미야가와 : 자궁암 수술을 받고 만 5년이 지난 2001년 4월, 검

사를 받으러 가야 했지만, 너무 바쁘게 지내다 보니 8월이 되어서야 검사를 받았습니다. 그러자 종양 마커 검사 결과, 35가 정상 범위인 CA125는 83.1, 63이 정상 범위인 CA602는 157로 높은 수치가 나왔습니다. 8월 23일 재검사에서도 CA125가 133.9, CA602가 253으로 상승했습니다. 그래서 담당 의사 선생님은 입원하여 정밀 검사를 받도록 권유했습니다. 그러나 다음 달 9월 30일에는 제가 속해 있는 일본 기독교 교회의 행사가 있었기 때문에, 외래를 하며 검사를 받겠다는 승낙을 받았습니다. 그러나 그 사이에도 종양 마커는 계속 높아지기만 했습니다.

　10월 1일에 입원을 하고 내시경 검사를 받은 후 대장 폴립을 절제했습니다. 그래도 종양 마커는 계속 높아지기만 해 정상치의 10배까지 상승했습니다. 그래서 MRI 등 여러 가지 검사를 받아 본 결과 복막에 잠재해 있는 암이 발견된 것입니다. 5년 전의 그 암이 복막에 숨어 있었던 듯 합니다. 자각 증상은 거의 없었고, 다만 허리가 묵직하게 아픈 정도였습니다.

사회자 : 그럼 <세이겐>은 어떻게 아시게 되었습니까?

미야가와 : <세이겐>을 만난 것은 자궁과 난소 적출 수술을 받은 지 1년이 지난 1997년 5월이었습니다.

　제가 소속되어 있는 일본공문교육연구회의 교토지역 사무국에서 자주 뵙는 하라다 카츠지 선생님과는 30년 가까이 교분이 있는 분입니다. 퇴원 후 오랜만에 만난 하라다 선생님이 아주 젊고 활기차 보이셨기 때문에 제가 건강 비결이 뭐냐고 물었습니다. 그러자 <세이겐>을 먹고 있기 때문이라며, <세이겐>은 몸의 면역력을 높여주기 때문에 몸 속부터 건강하게 해 준다고 말씀하셨습니다. 그래서 저도 암 재발 방지라기 보다는 건강을 유지하기 위해 먹어보려고 회원 가입을 했습니다.

처음에는 <세이겐 골드>를 하루에 1포씩 아침, 점심, 저녁으로 먹었습니다. 병원에서 받은 정기 검진 결과는 좋았지만, 5년째 되던 해에 복막에 점재해 있던 암이 발견된 것입니다.

사회자 : 그럼 자궁암에서 복막으로 전이된 암에 대해서 오리타 선생님께서 설명을 해주시겠습니다.

오리타(니시신주쿠 플라자 클리닉 내과부장) : 우선 자궁암은 치료법도 어느 정도 발달되어 있어 치료하기가 용이합니다. 그리고 점재되어 있다는 표현은 상당히 적당한 표현입니다. 자궁, 난소를 비롯하여 골반 안에 있는 내장이 복막으로 덮혀 있기 때문에 자궁암은 하나의 덩어리로 되어 있습니다. 그게 자궁 속에서만 뭉쳐 있지 않고, 침윤이라고 해서 암이 진행되는 과정에서 자궁 밖으로 복막의 표면에 듬성듬성 씨를 뿌리는 형태로 전이되는 것이 있습니다. 이를 파종성 전이라고 부르는데, 암이 흩어져 떨어지는 듯한 이미지라고 보시면 됩니다. 복막에 붙어서 자리를 잡고, 거기서 새롭게 암세포가 침윤되고 또 증식합니다. 그리고 또 하나의 덩어리를 만들면서 진행되는 것이 암 전이의 형태입니다. 혈액 흐름에 따라 암이 침윤, 전이되는 혈행성 전이라는 말을 여러분도 TV 등을 통해서 들어보신 적이 있으실 겁니다. 정맥혈, 혈관 속으로 암이 흘러 들어가 간이나 폐로 전이되는 것이 일반적인 예입니다. 그리고 또 하나가 림프행성 전이라고 하는 것입니다. 혈관과 나란히 있는 림프관이라는 것이 있는데, 림프액이 흐르는 관이나 림프절에 암이 침윤하여 전이되는 형태가 있습니다. 3번째 경우가 방금 전 말씀 드린 파종성 전이라는 형태입니다. 비교적 희귀하다고는 하지만 위암, 난소암, 자궁암에는 이 파종성 전이가 유명합니다. 예전에는 치료가 어려웠지만, 요즘은 과감한 치료가 이루어지고 있습니다.

사회자 : 그렇다면 미야가와씨께서 그 후의 증상에 대해서 설명해 주십시오.

미야가와 : 제 주치의는 "복막암을 절제하는 것은 불가능하고 방사선 치료도 어려워, 항암제를 투여하는 방법 밖에 없습니다. 또 항암제의 부작용은 개인차가 있어 일반적으로는 매우 고통스러워 하는 분이 많기 때문에 일단 투여해 보고 만일 효과가 없으면 곧바로 중지합니다. 그 때에는 여생이 1년 정도 밖에 남지 않았다고 생각하시면 됩니다. 그러므로 살아 있는 동안 가족과 즐거운 추억을 많이 만들어 두십시오."라고 제 딸들에게 말했다 합니다. 막내 딸은 대학생 때 호스피스에 관심을 갖고 있었기 때문에 죽음에 대한 교육에 관한 책도 많이 읽었습니다. 저와도 죽음에 대해서 평소부터 서로 말을 하곤 했습니다. 제가 그런 병이 걸렸다면 망설임 없이 말해 주길 바란다. 나의 생명에 관한 것은 내 스스로 알고 있었으면 한다고 말했던 적이 있었기에, 막내 딸은 그 날 밤 저의 죽음이 현실이 될지도 모른다고 고백했습니다. 그래서 만약이라고는 하지만 죽음에 대한 마음의 준비를 단단히 해야겠다고 마음 먹었습니다. 그 때 제가 지었던 시입니다.

  막내 딸로부터 나의 남은 여생을 듣고
  젊은 주치의에게 감사하네

가을 낙엽이 떨어지듯 나 또한
떨어져 땅의 흙으로 돌아가리

사실 저보다 먼저 사위도 커다란 체험을 겪었습니다. 2000년, 당시 30살이던 셋째 딸이 4살 위인 남편과 결혼을 했습니다. 그러나 불행하게도 결혼 3개월 후인 9월, 지난 달 말에 했던 헌혈 때문에 사위가 급성전골수구성 백혈병에 걸린 것입니다. 격투기 선수인 앤디 허그씨와 가수이자 뮤지컬 배우였던 혼다 미나고씨가 같은 병으로 세상을 뜨셨다고 들었습니다. 사위는 야마나시현에 있는 병원에 입원을 하였는데, 다행스럽게 백혈병을 전문으로 하는 의사 선생님이 계신 곳이었기 때문에 조기에 적절한 치료를 받을 수 있었습니다. 저는 하라다 선생님과 의논을 해서 사위에게 <세이겐 골드>를 15포, <세이겐 알파>를 15포, 이렇게 하루에 30포씩 먹어보라고 권했습니다. 항암제 치료로 힘든 구토 증세와 설사 등 부작용은 있었으나 사위도 <세이겐>을 계속 먹자 이를 견딜 힘이 생겼습니다. 약 5개월 간 입원을 하고 난 이후 통원을 하면서 항암제 치료를 10쿠르(치료 기간) 동안 받고는 다시 사회 생활을 할 수 있게 되었습니다. 그 당시에는 아이 낳는 것은 포기하라고 제 딸에게 말했으나, 2002년에는 첫째 딸을 그리고 그로부터 2년 후에는 아들을 낳아 지금은 행복하게 잘 살고 있습니다.

제 수명이 1년 남짓이라고 들은 셋째 딸은 자기 남편이 항암제 부작용에 견딜 수 있었다며 <세이겐>을 저에게도 보내주었습니다. 하루에 30포를 먹는다는 것은 경제적으로 상당히 부담스럽기는 했습니다. 그러나 해외 여행이라도 해보는 것이 어떻겠냐는 의사 선생님 말씀을 떠올리고 여행보다는 <세이겐>을 먹어보기로 했었습니다.

사회자 : <세이겐>을 먹기 시작한 후에는 어떠한 증상 변화가 있으셨습니까?

미야가와 : 10월 1일 입원해서 탄키솔과 파라프라핀 이 두 종류의 항암제를 4쿠르 동안 투여받았는데도 이상하게 부작용이 심하지 않았습니다. 그 당시 종양 마커 수치는 암이 발견되었을 때보다 약 2배나 높아져 있는 상태였으며, 복수도 차 있었습니다.

저는 <세이겐 골드>를 18포, <세이겐 알파>를 12포씩, 총 30포를 아침, 점심, 저녁으로 3번에 나누어 먹었는데, 1쿠르가 끝난 12월 2일에 설날을 집에서 보내도 좋다는 허가를 받았습니다. 항암제로 인한 부작용으로 머리카락은 거의 빠져 있었지만, 구토 증세는 있어도 식욕이 떨어지지는 않았습니다.

2002년 1월 5일부터 2월 말까지 항암제를 투여하자 서서히 종양 마커 수치가 떨어져 CA125는 8, CA602는 16으로 정상 범위 내로 들어왔고, 2월 말에는 퇴원 허락을 받았습니다. 그 후에는 한 달에 한 번씩 그리고 지금은 3개월에 한 번씩 종양 마커 검사를 하고 있지만 정상치를 유지하고 있습니다. 무엇보다 기뻤던 것은 새 생명을 얻어 부활절 예배에 참석할 수 있게 되었던 것입니다.

암 마커 수치 정상으로 떨어져
주님이 위로하시는 은혜를 알게 되었네

사회자 : 치료를 받으실 때 부작용이 상당히 적었다고 하셨는데, 세키구치 선생님께서 이에 대한 의견을 말씀해 주십시오.
세키구치(아카사카 세키구치 클리닉 원장) : 미야가와씨의 말씀을 듣고 있으니까 최근 1, 2년 간의 암 치료에 대한 모든 문제가 포함되어 있어 많은 참고가 되었습니다. 최근에 특히 종양에 효과가 좋다는 <세이겐 알파>가 발매되어, 과학적으로 증명하기 위해 CMC 내에 EBCAM 연구회가 만들어졌습니다.

 우선 자궁암과 난소암이 재발되었는데 처음 암에 걸리신 후에 2차적으로 다른 암(같은 암이 나타날 가능성도 있습니다만)이 나오는 경우도 있어, 이를 2차성 암이라고 합니다. 또 2차성 백혈병도 있습니다. 전체 가운데 5% 정도 나타난다고 합니다. 미야가와씨의 경우는 훌륭한 임상종양 전문의를 만날 수 있는 혜택받은 환경이었다고 생각합니다. 항암제는 부작용이 있는데 <세이겐>을 함께 먹어 부작용을 없애도록 치료하는 것이 진정한 의사의 모습이라 생각합니다.

 다음에 항암제 치료에 관해 말씀드리면 탄키솔은 대체적으로 75%의 사람에게 탈모 증세와 구토를 동반하며, 간 등이 나빠지고, 백혈구 감소, 혈소판 감소 등의 부작용이 따릅니다. 미야가와씨는 머리카락이 빠지는 부작용에 머물렀는데 이 역시 <세이겐>으로 인해 기타 부작용을 예방할 수 있었던 것이 아닌가 생각합니다. 미야가와씨는 서양 의학과 보완, 대체의료를 잘 이용하셨고, 또 플러스 알파적인 요소, 즉 테일러 메이드 의료 또한 잘 이용하셨습니다. 이 요법은 30여년 전 미국의 사이몬튼 박사가 제창한 요법으로 "인생의 목적은 행복을 체험하는 것이다. 나는 행복하다고 생각한다. 그런 생각을 실행하는 것이 중요하다."라는 것입니다.

 미야가와씨의 경우는 공문교육연구소에 계시는 하라다 선생님을 통해 <세이겐>을 만날 수 있었던 것이 매우 커다란 요인이었다고 생각합니다. 즉 항암제에도 견딜 수 있는 몸을 만들었다는 것입니다. 폐암으로 세상을 뜨신 '남자는 괴로워' 연출가 아쿠미씨는 휘청거리면서도 마지막까지 영화 촬영을 계속했다고 합니다. 그러자 종양 마커가 내려갔다 합니다. 그처럼 기력을 살려주는 작용을 바로 <세이겐>이 한다고 생각합니다. 또 가족들의 지원도 매우 중요합니다. 또한 공문의 일을 계속하시는 등 의욕이 넘치는 삶을 사시면서 암의 악화를 막는 것이 치료의 근본이라고 봅니다. 미야가와씨 앞으로도 미래를 바라보고 긍정적인 자세로 살아 갑시다.

사회자 : 그러면 마지막으로 앞으로의 삶의 목표에 대해 말씀해 주시겠습니까?

미야가와 : 암이 재발을 했을 때 공문 교실은 이제 완전히 그만두려고 했습니다. 그래도 많은 분들께서 그만두지 말라고 하셔서 다시 다니기로 했습니다.

 일과 친구들을 통하여 <세이겐>을 만나게 되어 지금 이렇게 여러분들 앞에 설 수 있게 되었습니다. 가족들 중 둘째 딸이 세상을 뜬 것은 슬프지만, 그래도 남편은 73세임에도 아직도 건강하게 지내고 있습니다. 또한 병약했던 자녀들도 이제 다들 어른이 되어서 막내 딸 말고는 모두 제 가정을 꾸리고 있습니다. 막내 딸은 로스앤젤레스에서 목사로 활동을 하고 있는데, 언젠가는 호스피스와 관련된 일을 하고 싶어하는 듯 합니다.

 저를 이처럼 이끌어 주신 하나님께 감사 드리며, 앞으로도 항상 죽음을 정면으로 마주 대하며 살아가고 싶습니다. 그리고 <세이겐>을 통해 더욱 더 건강하게 활동하고 싶습니다. 감사합니다.

2. 지주막하출혈이라는 병을 극복

나라시
니시무라 고로 (71세) 니시무라 키미코(부인)

사회자 : 니씨무라씨 안녕하세요. 남편 분은 오랫 동안 나라시의 유도연맹 이사를 지내시며 청소년을 지도하고 계시고, 지역의 자치회장으로 활동하시는 등 바쁜 나날을 보내셨습니다.

  2004년 12월 5일, 그 날은 신사에서 건축 작업이 있어 봉사활동을 하였습니다. 연말이라 바쁜 때였기 때문에 피로가 쌓였음에도 불구하고 땀을 뻘뻘 흘리며 일을 하였고, 일이 끝난 후 술자리까지도 참석했습니다. 집에 와서는 그 날 따라 목욕 전에 언제나처럼 마시던 차를 마시지 않고 목욕을 하러 들어 갔습니다.

  12시 경에 목욕을 하러 들어간 지 5분도 지나지 않아서 목욕탕에서 큰 소리가 났습니다. 남편이 벽에 기대 서서 발로 벽을 차면서 도움을 청하고 있었던 것입니다. 아들이 바로 뛰어와서 남편을 욕실에서 밖으로 끌어냈는데, 그 때는 바로 괜찮아졌습니다. 그러나 뇌출혈이라도 생긴 거라면 큰 일이라고 생각해 가족들은 바로 구급차를 불렀습니다. 그러나 이디로 옮겨야 할

지 정하지 못해 출발이 늦어졌습니다. 구급차 안에서 혈압을 재었을 때 혈압이 136이었다고 합니다. 그러면 구급차로 옮기신 후의 상황을 부인이신 키미코씨께서 이어 말씀해 주시겠습니다.

키미코 : 구급차에 <세이겐>을 가지고 탔었지만, 구급대원 분께서 아무 것도 먹이지 말라고 하셨습니다. 밤 1시 30분이 되어서야 병원에 도착을 했지만, 담당 의사는 의식은 있지만 흥분 상태라서 수면약으로 수면을 유도하겠다고 말했습니다. 그리고 수면약을 복용시킨 후 검사를 했는데, 남편은 코를 골기 시작했고, 30 ~ 40분 후에는 구토를 해서 검사를 중단할 수 밖에 없었습니다. 뇌 사진을 확인한 결과는 지주막하출혈이었습니다. 그 후 1시간 정도 지나자 큰 출혈이 있었고, 이를 지켜 보던 의사 선생님이 출혈량이 엄청나 이 상태로라면 24시간도 못 갈 것 같다고 말했습니다. 그래서 아침 5시 30분에 두개 수술을 시작해 약 6시간에 걸친 수술을 받았습니다.

사회자 : 지주막하출혈에 대해 데무라 선생님께서 말씀해 주시겠습니다.

데무라(니시신주쿠 플라자 클리닉 원장) : 여러분 안녕하세요. 뇌혈관 질환은 사망 원인의 1/3을 차지하는 무서운 병입니다. 그 가운데 가장 많은 것이 뇌경색이고, 그 다음이 고혈압에 의한 출혈, 3번째가 지주막하출혈입니다. 이것이 3대 뇌혈관 질환이라 할 수 있습니다. 지주막하출혈의 원인은 뇌동맥류의 파열이 85% 정도입니다. 니시무라씨도 이 경우입니다. 그리고 뇌동정맥기형 파열이 5% 정도이고, 원인 불명이 약 10% 정도 됩니다.

뇌의 구조는 보시는 슬라이드처럼 두개골이 가장 바깥쪽에 있습니다. 그 아래가 경막, 그리고 그 아래에 지주막과 연막, 그리고 뇌수질이 있습니다. 따라서 지주막하출혈이란 연막과 지주막 사이에 동맥류 등이 일어나, 그곳에 출혈이 발생한 상태를 말하는 것입니다.

뇌동맥류는 중대뇌동맥 영역에 생기는 것이 10% 정도인데 치료가 까다로운 곳에 위치해 있습니다. 전교통동맥에 생기는 것이 25 ~ 30% 정도인데, 니시무라씨의 경우에는 이에 해당합니다. 그리고 나머지 25 ~ 35%가 뇌부동맥의 안쪽 분기부에서 나타난다고 합니다.

지금은 뇌진단이 발달되어 MRI나 MRA, 입체 촬영을 하는 3D CT로 상당히 구체적으로 알 수 있습니다. 대동맥류는 반드시 파열이 일어나는 것은 아니지만, 조심스럽게 어디에 있는지, 어떠한 상태인지를 잘 살펴보는 것이 중요합니다. 지주막하출혈 증상에는 심한 두통, 의식 장애, 구토 등이 있습니다. 니시무라씨는 처음에는 비교적 증상이 가벼웠던 것 같습니다. 손발 마비도 없었고, 혀도 잘 움직였으며, 사물이 잘 보이지 않는 현상도, 목이 뻣뻣해지는 현상도 별로 없었던 듯 합니다. 50세, 60세 정도의 한창 활동할 나이에 많이 발병하며, 사망률이 상당히 높은데도 조기에 적절한 치료를 받는다면 완치될 가능성도 있습니다. 단 재발할 가능성도 10% 정도 있기 때문에 주의가 필요합니다.

니시무라씨는 전교통동맥에 클립을 거는 치료법으로 치료하여 상태가 좋아지셨습니다. 짧은 시간 안에 상태가 호전될 수 있었던 것은 <세이겐>과 관련이 있다고 생각합니다. 니시무라씨 부부께서는 그림처럼 잘 어울리는 한 쌍이십니다. 오늘의 좋은 사례 설명에 대해 감사를 드립니다.

사회자 : 데무라 선생님 감사합니다. <세이겐>과는 어떻게 만나셨는지 말씀해 주시겠습니까?

키미코 : 제 남편은 어렸을 때부터 위가 약했는데, 1999년 65세 때에 위암 수술을 받아 위의 5분의 3을 절제했습니다. 수술 후에는 가벼운 항암제를 1년 정도 먹으며 뭔가 좋은 게 없을까 생각했습니다. 그리고 다음 해 6월에 <세이겐>을 만나게 되어, 카시바에 있는 체질개선연구소에 가서 회원 등록을 했습니다. <세이겐 골드> 2포를 먹고 나면 몸이 피곤해지지 않자, 무언가 다르다는 것을 느낄 수 있었습니다. 남편은 <세이겐>을 먹으면서 결산 시즌의 일로 인해 늦게까지 일을 해도 다음 날 아침이 되면 제 시간에 잘 일어나게 되었고, 팔에 남아 있던 링거 주사 자국도 2주만에 사라졌습니다. 이런 정도라면 내장이나 혈관에도 좋을 것이라고 생각해 저부터 먹기 시작했습니다.

2002년 4월, 남편은 위암 수술을 받은 후에 잘 나타난다는 장폐색증에 걸렸지만, <세이겐 골드>와 <세이겐 알파>를 5, 6포 정도 먹고 수술을 하지 않고 넘겼습니다. 두 번째 장폐색증에 걸렸을 때에는 의사가 검사를 해보자고 해서 10일 간 입원을 했었지만 역시 이상이 발견되지 않았습니다. 또 그 2년 후 3월에는 하와이에서 장폐색증에 걸렸지만 지난 번처럼 <세이겐>을 먹고 무사할 수 있었습니다. 그 후에는 병원 신세를 지는 일은 없었습니다.

사회자 : 그러면 지주막하출혈로 인한 두개 수술 때의 상황은 어땠습니까?

키미코 : 남편이 수술을 받고 있는 동안 야마나카씨와 상담을 했습니다. 그는 자연의학 임상예방연구소에 조언을 구할 테니 수술 후에도 계속해서 <세이겐>을 먹고 바르라고 하며, 군마현에 있는 무라야마씨의 체험담을 보내주겠다고 말씀하셨습니다. 그리고 6시간에 걸친 수술이 끝났을 때 수술을 집도하신 의사 선생님께서 "수술은 성공적으로 끝났습니다. 출혈은 클립으로 막았지만, 마취에서 깨어난 후의 20일 간이 생사의 갈림길이 될 것입니다. 살아날 가능성은 50대 50입니다. 검사 중에 혈관이 파열된 것은 처치 미스였다고 생각됩니다. 이 분은 원래 동맥류를 지니신 채 파열 없이 평생 지낼 수 있는 분이셨습니다."라고 말씀하셨습니다.

  수술 다음 날 야마나카씨에게 전화를 걸자 "24시간이 지났으니 이제는 괜찮다. 가족들이 할 수 있는 모든 것을 하자."고 용기를 불어넣어 주셨습니다. 또 시부타 강사님도 <세이겐>을 바르면 먹는 것과 비슷한 효과가 있다고 해서 실천했습니다.

  수술 후 2일째부터 <세이겐 골드>를 물에 녹여 입술 옆에서 스포이드로 떨어뜨려 먹이고 전신에 발랐습니다. 그리고 수술을 한 지 3일 째 아침 9시에 병실에 들어서자 마취에서 깬 남편은 안녕하며 인사를 했습니다. 제가 손을 잡자 제 손을 꼭 잡아 주었습니다. 점심 전에는 농담도 곧잘 해서 마음이 한시름 놓였습니다. 주치의 선생님도 니시무라씨는 체력도 떨어지지 않고, 회복도 참 빠르셔서 빨리 퇴원하실 수 있겠다고 말씀하셨습니다. 그 당시 <세이겐 골드>를 3포 먹였고, 6포는 마사지용으로 사용했습니다. 식사를 할 수 있게 된 다음부터는 <세이겐 골드>를 4포, <세이겐 알파>를 3포, 총 7포를 먹었고, <세

이겐 골드> 3포는 마사지용으로 사용했습니다.
사회자 : 그리면 그 후 남편 분의 상태는 어떻게 되셨습니까?
키미코 : 12월 11일, 아침 식사 후 남편의 상태가 안좋아졌습니다. 응급 치료를 해주신 선생님이 청색증이 나타나 애를 먹었다고 하셨습니다.

그 후 남편 증세가 이상하다고 병원측에 아무리 말을 해도 아무런 조치를 취하지 않은 채 방치되었습니다. 폐에 물이 차고, 복수도 차 숨 쉬는 게 힘들어져, 인공 호흡기를 꼽고 있었던 이틀 간 남편은 의식은 있었지만 너무 힘들어 했습니다. 그런 상태를 보고 밤에도 옆에서 자게 해달라고 간청을 했지만, 간병인이 있으니 안된다고 해 어쩔 수 없이 집으로 올 수 밖에 없었습니다. 그 때부터 <세이겐 골드> 4포, <알파> 3포, <GH> 1포, 이렇게 해서 총 8포를 먹였고, 정신없이 온 몸에 발랐습니다. 어느 날 밤 집에 돌아가기 전에 <세이겐 골드> 빈 팩을 세어보니 20포가 넘었는데, 그 날은 총 35포를 먹고 바른 것이었습니다.

병원의 대응을 납득할 수 없었던 저희 가족은 이전에 위암 수술을 받았던 병원으로 남편을 옮기겠다고 신청했습니다. 사고를 예방하기 위해 대학 노트에 치료, 간호, 본인의 몸 상태 변화를 저 나름대로 기록하여 사이드 테이블에 놓아 두었으며, 매일 집에서 만든 <세이겐 물>과 <세이겐 차>를 가지고 다니며, 이것 외에는 마시지 못하게 해 달라고 부탁을 하고 돌아갔습니다.

그러던 당시 주치의 선생님이 "병원에서 치료 중인 남편의 상태가 안좋아진 것은 병원측의 실수였습니다. 사과드립니다.

그러나 지금 바로 환자 분을 옮기는 것은 위험하기 때문에 퇴원할 때까지 제가 책임을 지고 전력을 다해 치료를 하겠습니다. 그리고 신청하신 병원에는 치료 경과 기록을 보내드릴 것을 약속드립니다."라고 하셨습니다.

　지주막하출혈 수술에서는 혈관 연축, 과도한 말뚝잠, 손발 경련에도 주의가 필요하다고 말씀하셨습니다. 그 당시 남편은 불안정한 상황이 계속되어 옆에 있던 저도 계속해서 마음을 놓지 못했습니다. 복수가 차자 혈액이 진해져 마비가 생길 가능성도 있었고, 지주막하출혈의 연축 치료라는 것도 매우 어렵다고 했습니다.

사회자 : 지주막하출혈은 수술 후에도 매우 힘들다고 합니다. 운텐 선생님께 좋은 말씀 부탁드립니다.

운텐(자연의학 임상예방연구소 상담의) : 지주막하출혈은 증상이 발생한 후 혈관에 혈액이 쌓이는 것입니다. 혈액이 쌓이게 되면 혈관 벽이 두꺼워져 혈액 통로가 좁아지게 됩니다. 그래서 뇌에 피가 잘 통하지 않게 되어 혈액 순환이 나빠집니다. 이것이 1주일 이내에 발생하는 것이 조기 혈관연축현상입니다. 그로부터 3일 ~ 3주일째에 발생하는 것이 연발성 연축인데 임상적으로 매우 문제가 되고 있습니다. 이것이 진행되면 뇌에 피가 통하지 않게 되어 목을 조르고 있는 듯한 상태에 빠집니다. 이것이 더 악화되면 뇌경색으로 이어집니다. 더 상태가 나빠지면 뇌에 부종이 생겨 뇌압이 높아지게 되는 허혈성뇌부종으로 이어져 생명에 위협을 주기도 합니다. 이러한 혈관성 연축현상, 이른바 혈관이 수축되는 현상이 발생할 확률은 지주막하출혈이 있는 사람 중에서 대체적으로 70% 정도이고, 허혈 상태의 경우에는 약 30% 정도라고 합니다. 수술 후에도 이와 같은 위험성이 있는 것입니다.

　게다가 혈관 밖에 혈이 뭉치는 현상이 심해지면 눈의 동안 신경과 비교적 가까운데 있기 때문에 눈의 움직임에 이상이 생기는 현상이 발생합니다. 또한 지주막하출혈에서 혈관연축이 발생해 뇌의 중심부와 연결된 혈관에서 파열이 발생하고, 그곳에서 피가 뭉쳐 생기는 혈종으로 인해 손발에 마비가 오거나 실어증 증상이 생길 가능성도 있습니다.

사회자 : 감사합니다. 그러면 그 후의 모습은 어땠습니까?

키미코 : 12월 11일부터 척수혈을 빼서 받은 검사에서 처음에는 거뭇거뭇하던 피가 4일째부터는 맑아졌습니다. 5일째에는 주치의 선생님이 "다른 사람은 뇌에 고여있는 피나 수종을 빼내도록 조치하는데, 댁의 남편 분은 하지 않겠다고 했습니다."라고 말씀하셨습니다. 그러나 남편은 정말 자연스럽게 빠져나갔습니다. 간호사 분들도 사모님이 가져오신 그 물이 효험이 있는 것 같다며, 대학 노트에는 뭘 적고 계시냐고 묻기도 했습니다.

　연축을 피하기 위하여 의사 선생님과 간호사 분들이 1시간마다 말뚝잠을 자는 남편의 가슴쪽 근육이나 엄지 발가락을 꼬집어 깨웠습니다. 그리고 12월 21일, 마침내 연축을 피할 수 있었습니다. 입원 중에 돌아가시는 분, 수두증에 걸리시는 분들이 있는데도 이 분들이 겪으시는 연축 → 혈류 정지 → 국부 마취의 과정을 겪지 않고, 혈액이 깨끗하게 빠지고, 수종도 자연스럽게 빠진 것은 정말 대단한 일이라고 합니다.

사회자 : 연축을 피할 수 있어서 정말 다행입니다. 계속해서 히

라이시 선생님께서 지주막하출혈 예방법을 포함한 설명을 해 주시겠습니다.

히라이시(히라이시 클리닉 원장) : 수많은 스트레스로 인하여 현대를 살아가는 사람들에게는 지주막하출혈을 포함하여 이와 같은 뇌혈관 장애 위험성은 누구나 갖고 있다고 봐도 무방합니다. 제 아버지도 지주막하출혈로 60세에 돌아가셨습니다. 되돌아 보면 남에게는 섭생을 권하면서도 의사 자신은 섭생을 하지 않는 것처럼, 고혈압이 있으셨는데도 특별한 치료를 받지도 않으시고, 또 고기를 좋아하셔서 돌아가시기 전 3일 동안은 계속해서 스테이크를 드셨다고 합니다. 과도한 육식도 별로 좋지 않았을 수 있습니다. 거기에 과도한 스트레스가 겹쳤습니다. 저희 아버지는 매우 성미가 급하신 분이셨는데 니시무라씨도 성격이 급하신 편입니까?(웃음) 그리고 담배나 술, 수면 부족도 원인으로 들 수 있습니다. 목욕탕에서 발작을 일으키는 경우도 많은데, 특히 겨울철에 추운 탈의실에서 옷을 벗고 알몸 상태로 있다가 42도의 뜨거운 물에 몸을 담그는 것은 상당히 위험합니다. 고혈압, 고지혈증 등의 주의도 필요합니다.

작년에 제 환자 분 중 유명한 사진 작가 분이 계신데, 그 분에게 2.7cm의 동맥류가 발견되었습니다. 3cm가 넘으면 수술을 하려고 했지만, 중요한 개인전이 있어서 미루다보니 2개월 후에야 검사를 받게 되었고, 그것은 3cm로 커져 있었습니다. 그 때에도 다음 번 이벤트 때문에 그대로 방치해 두다보니, 다음 해 봄에 그만 파열되었습니다. 간신히 목숨은 건졌지만 아직도 입원을 하고 계십니다.

지금은 의료 기술이 많이 발달되어 있기 때문에 자기가 동맥류를 앓고 있는지 혹은 그러한 위험성이 있는지 여부를 의사 선생님께 상담하고 검진을 받아 보는 것이 좋을 것입니다. 이것이 첫 번째 예방법입니다. 그리고 평상시부터 운동을 하고 있는지가 중요합니다. <세이겐>을 먹고 목숨을 건지신 분이 많이 계십니다. 키미코씨도 지금 이렇게 남편 분과 함께 서 계시니 얼마나 행복할까 라는 생각이 듭니다.

사회자 : 그러면 마지막으로 본인이신 니시무라 고로씨에게 앞으로의 각오에 대해 말씀을 여쭙도록 하겠습니다.

니시무라 고로 : 안녕하십니까. 2번, 3번이나 저승 문턱까지 갔다가 살아났습니다. 이것도 다 가족과 <세이겐> 여러분들의 덕분이라 생각하며 감사드리고 있습니다. 젊었을 때부터 70세에 이르기까지 말보다는 실천을 미덕으로 여기며 생활했습니다. 그렇지만 혼자서는 아무래도 자신에게 관대한 마음을 갖게 되어, 체력 회복을 위한 연습도 가끔은 게으름을 피우게 됩니다. 그러나 저는 제 2의 인생으로의 첫걸음을 내딛으며, 모토를 "실행하자"로 바꾸고 재활 걷기운동을 일주일에 5일 정도 하고 있습니다. 예전 상태의 몸으로는 돌아갈 수 없을지는 모르지만, 힘들게 다시 살아난 목숨이기에 여러분들께 그 얘기를 들려드릴 수 있도록 노력하겠습니다. 한 명이라도 많은 분들이 <세이겐>을 통해 생명을 구하실 수 있기를 바랍니다.

키미코 : 의사 선생님으로부터 24시간을 넘길 수 있을지 모르겠다는 말씀을 들었을 때, 그리고 그 후 2번, 3번 위기가 닥쳤을 때에도 만일 <세이겐>이 없었다면 어떻게 되었을까 하고 생각해보곤 합니다. 대수술을 경험했는데도 불구하고 퇴원 후 주치의로부터 아무 약도 복용할 필요가 없겠다는 말을 들을 수

있었던 것도 기뻤습니다.
사회자 : 감사합니다. 마지막으로 아드님이신 쇼쿠씨의 편지를 소개해 드리겠습니다.

아버지께
 어떤 일에도 열심히 하시고, 주어진 사명에는 언제나 먼저 나서시던 아버지. 그것을 뒤에서 지켜주시며 당차게 걸어오신 어머니. 두 분의 장남으로 저와 제 동생은 그렇게 자랐습니다. (중략) 세상에 단 하나 밖에 없는 아버지의 생명은 극적으로 다시 되살아 나셨습니다. 퇴원을 하셨을 때에는 이러다 어떻게 되는 것이 아닌가 하는 생각에 초조하고 희망의 끈을 놓을 뻔한 날들도 있었습니다. 그러나 지금은 두 분이 좋아하는 야구 경기장에서 야구를 보거나, 연극을 보고, 또 다양한 모임에 참석하고 있는데도 크게 피곤해하지 않으며 즐겁게 나서실 수 있는 것이 저에게는 큰 기쁨입니다.
 앞으로도 <세이겐> 친구 분들과 건강하고 즐겁게 생활해 주셨으면 합니다. 멀리 떨어진 홋카이도에 있는 동생도 저와 같은 마음일 것입니다. 그리고 야마나카님, 따뜻하게 보살펴 주신 것에 대해 진심으로 감사드립니다.

쇼쿠로부터

2005 군마 포럼

1. 인공 투석 8년, 여든이 넘어 동분서주
2. 28세에 류머티즘 관절염 발병
3. 유방암 수술 후 회복
4. 연구개열 장애, 삼출성 중이염, 수면 장애, 다동증을 극복

사회자 : 쓰다
　　　　　미우라 회장
코멘트 닥터
오리타 토시히코 : 니시신주쿠 플라자 클리닉 내과부장
데무라 히로시 : 니시신주쿠 플라자 클리닉 원장
세키구치 모리에 : 아카사카 세키구치 클리닉 원장
히사타 타카 : 자연의학 임상예방연구소 상담의
히라이시 키쿠 : 히라이시 클리닉 원장
운텐 센카즈 : 자연의학 임상예방연구소 상담의

1. 인공 투석 8년, 여든이 넘어 동분서주

가네이

저는 8년 간 인공 투석을 받고 있습니다. 투석시에는 체력이 많이 소모되기 때문에 나름대로 영양 보충을 해주어야 합니다. 그러나 너무 많이 먹거나, 마셔도 노폐물이 늘어나고, 드라이 웨이트(인공 투석 후의 기준 체중)도 늘어나게 되어, 결국은 제거해야 합니다. 신장병은 정말로 어려운 병입니다. 돌이켜 보면 무라야마 선생님께서 <세이겐>을 추천해 주셨을 때 먹어 둘 걸 하는 후회를 합니다. 현재는 건강 관리를 위해 몸에서 떼지 않고 있습니다. 저를 보십시오. 그 한 마디입니다. 여러분께 진심으로 추천해 드리고 싶습니다.

사회자 : 그러면 오리타 선생님, 좋은 말씀 부탁 드리겠습니다.

오리타(니시신주쿠 플라자 클리닉 내과부장) : 만성 신부전 환자는 얼굴 등이 붓지만 가네이씨는 전혀 그렇지 않았습니다. 만성 신부전은 신장병의 말기 상태입니다. 현재는 인공 투석이라는 치료법이 있습니다. 인공 투석도 많이 개선되어 요즘은 집에서 가능한 방법도 있습니다.

가네이씨의 경우 고혈압이 신장에 악영향을 미친 것 같습니다. 혈압을 제어할 수 있다면 <세이겐>으로 개선할 수 있을지 모릅니다. <세이겐>에는 이뇨 효과와 신장을 보호하는 효과가 있는 펩티드라는 물질이 함유되어 있습니다. 가네이씨의 체내에서는 증상이 더욱 악화되지 않도록 <세이겐>이 작용하고 있는 것 같습니다. 또한 식사 제한입니다. 단백질이나 미네랄의

과잉 섭취는 신장에 부담을 주지만, <세이겐>에는 신장에 부담이 가는 성분이 포함되어 있지 않습니다. <세이겐>의 유효 성분이 신장, 또는 전신에 작용하여 면역력을 높임으로써 건강을 유지할 수 있습니다. 호메오스타시스라고 하여 체내의 체액 성분을 유지시키는 작용이 <세이겐>에 있는 것 같습니다.

2. 28세에 류머티즘 관절염 발병

사이타마현
이와세 히토미(44세)

1989년 5월 28일, 제 결혼식 날 아침 열이 38도 5부까지 올라가서 해열 주사를 맞고 결혼식을 마쳤습니다. 다음 날 바로 종합병원에 입원했었지만 정확한 병명도 모른 채 3주가 흘렀습니다. 그 사이 증상이 좋아져서, 퇴원할 때 담당 의사는 전염성 단핵구증이었던 것 같다고 말씀하셨습니다.

1989년 7월, 퇴원 후 1주일에서 10일이 경과하자 다시 손이 굳어지고, 발에 통증이 있어서 바로 성형 외과로 갔습니다. 만성관절 류머티즘이라고 했습니다. 의사 선생님은 "이 병은 평생 치료가 되지 않습니다. 몸을 차게 하지 마시고, 교원병(膠原病)이니 햇볕을 쬐지 마십시오. 피곤한 일은 하지 마시고, 아이는 절대 만들지 마십시오."라고 말씀하셨습니다. 결혼한 지 이제 한 달된 저에게는 너무나 큰 충격이었습니다. 두 사람의 인생 설계로 꿈을 키워가던 시기였기 때문에 매일 같이 눈물만

흘렸습니다. 하지만 아이를 포기할 수는 없어서 한약방과, 최소한의 진통제를 처방해주는 선생님을 찾아 다녔습니다.

그런 노력의 결과 저는 1990년에 장녀, 95년에 차녀를 낳았습니다. 하지만 둘째 출산 후 통증이 심해졌습니다. 그래서 류머티즘에 좋다고 하는 기공을 시작했습니다. 효과는 3개월만에 나타나 통증도 사라졌고, 우울했던 기분도 좋아져서 저는 병이 나았다고 생각했습니다. 기공은 3년 반 정도 지속했으나 시간, 비용, 일 문제로 그만두었습니다.

사회자 : 그렇다면 그 병의 원인과 증상에 대해 데무라 선생님께 좋은 말씀 부탁드리겠습니다.

데무라(니시신주쿠 플라자 클리닉 원장) : 이전에는 만성관절 류머티즘이라고 불리웠지만, 최근에는 정식으로 류머티즘성 관절염이라고 합니다. 자기면역질환인 교원병의 하나로 원인은 아직 밝혀지지 않았습니다. 처음에는 통증이 있으며, 붓거나 굳는 등의 특징적인 증상은 나타나지 않는 경우가 많기 때문에 환자도 모르는 사이에 악화되는 경우가 많습니다. 이와세 씨의 경우 빈혈이 있었다고 하니, 증상을 보면 상당히 중증이었던 것 같습니다. 하지만 이것이 모두 류머티즘에 의한 것인지는 알 수 없습니다. 그리고 적혈구는 줄고, 백혈구가 느는 경향이 있습니다.

진단 기준은 미국의 1900년대의 것을 사용합니다. 일본에서 최근 사용되는 기준으로는 ① 아침에 손이 굳는다. ② 레이노 현상이라 하여 찬 물 등에 담그면 파래진다. ③ 2개 이상의 관절에서 붓기가 있다. ④ 류마트이드결절이라 하여, 피하결절이 무릎 등에 나타난다. ⑤ 적침(赤沈)이나 CRP가 양성이다.

⑥RA가 양성이다. ⑤, ⑥은 비특이적이며, 교원성에서도 감기에서도 양성을 나타냅니다. 이러한 것 중 반 이상이 해당되면 류머티즘성 관절염을 의심할 수 있습니다.

치료법으로 스테로이드는 가능한 한 사용하지 않는 것이 좋으며, 비스테로이드성 항염증제나, 최근 개발된 항류머티즘제를 사용하는 것이 좋습니다. 면역 억제제 외에 항사이트카인제(인터로이킨이라는 사이트카인의 대표적인 것을 억제하는 약)도 있습니다. 치료법이 무척 발전된 것에 비해, 진단법은 이를 따라가지 못하는 상황입니다.

이와세씨는 비교적 빨리 진단을 받았고, 치료가 적절히 이루어져 기력이 좋아 보이십니다. 또한 <세이겐>의 효과 덕분에 연예인처럼 아름다우신 것 같습니다.(웃음)

사회자 : 그렇다면 그 후의 경과는 어떠셨습니까?

이와세 : 기공 치료도 받지 못하게 되었기 때문에, 약으로 치료하기 위해 근처의 류머티즘 전문의원에서 약을 처방 받았습니다. 반 년 동안은 통증이 없었으나, 점점 몸이 나른해지고, 발바닥, 어깨, 손목에 통증이 자주 왔습니다. 2년 후 무릎에 물이 고이기 시작하자, 의사 선생님께서 가볍게 신약을 써보자고 하셨습니다. 그러던 중 2003년 2월, 아보 선생님의 '면역 혁명'이라는 책을 읽고, 나에게 있어 약이 엄청난 스트레스였음을 깨달았습니다. 그래서 아보 선생님과 같은 생각을 가진 선생님을 찾았습니다. 그 분이 도쿄여자의대 부속 아오야마 자연연구소 클리닉의 가와시마 선생님이셨습니다.

가와시마 선생님은 이제까지의 저의 경과나 삶, 가정 환경, 생활 환경 등을 꼼꼼히 물어 보셨습니다. 정말 약을 끊으려면 엄청난 노력이 필요하다는 말씀에 저는 절대로 약은 먹지 않겠다고 대답했습니다. 그 때 선생님은 "병을 고치는 것은 바로 자신입니다. 저는 어디까지나 도와드릴 뿐입니다. 하지만 아낌없이 도와 드릴테니 함께 열심히 노력해 봅시다."라고 말씀하셨습니다. 정말 감사한 말씀이었습니다.

치료는 배를 위한 한방과 영양제, 그리고 뜸이었습니다. 치료를 받는 동안 한 두 달은 거의 잠을 잘 수 없었습니다. 선생님의 말씀대로 온 몸이 아팠으며, 식사조차 할 수 없었고, 체중도 52kg에서 45kg으로 줄어 많이 말랐습니다.

사회자 : 그러면 <세이겐>과 어떻게 만나게 되셨는지 말씀해 주십시오.

이와세 : 작년 3월 지인이 류머티즘을 치료했다는 에하라씨를 소개해 주었습니다. 에하라씨는 체험, 경험 등을 저에게 이야기해 주면서, <세이겐>은 장내 면역을 높이고, 자기면역력을 높여 병을 치료하는 좋은 건강 식품이라며 추천해 주었습니다. 그래서 가와시마 선생님께서 배에 좋은 한방약을 처방해 주신 것의 의미를 알 수 있었습니다. 그 후 어머니와 함께 체질개선 연구회에 참가하였습니다. 당시 그곳에 오신 건강한 분들을 보고서야 저도 꼭 좋아질 것이라는 확신이 생겼습니다.

그 후 2개월이 지나 가와시마 선생님을 찾아 뵈었는데, 제 주머니에 <세이겐 골드>와 <GH>를 넣어 주셨습니다. 선생님께서 데이터를 보시며 상태가 무척 좋다고 말씀하셔서 저는 더욱 <세이겐>을 신뢰하게 되었고, 이제는 류머티즘을 치료할 수 있겠구나 하고 다시 한 번 확신하게 되었습니다.

사회자 : 가와시마 선생님과도 친분이 두터우시고, <세이겐>

EBCAM의 확립, 즉 과학적 증명에 대한 지도도 해 주시는 세키구치 선생님, 한 말씀 부탁 드리겠습니다.
세키구치(아카사카 세키구치 클리닉 원장) : 안녕하십니까? 우선 EBCAM에 대해 설명 드려야 할 것 같습니다. EBM이란 영어로 'Evidence-Based Medicine', 즉 사실에 근거한 객관적 데이터를 중시하는 의학입니다. CAM이란 'Complementary and Alternative Medicine', 번역하면 보완 또는 대체의료입니다. 보완이라는 것은 완전하게 하기 위해 보충하는 것, 또는 상보(相補), 대체의료라는 의미에서 서양 의학 이외의 것을 뜻합니다. 구체적으로는 영양 보조제, 한방약, 뜸, 기공, 호메오파시, 아로마테라피, 지압, 마사지 등이 있습니다. 이러한 것들은 대체의학으로 묶여 있습니다. <세이겐>은 영양 보조제가 되는 것입니다.

저는 동경여자의대에서 24년 간 재직했으며, 제가 수련의 시절 가와시마 선생님께서 저를 담당하셨습니다. 위암 수술 후 여러 항암제를 처방 받은 환자를 가와시마 선생님께 소개하자, 영양 보조제로 상어 연골과 후코이단이라는 해초 액기스와 각파를 추천해 주셨습니다. 그 밖에도 병을 고치기 위해서는 무엇보다 기력이 중요하다고 강조하셨습니다. 즉 보완, 대체의료를 추천해 주신 것입니다. 위험한 영양 보조제도 있지만 <세이겐>의 경우에는 동물 실험도 마쳤으며, 제대로 된 연구를 한 것이기 때문에 가와시마 선생님도 믿고 주머니에 넣어 주신 것입니다.

CAM은 데이터에는 나오지 않는 심리적인 원인도 관계가 있다고 생각합니다. 리플렉솔러지(발바닥 시술)도 대체의료의 하나이지만, 시술받고 기분 좋다는 것을 수치로 표현하는 것은 어렵습니다. 그러나 본인이 어떻게 느꼈는지를 수치화하면 그것이 객관적 수치가 되어 대체 의료의 의미를 알 수 있습니다. 이를 EBM과 연계하는 것이 저희의 사명이라 생각합니다. 이를 체계화하고, 학회 발표나 논문으로 신뢰를 높이고자 합니다. 또 한가지는 일반적인 의사들에게 <세이겐>을 이해시키는 것도 중요한 과제 중 하나입니다. 앞으로는 서양 의학의 결점을 보완하는 통합 의료(Integrative Medicine)라는 의료 체계가 필요합니다.

사회자 : 그렇다면 그 후 이와세씨의 증상에 대해 말씀해 주시기 바랍니다.

이와세 : 바로 큰 변화가 나타나지는 않았습니다. "휠체어 생활을 해야 하는 것은 아닐까? 영영 침대에서 못 일어나는 것은 아닐까?"하는 부정적인 생각만 들었습니다. 지금 생각해 보면 우울증 상태였던 것 같습니다. 그런데 <세이겐>을 먹을수록 기분이 긍정적으로 바뀌었습니다. 옷을 갈아입고, 화장도 하고, 친구들과 이야기도 하게 되었으며, 언제부턴가 통증도 상당히 완화되었음을 느꼈습니다. 그래서 지금도 뜸, 기공, 효소 목욕, 온천 등을 하고 있습니다.

사회자 : 그렇다면 히사타 선생님, 한 말씀 부탁드립니다.

히사타(자연의학 임상예방연구소 상담의) : 안녕하십니까? 류머티즘의 원인은 아직 밝혀지지 않았으나, 최근 조금씩 밝혀지고 있습니다. 류머티즘에 의한 통증이나 무릎의 붓기 등의 국소적 증상을 치료하는 약은 현재도 여러 가지가 있습니다.

그러나 이와세씨의 기분이 긍정적이 되고, 우울증 증세가 사라진 것은 상당히 큰 변화입니다.

  우리 몸에는 미네랄이 필요합니다. 하지만 필요 이상의 납이나 광물질, 심해의 참치 등을 매일 먹으면, 체내에는 수은 등의 독소가 쌓입니다. 그런데 체내에 쌓인 비소, 카드뮴, 헬륨, 수은, 납 등을 해독하여 체외로 배출하면, 류머티즘과 같이 치료가 힘든 질병들이 좋아지는 것으로 밝혀졌습니다. 그렇다면 독소를 어떻게 배출하면 될까요? 해독의 주된 작용을 하는 것이 락토페린 등인데, 이것이 페린연, 페린수은이 되어 소변이나 대변에 들어가 체외로 배출됩니다. 이 락토페린은 <세이겐> 안에 많이 들어 있습니다. 따라서 저는 <세이겐>을 하루에 6포 정도 먹을 것을 권합니다. <세이겐>은 증상이 좋아져도 3 ~ 5년은 먹어야 합니다. 그러면 당신의 류머티즘 체질을 점점 개선시켜 면역력을 높여 주며 또한 미인으로 만들어 줄 것입니다.

사회자 : 감사합니다. 이와세씨가 스포츠 의학에 저명하신 히라이시 선생님께 여쭤보고 싶은 것이 있으시다고 합니다.

이와세 : 올 4월에 X-ray를 찍어 봤는데 뼈에 류머티즘 증상은 없었습니다. 그런데 왼쪽 다리로 계단을 오르내릴 수 없고, 빨리 걸을 수가 없습니다. 그것을 개선하기 위해서는 어떻게 하면 좋습니까?

히라이시(히라이시 클리닉 원장) : 근육을 키우지 않으면 운동을 해봐야 오히려 악화되는 경우가 있습니다. 기본적으로는 수중 워킹이 좋습니다. 수중에서 걸으면 체중도 줄고, 물 부하가 걸려 다리 근육이 붙기 쉽습니다.

사회자 : 그렇다면 마지막으로 이와세씨 인생의 희망에 대해 말씀해 주시겠습니까?

이와세 : <세이겐>을 만난 지 1년 6개월이 되자 체중도 돌아오고, 통증으로 잠 못 이루는 밤도 거의 없어졌습니다. 또한 학교 행사에도 참여할 수 있게 되었고, 운전도 할 수 있게 되었습니다. 어머니 도움을 받긴 하지만 일상 생활이 가능해졌습니다. 현재 저의 희망은 아이들이 커 가는 것입니다. 맏이는 중학교 3학년인데 본인 꿈을 향해 열심히 노력하고 있습니다. 막내는 초등학교 4학년으로 한창 말썽을 피웁니다. 아이들이 자라 "병든 엄마를 혼자 놔두고 갈 수 없다"는 말을 듣지 않도록 건강한 엄마가 되고 싶습니다.

에하라씨는 항상 "류머티즘은 쉽게 치료되지 않아. 하지만 꼭 좋아진다니까."라고 말해 줍니다. 어떤 책에서 "병을 치료할 때에는 초조해 하지 말고, 열심히, 나태하지 않게"라는 말을 읽은 적이 있습니다. 매일 같이 그러한 마음가짐으로 <세이겐>을 먹겠습니다.

3. 유방암 수술 후 회복

사토 유미코(52세)

저는 3년 전 5월에 받은 건강 검진에서 유방암일 가능성이 있다는 판정을 받았습니다. 그래서 재검사를 받기 위해 야마나시 후생병원에 갔습니다. 왼쪽 유방 아랫쪽에 1.5cm 정도의 응어리가 생겨 통증도 동반되곤 했습니다. 의사 선생님께서 빠르면 빠를수록 좋은 결과가 나오니 가능한 한 빨리 입원하라고 하셔서, 5월 8일에 입원했고, 30일에 수술을 받았습니다. 자각 증상은 없었으나, 나중에 동료에게 들으니 연말 경부터 얼굴색이 좋지 않았다고 했습니다.

사회자 : 운텐 선생님, 설명 부탁 드립니다.

운텐(자연의학 임상예방연구소 상담의) : 암이란 것은 우리 몸을 구성하는 세포 안의 유전자가 변화한 병입니다. 따라서 기본적으로 유전자병입니다. 이론적으로는 체내의 어디에서도 발생합니다. 저는 유전자 치료를 하면 암은 치료된다고 생각합니다. 그러나 현재 유전자 치료는 거의 하지 않는 것이 현실입니다. 그 유전자를 변화시키는 요인으로는 예를 들어 백혈병 등에 나타나는 바이러스. 그리고 BSE 등에서 볼 수 있는 프리온, 니트로소 화합물과 같은 초산화합물, 방사선 등이 발암 인자라고 합니다. 그런데 그것만으로 암에 걸리지는 않습니다. 암이 되기 위해서는 이른바 촉진 인자라는 것이 있는데, 유방암의 경우 여성 호르몬입니다. 그리고 기타 원인으로 고지 방식이 있습니다. 유방 안에 생기는 암으로는 유관암, 그리고 그것보다 끝쪽에 있는 소엽암의 두 가지가 있으며, 그 중 많은 것이 유관암이라고 합니다. 암이 그곳에 위치해 있을 때는 초기암으로, 비교적 수술로 치유가 되는 단계입니다. 그러나 기저막을 뚫고 주위의 정상 세포까지 공격을 하면 침윤성암이라 합니다. 또한 침윤성암이 세력을 넓혀 혈관을 뚫으면, 뇌나 폐, 눈까지 도달해 전이성암이 됩니다.

사토씨의 경우 좌측 유방의 응어리가 1.5cm, 임파절이 부어 아프기 시작했다고 하시니, 침윤성암으로 발전한 것은 아닐까 생각합니다. 이런 경우에는 뼈나 간장, 뇌로 전이되지 않도록 처치하는 것이 가장 중요하다고 생각합니다.

사회자 : 그러면 <세이겐>과의 만남에 대해 말씀해 주십시오.

사토 : <세이겐>을 알게된 것은 지금으로부터 거의 1년 전에 동료인 구보카와씨의 소개로 체질개선연구회에 참석했을 때였습니다. 유방암 선고를 받은 다음 날인 5월 23일에 아라카와 타카코씨를 위한 애용자회(愛用者會)가 열렸습니다. 그 모임에서 아라카와씨는 <세이겐>을 먹으면 틀림없이 괜찮아진다며 저를 격려해 주셨습니다. 수술 전 일주일 간 하루에 3번씩 <세이겐 알파>를 5포, <골드>를 5포, 총 30포를 먹었습니다. 히사타 타카 선생님도 같은 병을 치료하셨다는 말을 듣고 병원에서 상담했을 때, 괜찮으니까 안심하라는 확신에 찬 말만이 내 머리 속에 남았습니다. 그것은 정말 저를 살리는 말씀이셨습니다.

저는 <세이겐>을 가지고 입원을 하였고, 거의 4시간에 걸쳐 수술을 받았습니다. 이번 수술에서는 왼쪽 유방 전적(全摘)과 임파절도 크게 잘라냈습니다. 따라서 마취에서 깨어났을 때에는 상당한 통증이 있을거라 각오했었는데, 통증이 없어 정말 놀랐습니다.

수술 후 주치의로부터 항암제 치료 지시가 떨어졌으며, 첫 번째는 입원 중에 하자는 말을 들었습니다. 제 경우는 림프절에도 많이 전이되어 있었기 때문에 항암제 치료를 받기로 했습니다. 6쿠르, 총 12회 투여하였습니다. 처음 항암제가 체내에 들어간 순간 입 안에 뭐라 말할 수 없는 불쾌감이 느껴졌으며, 구토 증세와 두통이 있었지만 곧 좋아졌습니다. 식욕도 거의 떨어지지 않았습니다. 이는 <세이겐>의 덕이라 생각합니다. 두 번째는 머리카락이 조금씩 빠지는 정도였습니다. 한 달 정도 지나고 퇴원하며, 남은 5쿠르, 10회는 집에서 통원하며 받기로 하였습니다.

사회자 : 수술 후 통증 뿐만 아니라 항암제 부작용도 가벼웠다는 말씀이신데, 히사타 선생님 어떻게 생각하십니까?

히사타(자연의학 임상예방연구소 상담의) : 예고도 없이 어느 날 갑자기 찾아오는 것이 유방암입니다. 유방암 치료법은 가능한 한 수술을 하여 전부 제거하는 것입니다. 그리고 그 후 방사선을 쏘이는 것입니다. 그런 후 종양 마커, PET 등으로 검사를 합니다. 만약 암으로 의심되는 것이 남아 있으면 그 때 항암제를 투여합니다. 이것이 암치료의 한 과정입니다. 이 세 가지 중 어느 한 가지도 보통 다른 질병과 같이 편한 것은 없습니다. 모두 부작용이 있습니다. 주치의는 환자의 암 크기와 체력에 따라 그 사람에 맞는 치료법을 제시합니다. 전화 상담에서 제가 가장 많이 느끼는 것이지만, 주치의가 성의껏 제시해 줬는데도 뭐든지 거부하고, 자기 방식을 고집하는 사람이 있는데, 그것은 좀 잘못된 생각입니다. <세이겐>은 결코 항암제가 아닙니다. 자신의 암을 치료하고자 한다면 주치의와 잘 상담하여, 자기 자신에게 잘 맞는 방법을 선택해야 합니다. 그러나 자기 자신의 체력이 따라가지 못하면, 아무리 항암제를 사용해 달라고 떼를 써도 사용하지 않습니다. 이럴 때 체력을 증진시켜주는 것이 <세이겐>입니다. <세이겐>을 먹으면 건강한 상태를 유지할 수 있는 것입니다.

기존의 암 환자는 수년 간 수 십회의 입원과 퇴원을 반복하였습니다. 그러나 오늘날은 입원도 하지 않고, 방사선 치료도 외래로 가능합니다. 유전자에 의한 치료, 가장 강력한 항암제, 모든 것이 외래로 가능해졌습니다. 이는 <세이겐>과 같은 영양보조제가 많이 발달한 덕분입니다. 그러나 암이 이것으로 낫는다고 생각하면 착각입니다. 경과를 3년, 5년, 10년 동안 쭉 주치의와 함께 관찰해야 합니다. 특히 최근에는 온존 요법이라는 것이 유행하고 있는데, 이것은 어느 정도 남겨두고 암 치료를 하는 것입니다. 치료 후에도 두 개의 유방을 유지할 수 있는 것입니다. 따라서 여러분 포기하지 마십시오. 일을 하면서도 치료가 가능합니다. 두려워할 것 없습니다. 이상입니다.

사회자 : 그 후의 사토씨의 증상에 대해 말씀해 주십시오.

사토 : 얼마 동안은 집에서 쉬었지만, 집에 있으면 기분이 가라앉았습니다. 그래서 퇴원 후 한 달째가 되는 7월 30일부터 다시 직장에 나갔습니다. 그리고 왕복 2시간 거리를 혼자 운전하며 25회의 방사선 치료도 받았습니다. 당시 <세이겐 골드> 9포, <알파> 9포, 총 18포를 먹고 있었는데, 그 때문인지 방사선 치료를 해도 피부가 짓무르지 않았습니다.

　10월부터 다시 항암제 치료가 시작되었습니다. 그 즈음에는 <세이겐 골드> 6포, <알파> 6포씩을 먹고 있었습니다. 그러나 항암 치료가 회를 거듭할수록 의문이 들기 시작했습니다. 몸 상태는 좋은데 백혈구 수치가 낮거나, 반대로 컨디션이 별로 좋지 못한데 기준 범위 내인 경우도 있어, 정말 <세이겐>이 효과가 있는지 의심스러워졌습니다. 그래서 아무에게도 이야기 하지 않고 <세이겐>을 일주일 간 먹지 않은 채 2003년 1월 17일 5쿠르째 항암제 치료를 받았습니다. 그러자 항암제 링겔 치료 때부터 심한 구토 증상과 두통에 시달렸습니다. 집에 돌아온 후에도 밤새도록 구토를 했습니다. 딸에게 "그렇게 힘들어 하는 엄마는 본 적이 없다"는 말을 듣는 상태가 3일 간 계속되었습니다. 생각해 보면 변화라곤 <세이겐>을 먹지 않은 것 뿐이었습니다. 그래서 지금까지 부작용이 가벼웠던 것은 <세이겐> 덕분이었다는 것을 알게 되었습니다. 그 고통, 그 당시의 기분을 다시는 맛보고 싶지 않았기 때문에 백혈구 수치는 4,300으로 감소는 되지 않았지만, 2번 남은 항암제 치료를 마음대로 중단하고 병원에 가지 않았습니다. 2003년 5월에 병원에 갔을 때 주치의에게 다시 치료를 받으라는 말을 들었지만 거부하고, 도망쳐 나왔습니다. 9월에 정기 검진을 받고 나서는 12월에 예정되어 있었던 MRI 촬영도 포기하였고, 그 후부터 병원에는 아예 가지 않았습니다. 이제 항암제를 맞지 않아도 된다는 해방감으로 날아갈 것 같이 기뻤으며 기운이 났습니다.

그러나 히사타 선생님 말씀을 듣고, 검사만이라도 받아야 할 것 같은 생각이 듭니다.

사회자 : 히라이시 선생님, 그래도 검사는 꼭 받는 게 좋지 않겠습니까?

히라이시(히라이시 클리닉 원장) : 그렇습니다. 검사는 꼭 받아야 합니다. 저희 클리닉에서는 암 치료 환자들이 오시면 "또 오셨군요. 1년만이네요. 반 년만이네요."라며, 간호사들이 반갑게 맞아주고, "다음 번에도 조금만 기운내서 합시다."라고 가능한 한 만면에 미소를 띄우고 응대합니다.(장내 웃음) 자연 치유력은 본인의 희망도 중요하지만, 희망을 부여해 주는 것도 중요합니다. 사토씨, 말씀하셨죠? 스스로 항암제 치료를 그만두고, 기뻐서 갑자기 기운이 나셨다고.(웃음) 치료는 끈기입니다. 가족이나 주위 분들도 힘들지만, 뭐니 뭐니해도 가장 힘든 사람은 본인입니다. "가고 싶지 않다. 하고 싶지 않다."는 마음을 가짐과 동시에, 자기 스스로 기를 불어 넣을 필요가 있습니다. 병원의 검사는 자기가 좋아하는 선생님, 친절한 선생님께 받으십시오. 하지만 반드시 가야 하는 곳은 체질개선연구회입니다.(장내 웃음) 그러면 여러분이 건강해져, "오랫만이시네요? 건강해 보이시는데요. 이전보다 살도 좀 찌시고, 좋아 보이십니다."라는 말을 듣는 것이, 항암제보다 훨씬 효과가 있을 겁니다.(웃음) 저도 제 환자들을 보며 최근 마음이 바뀌었습니다. 이제부터는 저도 환자들과 함께 노력하기로 마음 먹게 되었습니다. 그러니 사토씨가 선택한 의사 선생님을 찾아가시면 됩니다.

사회자 : 그러면 마지막으로 사토씨, 앞으로의 희망에 대해 말씀해 주십시오.

사토 : 가게에 오시는 고객 분들은 웃는 모습으로 응대하는 제가 설마 유방암 환자이리라고는 생각하지 않으셨던 것 같습니다. 제 체험담을 들려드리자, <세이겐>을 먹고 싶다는 고객도 늘었습니다. 저는 전보다 더 건강해져서 항암제로 고통 받고 있는 분들께 꼭 <세이겐>을 전달해 드리고 싶습니다. 그리고 그 분들께 <세이겐>을 먹는 한 괜찮다고 자신 있게 말씀 드릴 수 있습니다. 마지막으로 <세이겐>이 저를 건강하게 해 준 것에 감사하게 생각하며, 또한 <세이겐>을 알려주신 쓰루다씨, 구보카와씨, 입원했을 때부터 저를 응원해 주시고, 지지해 주신 친구 등 여러분 모두에게 너무나 감사 드립니다. 감사합니다.(장내 박수)

4. 연구개열 장애, 삼출성 중이염, 수면 장애, 다동증을 극복

카타야마 노리에(40세)

사회자 : 현재 11살인 세다이군은 윗턱이 갈라져 있는 연구개열 장애를 가지고 태어났습니다. 심한 난산이었으며, 황달도 심했고, 고빌리루빈혈증의 광(光)요법도 받았지만, 첫 아이 탄생에 가족들은 모두 기뻐했습니다.

연구개열은 일본에서는 500명당 한 명 꼴로 발생하는 장애입니다. 세다이군은 입과 코가 직접 연결되어 있어 젖을 먹기 어려웠고, 코와 귀 안쪽으로 젖이 들어가기 쉬워 삼출성 중이염도 발생했으며, 갓 태어나 수면 장애까지 겪었다고 합니다.

사회자 : 그렇다면 세다이군의 그 후의 증세에 대해 말씀해 주십시오.

가타야마 : 한 돌하고 5개월이 지났을 때 연구개열과 삼출성 중이염 수술을 받았습니다. 체중이 10kg이 되지 않으면, 마취를 할 수 없었기 때문입니다. 또 첫 아이라 사전 지식이 없어, 아이가 거의 잠을 자지 못했음에도 불구하고 수면 장애라고는 생각을 하지 못했습니다. 발달이 늦고, 말도 하지 않아, 첫 돌 즈음에는 자폐증인가 싶은 생각이 들었습니다.

성형 수술 후 음식을 먹을 수 있게 된 후에도 편식이 심했습니다. 특별한 것에 대한 집착 증상도 보여, 성장과 동시에 변화는 있었으나 확산은 보이지 않았습니다. 말을 주고 받지 않아, 아이의 기분을 추측하여 키우는 것은 무척 어려웠습니다. 그래서 어머니 도움을 받으며 필사적으로 생활하였습니다. 가만히 있는 시간이 거의 없었으며 밤에도 움직였습니다. 다른 사람의 말은 이해하는 것 같으면서도, 들리지 않는 것처럼 보였습니다. 병원에서 진단을 받은 결과 다동증(多動症)이었습니다.

사회자 : 히사타 선생님, 설명을 부탁드립니다.

히사타(자연의학 임상예방연구소 상담의) : 연구개열이란 구개부에 파열이 보이는 선천성 기형으로, 유전이나 환경 인자가 원인으로 알려져 있습니다. 구개열은 특히 상악의 안쪽만이 열려있는 이상으로, 외견상으로는 입술 등은 잘 다물어지는데, 내부에서는 입술과 비강, 목이 모두 연결되어 있어 젖을 먹을 수 없습니다. 아기들에게는 무척 힘든 병입니다. 물론 '응애' 하고 울지도 못합니다. 성장해도 구음 장애라 하여 발음을 잘 하지 못하여, 자신의 의사를 잘 전달할 수 없습니다. 또한 목이나 코에 감염증이 발생하기 쉬우며, 귀와 연결되어 있는 구씨관이라는 이관(耳管)에 코와 입에서 세균이 들어가, 중이염, 중이카타르, 난청에 걸리게 됩니다. 치료는 1세 반 ~ 2세 경에 아직 언어가 발달하지 않은 시기에 수술을 해줍니다. 수술 후에는 주위 분들도 본인도 열심히 발음 훈련을 해야 합니다. 이비인후과에서 이러한 병은 흔한 것입니다.

다동증은 문자 그대로 움직임이 격렬한 아이들입니다. 특이적인 증후군으로 전형적인 것이며, 동시에 주의력이 산만합니다. 다동아증후군은 7세 전에 많이 발생합니다. 아이들 가운데는 집중을 잘 하지 못하고, 움직임이 많으며, 자기 중심적이고, 화를 잘 내는 등의 증세가 하나씩 있습니다. 그런데 그것이 모두 한꺼번에 나타나기 때문에 힘든 것입니다. 신체적 원인으로는 뇌장애로 인해 발생하는 경우가 많습니다. 또한 간질이 있을 경우, 난산의 경우에 많이 나타납니다. 그리고 가정의 환경적 요인, 기타 요인으로 수면 부족도 있습니다. 치료는 정신 요법과 환경 조정이 필요합니다. 약물 요법으로 항우울증약, 항정신약이 사용되는데, 단시일 내에 치료하는 것은 어렵고, 치료 방법도 여러 가지가 있으므로, 아이에게 맞는 선생님을 찾는 것이 좋습니다. 또한 가족의 애정이 없이는 절대로 아이들은 클 수 없기에 가타야마씨가 얼마나 고생하실지 잘 압니다.

사회자 : 그러면, 그 후의 세다이군의 증상에 대해 말씀해 주십시오.

가타야마 : 세다이가 7세 때 둘 째를 낳았습니다. 당시 저는 양호학교에 다녔습니다. 세다이가 9살이었던 초등학교 4학년 8월 21일, 갑자기 자기 몸에 상처를 입히고 집에 돌아왔습니다. 그것이 자해 행동의 시작이었습니다. 얼굴이나 팔을 딱딱한 것의 끝으로 강하게 찌르거나, 손가락을 물어 뜯는 행동을 했었습니다. 이러한 행동이 한 달 이상 지속되었고, 가족들이 어떻게 할 수 없는 상태에 이르렀습니다. 거의 식사도 수면도 취하지 않았고, 무언가에 홀린듯 계속되었습니다. 그 즈음 집에는 가정의 선생님, 지원센터 스탭, 시청 직원 분, 임상 심리사, 복지 관계되는 분 등 많은 분들이 와 주셨으나, 자해 증상은 계속되었습니다. 얼굴은 멍투성이였고, 눈동자도 부어 올랐고, 손발도 상처 투성이였으며, 몸도 너무 말라 마치 다른 사람 같았습니다. 결국 10월 6일, 정신과 전문병원에 입원시키고, 많은 약을 먹였습니다. 행동을 억제하는 약을 3종류, 그 부작용을 억제하는 약, 수면제, 하제 등 많은 약을 처방받았습니다. 그러나 퇴원해도 한 달 정도 후에 다시 입원하게 되었습니다.

사회자 : 그러면 <세이겐>과의 만남에 대해 말씀해 주십시오.
가타야마 : 저희 어머니가 미용실을 경영하시는데 저도 미용사로 돕고 있습니다. 4년 전 6월에 고객인 마쓰무라씨가 <세이겐>에 대해 알려주었습니다. 둘 째를 임신 중에 있었으며, 편식이 심한 세다이를 위해, 그리고 무엇보다 매일 힘든 생활을 하고 있는 가족들이 건강하기를 바라며, <세이겐>을 먹기 시작했습니다. 그 후 마에하시에서 열린 체질개선연구회에 참가하여 <세이겐 베이비>의 이야기를 듣고, 임신 9개월 경 <세이겐 골드> 3포, <알파> 3포, 총 6포를 먹기 시작했습니다.

둘 째는 자연분만할 수 있었습니다. 선생님이 칭찬하실 정도로 태반은 깨끗하고 좋았습니다. 산후 회복이 빨랐던 것은 <세이겐>을 먹었기 때문이라 생각합니다. 아이도 건강하고, 출산도 순조로웠습니다. 세다이에게는 그 즈음에 하루 3, 4포를 주스와 섞여 먹였습니다. 자해 행동이 시작된 것은 그로부터 2년 후였습니다. 세다이가 입원해 있는 동안은 한 개의 주스에 <골드> 6포, <알파> 3포를 넣어서 매일 병원에 가져 갔습니다.

두 번째 입원으로 약은 더욱 늘어, 어른의 세 배 이상을 받았습니다. 8종류, 24알의 약을 9살 아이의 입에 넣는 것은 힘든 일이었습니다. 이타미 강사에게 약에 대해 좀 배웠기 때문에, 제 의지로 서서히 부작용 방지약을 끊어 갔습니다. 변비약도 끊었습니다. 그리고 세다이는 안정을 찾기 시작했습니다. <세이겐>이 부작용을 억제해 준 것 같았습니다. 세다이가 입원 중에 98세가 되신 저희 할머니가 돌아가셔서 마음 고생으로 체중이 4kg이나 줄었지만, 힘겹게 아이를 키우며 병원까지 매일 2시간이 걸려 다닌 것도 <세이겐> 덕분이라 생각합니다.

사회자 : 그러면 여기서 고바야시 선생님의 말씀을 들어 보도록 하겠습니다.

고바야시(이마이케 내과, 심료내과 원장) : 무척 힘드셨겠습니다. 장애라고는 하지만 본래 발달해야 할 프로세스상에서 멈춰버린 것 같은 느낌이 듭니다. 지금 먹고 있는 리스파달, 테그레톨 등은 간질성 발작이나 돌발성 기험증을 억제하는 약입니다. 세르신이라는 것은 정신 안정제입니다. 그리고 수면제. 이러한 약의 부작용은 <세이겐>을 먹으면 거짓말 같이 가벼워지거나 없어집니다.

 자녀 분은 무언가를 받아들이는 힘이 약하며, 표현하는 힘이 약합니다. 보통 10 정도 되는 것을 이 아이의 경우 1이나 2 밖에 표현하지 못합니다. 따라서 뭔가 표현하려 할 때에 그 의미를 받아들여 주고 반응해 주어야 합니다. 커뮤니케이션이라는 것은 표현된 것에 대해 반응하는 것이므로, 반응하지 않으면 학습할 수 없습니다. 따라서 가능한 한 커뮤니케이션을 많이 취해야 합니다. 자기 자신의 안테나를 높이 세우는 것이 한 가지이며, 또 하나는 말이 아니더라도 안아 준다거나, 그 밖의 어떠한 형태로건 표현을 해 주는 겁니다. 이러한 것을 주고 받음으로써 서서히 학습이 가능해지는 것입니다. 자신을 알아주는 사람이 있다는 것을 감각적으로 이해할 수 있도록 과장해서 커뮤니케이션을 할 필요가 있습니다. 조금 철이 들어, 엄마의 관심을 끌고 싶어할 시기에 여동생이 태어났습니다. 자해 행위도 "나를 좀 알아줘."하는 어필 수단입니다. 이럴 때에 "알고 있어, 너에게 이만큼 관심이 있어."라는 것을 말소리도 표현도 크게 해주어야 합니다. 평소의 세 배의 에너지를 사용하는 정도로 말입니다. 커뮤니케이션을 배우면 말은 저절로 따라옵니다. 그리고 <세이겐>을 먹게 되면 정신적으로 안정되므로 약을 줄여도 됩니다. 부작용도 상당 부분 억제할 수 있거나, 없어질 것입니다. 또한 정신 신경계가 발달하거나 장기가 정상화되어 본래의 발달이 시작됩니다. 그렇게 되면 거의 일반적인 생활이 가능할 수 있으므로, 일반적인 진단은 무시하시고 그 아이의 힘을, 그리고 자신을 믿고 열심히 노력하십시오.

사회자 : 그렇다면 그 후 세다이군의 증상 변화에 대해 말씀해 주십시오.

가타야마 : 퇴원 전부터 <세이겐 골드> 6포, <알파> 4포해서 총 14포를 먹이자 약의 양도 현저히 줄었고, 편식도 조금씩 개선되었습니다. 자해 행위는 아직 조금 있지만 그 상처는 <세이겐>을 발라두면 금방 낫는 정도입니다. 또한 자해 행위가 자기 생각을 관철시키는 수단이 되지 않도록 하기 위해, 의연한 태도로 접하면 세다이도 그것을 이해하는 듯 합니다.

처방 받은 약에는 세루신이라는 안정제가 들어 있는데, 요즘은 스스로 판단하여 어느 정도 컨트롤할 수 있을 때에는 먹이지 않습니다. 선생님은 세다이와 같은 아이가 스스로 컨트롤할 수 있게 된 것이 신기하다 말씀하십니다. 하지만 저는 <세이겐>의 도움을 많이 받은 것 같습니다.

사회자 : 정말 힘든 상황에서 <세이겐>의 도움을 받으셨다는 말씀이신데, 히라이시 선생님께 한 말씀 듣도록 하겠습니다.

히라이시(히라이시 클리닉 원장) : 부모 입장에서는 선천적이라거나 태어날 때부터 그랬다는 말로는 넘어갈 수 없는 일들입니다. 커뮤니케이션은 무척 중요한 것입니다. 아기에게 "엄마 여기있어."라고 하면 그쪽을 쳐다 봅니다. 그러던 것이 점점 "엄마는 어디 있지?"라고 물어보면 엄마가 있는 쪽을 봅니다. 이렇게 커뮤니케이션은 점점 그 수위가 높아집니다. 이것이 집중력이나 아이들의 지혜를 발달시키게 되며, 그야말로 세살 버릇 여든까지 가는 교육인 것입니다. 세다이군도 힘든 일이 많이 있을 겁니다. 하지만 포기하지 마십시오. 어머니도 가족들도 많이 힘드시겠지만, 힘내십시오. <세이겐>이 구세주라 생각하십시오. 많은 아미노산 중에서 세린, 아스파라긴, 페닐알라닌, 구르타민산 등이 <세이겐>에 들어 있습니다. 이것이 신경전달물질에게 큰 힘이 됩니다. ALA 중앙연구소에서 연구하고 있는 갸바 등도 역시 뇌의 혈류를 증대시켜 산소 공급을 늘려줍니다. 화학적인 것은 <세이겐>을 통해 계속해서 공급해 주십시오. 그리고, 어머니의 애정, 부모의 애정, 그리고 체질개선연구회와 같은 큰 울타리 안의 친구들의 우정, 이 모든 것이 중요하다 생각합니다.

  고바야시 선생님께서 말씀하신 대로 말은 나중에 저절로 따라오는 것입니다. 장애를 가진 아이들은 나를 알아 달라고 자기 나름의 표현을 하고 있습니다. 이것을 민감하게 캐치해줘야 합니다. 세다이군은 열심히 살고 있습니다. 파이팅, 지면 안돼. 어머니는 이렇게 힘든 가운데서도 밝게 생활하고 계시니 대단하신 것 같습니다.

2005 삿포르 포럼

1. 30년 간 앓아온 당뇨병
2. 클론병과 후신경 신경아세포종

사회자 : 아야카와
　　　　　미우라 회장
코멘트 닥터
데무라 히로시 : 니시신주쿠 플라자 클리닉 원장
히라이시 키쿠 : 히라이시 클리닉 원장
운텐 센카즈 : 자연의학 임상예방연구소 상담의

1. 30년 간 앓아온 당뇨병

홋카이도
미하라

　저는 당뇨병을 30년 넘게 앓아 왔습니다. 50살 때 당뇨병에 걸린 것을 알았지만 아무런 증상도 나타나지 않아서 4 ~ 5년 정도 방치해 두었습니다. 그러나 간호사였던 사촌에게 당뇨병은 무서운 질병이라는 말을 듣고 병원을 찾았더니, 곧바로 입원을 하라고 하셨습니다. 그래서 병원에 입원한 저는 1,200 cal, 염분 0.7g으로 짜여진 식단으로 1개월 간 식이 요법을 했기 때문에 혈당치는 많이 내려갔습니다. 하지만 퇴원할 때 의사 선생님은 금방 다시 나빠질 수 있으니 조심해야 된다고 하셨습니다. 결국 2년도 지나지 않아 다시 혈당치가 올라가서 약을 먹게 되었습니다. 점점 독한 약을 복용했는데도 혈당치가 내려가지 않아 인슐린을 투여해야 할 지경에 이르렀지만, 그것만은 절대로 싫었기에 다시 한번 식이 요법에 도전해 보기로 했습니다. 이 때 공복시 혈당치는 210, 헤모글로빈 A1C는 8.2 이상이었습니다.

사회자 : 데무라 선생님 당뇨병은 지금 국민병이라고도 할 수 있을 만큼 환자 수가 많은데, 한 말씀 해주십시오.

데무라(니시신주쿠 플라자 클리닉 원장) : 당뇨병에는 두 가지 타입이 있는데 췌장에서 인슐린을 분비하는 베타 세포가 자기 면역에 의해 감소되는 것을 1형 당뇨병이라고 합니다. 이것은 매우 드문 예이며 젊은 사람일 경우에도 인슐린을 사용해야만 합니다. 대부분은 미하라씨처럼 2형 당뇨병에 해당되는데, 이게 바로 국민병 또는 성인병으로 알려진 당뇨병입니다. 유전적 질병으로써 당뇨병에 걸린 부모를 둔 자식이 발병할 확률이 매우 높습니다. 환경적인 요인은 식사가 서구화되어 칼로리가 높아진 것도 큰 원인 중 하나이며, 동물성 지방이나 당을 많이 섭취하게 된 점, 비만이나 운동 부족 그리고 스트레스가 원인이 되는 경우가 많습니다.

헤모글로빈 A1C는 1개월 정도 혈당 평균치를 나타낸 것인데, 6.1% 이상인 사람이 800만 명 정도, 5.6 ~ 6.5 정도가 1,620만 명 정도 됩니다. 결국 5명 중 한 명은 당뇨병 예비군인 셈입니다. 특히 50세 이상이 되면 당뇨병에 걸릴 확률도 매우 높아집니다.

치료의 목표는 고혈당을 개선 또는 헤모글로빈 A1C의 개선입니다. 2형 당뇨병은 인슐린이 부족하여 발병하는 만성 고혈당과 인슐린이 분비되더라도 말초에서 이에 대한 저항성이 높아져 있는 경우로 이를 치료할 필요가 있습니다. 그리고 합병증을 예방하는 것이 무엇보다 중요합니다. 3대 합병증 중 하나가 망막증인데, 실명의 원인으로써 가장 많은 것이 바로 당뇨병입니다. 그리고 신장염에 걸리게 되면 인공 투석을 해야 하며 신경 장애로 인해 사지 궤양 또는 궤사가 생길 수도 있습니다. 그렇기 때문에 2형 당뇨병을 치료하기 위해서는 우선 생활 습관을 바로잡고, 스트레스를 개선할 필요가 있으며, 그 다음으로 약물 요법을 사용해야 합니다. 인슐린 분비를 촉진시키는 약은 글리미클론, 오이글루콘이 있으며, 식후 혈당 상승을 억제하는 베이슨이나 글루코바이, 그리고 인슐린 저항성의 항진을 개선시키는 약도 있습니다.

　미하라씨는 본인의 강한 의지로 인슐린을 거부하고 매우 좋은 경과를 보이신 것 같습니다. 피부도 그렇고 당뇨병을 30년 이상 앓아오신 분이라고는 보이지 않을 정도입니다.

사회자 : 미하라씨, <세이겐>은 어떻게 알게 되셨습니까?

미하라 : 8년 전에 병약했던 친구 한 명이 갑자기 건강해져서 저희 집에 놀러왔습니다. 비결이 뭐냐고 물으니 <세이겐> 덕분이라고 했습니다. 그래서 친구에게 부탁해 <세이겐>을 조금 얻어서 먹어본 후 바로 회원으로 가입을 하고 <세이겐 골드>를 매일 3포씩 먹었습니다.

사회자 : <세이겐>을 드시고 난 이후에 몸 상태에 변화가 있으셨습니까?

미하라 : 입술이 부르터서 생긴 물집이 금방 아물었고, 젊어서부터 장이 좋지 않았기 때문에 밥을 먹고 나면 곧바로 화장실로 뛰어가기 일쑤였는데 그런 증상도 사라졌습니다.

　인슐린을 투여하면서 식이 요법도 계속했고, <세이겐 골드> 6포와, <알파> 2포, <GH> 2포, 이렇게 하루 10포씩 <세이겐>의 복용량을 늘리자 최근에는 공복시에 혈당치가 130, 헤모글로빈 A1C는 7.0대로 낮아졌습니다.

　합병증도 검사를 해보니 혈당치 이외에 이상이 없다는 진단이 나와서 한결 마음이 놓였습니다. 남편도 고혈압 때문에 계속 약을 먹고 있었는데, <세이겐>을 꾸준히 먹은 후부터 혈압도 정상으로 돌아와서 병원에서 타온 약을 먹지 않아도 될 정도로 건강해졌습니다.

사회자 : 남편되시는 분의 고혈압 증상도 개선되셨다고 하는

데, 히라이시 선생님 어떻게 생각하십니까?
히라이시(히라이시 클리닉 원장) : <세이겐>은 미하라씨처럼 당뇨병을 앓고 계신 분에게 효과가 있는 것은 물론이고, 입술에 난 습진이 아물거나, 장이 건강해지는 것도 <세이겐>의 주된 효과 중 하나입니다. 섭취한 영양소의 당질이 십이지장에서 포도당으로 분해되어 소장에 흡수되고 간에 축적됩니다. 이와 동시에 췌장에서 인슐린이 분비되고, 이것 또한 간에 축적되어 포도당처럼 에너지를 사용할 때 축적해 두었던 인슐린을 분비하게 됩니다. 이처럼 우리 몸은 적절히 균형을 이루며 기능을 하고 있습니다. 우리가 활동하는데 있어서 당질은 매우 중요한 역할을 합니다. 특히 뇌세포는 당이 없으면 움직이지 못합니다. 하지만 당뇨병 환자들은 당을 섭취하면 안되고 많이 먹어서도 안 되는데, 그렇다고 해서 세포에게 가장 중요한 영양소를 섭취하지 않을 수는 없는 일입니다.

그리고 인슐린은 밤이 되면 분비량이 줄어듭니다. 하지만 간에서는 조금씩 당질이 분비되어 우리의 뇌에 공급되고 있습니다. 그렇기 때문에 밤에도 일을 할 수 있고, 잠을 자는 동안에도 뇌는 깨어 있을 수 있는 것입니다. 간단히 말해서 이 균형이 깨지는 것이 바로 당뇨병입니다. <세이겐>은 이 부분을 컨트롤 해주는 역할을 하는 것이라고 보시면 됩니다.

사회자 : 감사합니다. 그러면 운텐 선생님께서도 한 말씀 해주십시오.

운텐(자연의학 임상예방연구소 상담의) : 당뇨병은 혈당치나 헤모글로빈 A1C 수치가 높아질 뿐만 아니라 눈이 안보이거나, 신장이 나빠져서 인공 투석을 받게 되거나, 뇌경색으로 발전할 수도 있는 무서운 병입니다. 왜 이런 합병증이 일어나는가 하면 혈액 속에 축적된 포도당이 혈중 단백질과 결합해서 단백질이 활동을 못하게 되어 버리기 때문에 여러 가지 병이 생기게 되는 것입니다. 예를 들어 혈관이 집중되어 있는 눈의 뒤쪽에 있는 혈관이 출혈을 일으키면 망막증에 걸려 시력을 상실하게 되는 것입니다. 신장이나 뇌에도 혈관이 집중되어 있기 때문에 혈관이 상하게 되면 여러 가지 질병이 발생하게 되는 것이 당뇨병의 무서운 부분입니다. 미하라씨처럼 아직 신장이 건강하고 뇌경색도 발병하지 않았을 때 미리 조심하시는 것이 가장 중요합니다.

그렇다면 왜 <세이겐>이 당뇨병에 잘 듣는지를 말씀드리자면, 포도당과 혈중 단백질이 결합하는 것을 막아주는 역할을 하는 성분이 들어있기 때문입니다. 헤모글로빈 A1C 수치는 적어도 7.0 이하로 유지하는 것이 중요합니다. 그리고 <세이겐>은 간을 개선하는 것에도 효과적입니다. 간의 움직임이 활발해지면 포도당이나 인슐린을 조절하는 역할을 하게 되므로 <세이겐>이 당뇨병의 합병증을 예방하는 데 도움을 주게 되는 것입니다.

사회자 : 그럼 미하라씨, 앞으로의 계획에 대해 말씀해 주시겠습니까?

미하라 : 저희 부부는 80세가 넘어서 연금을 받아 살아가고 있는데, 건강을 위해 많은 투자를 하고 있습니다. 그것보다 더 좋은 투자는 없다고 생각하기 때문입니다. 앞으로는 몸 상태를 봐가면서 안전하고 가까운 곳에 짧은 기간 동안 여행을 다녀오거나 하면서 건강하게 살아가려고 합니다.

2. 클론병과 후신경 신경아세포종

홋카이도
사와

저는 중학교 2학년 때부터 설사와 변비, 체중 감소, 어지럼증, 위통, 식욕 저하 등으로 힘든 시간을 보냈습니다. 병원에서 치료를 받아도 상태가 좋아지지 않아 소화기 전문의가 계신 대학병원에서 대장 내시경 검사를 받았더니 들어본 적도 없는 클론병이라고 하였습니다.

중학교를 졸업하고 봄 방학 때 입원을 해서 경관 영양, 식이 요법, 약물 치료를 시작하며 병에 대해서도 공부하게 되었습니다. 고기나 라면을 먹고 재발했다는 분의 체험기를 읽고, 이 병은 계속해서 재발하며, 잘 낫지 않는 병이라는 것도 알게 되었습니다. 너무 무서워서 완치할 수 있도록 노력해야겠다고 결심하게 되었고, 식이 요법 등 최선을 다해 치료를 하였습니다.

이런 노력 덕분에 재발은 하지 않았지만 그렇다고 눈에 띄게 좋아진 것도 아니어서, 고등학교 입시를 치르기 전에는 설사나 복통 때문에 고생을 해야 했습니다. 시험을 보다가 화장실에라도 가게 되면 다시 시험장으로 들어갈 수 없기 때문에 걱정이 됐습니다. 그리고 외출이나 여행을 가기도 꺼려져서 점점 집 안에만 틀어박혀 있게 되었습니다.

고등학교를 졸업해서 전문대학에 진학할 때쯤 의사 선생님의 지시로 경관 영양을 중지했습니다. 상태가 악화되지는 않았지만 조금이라도 피곤하거나 마음이 불안하면 곧바로 설사를 하곤 했기 때문에, 저를 잘 알지 못하는 사람을 만나는 것조차도 꺼려하게 되었습니다.
사회자 : 젊은 시기에 힘든 시간을 보내셨군요. 데무라 선생님 클론병에 대해서 한 말씀 해주십시오.
데무라(니시신주쿠 플라자 클리닉 원장) : 사와씨, 이렇게 희귀한 난치병을 두 가지나 앓으셨음에도 불구하고 병에 맞서 싸우셨다는 것은 대단하십니다. 지금은 간호사로 일하고 계시다고 하셨는데, 정말 훌륭하십니다.

 클론병은 우리가 흔히 알고 있는 클론, 즉 DNA 복제 등과는 전혀 다른 개념으로 국한성 장염이라는 소화 기관 질병입니다. 1932년에 클론이라는 의사가 소장 밑에 있는 회장에 염증이 생긴 사례를 발표한 이후에 이 염증은 어느 소화 기관에든지 다 생길 수 있다는 것이 알려졌습니다. 그 중에서도 소장과 대장에서 가장 많이 발병하는데, 소장에서 발생하는 염증은 궤양성 대장염과도 비슷한 증상을 보입니다. 발병 시기는 10 ~ 20세 정도의 젊은 층에서 많이 보여지는 것이 이 병의 특징이기도 합니다. 외국에서는 원인이 복수의 유전자에 이상이 생겨서 발병하는 것으로 알려져 있지만, 일본에서는 장내세균, 바이러스, 식사 항원, 점막 투과성, 면역 이상 등 여러 가지 원인이 존재하는 것으로 알려져 있으나, 정확한 원인은 파악되지 않고 있습니다.

 이 병의 증상은 사와씨께서 경험하신 것처럼 복통, 설사, 변비, 발열, 체중 감소 등이 대부분입니다. 검사를 해봤을 때 특징은 혈침이 항진하여 CRP(C 반응성 단백)가 양성으로 나타납니다. 영양 부족 상태, 저알부민혈, 저콜레스테롤혈, 철분 결핍성 빈혈 등입니다. 내시경 검사에서 나타나는 증상은 소장에 세로로 궤양이 보인다는 특징이 있습니다. 하지만 사와씨가 다른 병으로 수술하셨을 때의 데이터를 보면 그런 증상이 보이지 않습니다. 그것은 클론병에 대한 치료가 적절히 이루어졌고, 본인도 병을 이겨내려고 열심히 노력했기 때문인 듯 합니다.

치료약은 펜타사나 프레드닌을 사용하는데 크게 효과를 거두지는 못합니다. 초기에 에렌탈이라는 경관 치료를 받으셨는데 매우 힘든 치료임에도 불구하고 열심히 참아내셔서 병을 극복하셨습니다. 훌륭하십니다.

사회자 : 그 이후에는 어떻게 되었습니까?

사와 : 경관 영양 치료는 매일 같이 3년 간 꾸준히 받았습니다. 밤 12시부터 새벽 6시까지 6시간에 걸쳐서 900cal의 영양분을 위에 공급했습니다. 자고 있는 사이에도 계속 관을 집어 넣고 있어야 했기 때문에 관에 긁혀서 코피나 콧물이 계속 흘렀습니다. 그 후에 꽃가루 알레르기 때문에 고생한 적도 있었지만, 재작년에는 계절에 상관 없이 계속 콧물이 나고 이상한 냄새도 나는 것 같았습니다. 코피도 계속 나곤 해서 이비인후과에 3개월에 한 번씩 다니며 치료를 받았습니다. 하지만 좀처럼 나아지지 않아서 큰 병원에서 검사를 해보았더니 후신경 신경아세포종이라는 진단을 받게 되었습니다. 이것 또한 희귀병이기 때문에 큰 병원에 가보라고 하셔서 대학병원을 찾았습니다. 클론병만으로도 이렇게 힘든데 거기에다 암까지라니 도무지 믿어지지가 않았습니다.

<세이겐>을 열심히 먹고 암세포가 조금 사그라든 후에 수술을 받고 싶었지만, 빨리 수술을 받지 않으면 뇌까지 전이될 수

도 있다고 하셔서 두려운 마음에 빨리 수술을 받기로 했습니다. 수술은 약 2시간 정도 진행될 예정이었지만 결국 5시간씩이나 걸렸습니다. 또 마취에서 깨어났을 때에는 너무 고통스러웠습니다. 왜냐하면 수술시 출혈이 위로 흘러 들어가서 저녁 때부터 다음 날 새벽 3시 정도까지 계속해서 피를 토했기 때문입니다. 그 때 고통스러웠던 기억은 지금 다시 떠올리기도 싫을 정도입니다. 수술 후 1주일 간은 얼굴이 퉁퉁 부어서 사람의 몰골이 아니었습니다.

사회자 : 운텐 선생님 어떻게 생각하세요?

운텐(자연의학 임상예방연구소 상담의) : 냄새를 맡는 후신경은 코의 점막에서 나와서 자잘하게 분포되어 있습니다. 냄새를 맡으면 코 윗쪽 뼈를 통해 뇌의 후구라는 곳에 모여 냄새를 느낄 수 있게 됩니다.

암은 기본적으로 머리에서 발 끝까지 어디든 발생할 수 있습니다. 수정란이 분열해서 우리 몸을 만들게 되므로 두뇌 세포도 피부 세포도 원래는 같은 세포였기 때문입니다. 코의 후신경도 여러 가지 호르몬 작용을 통해 수정란에서 배아를 거쳐 신경으로 변화한 것입니다 이 과정에서 세포가 분비하는 호르몬, 사이트카인 작용에 의해 점점 우리의 몸이 만들어집니다. 하지만 신경아세포종은 이런 진화 과정을 거치지 않고 도중에서 멈추어 있는 상태입니다. 정상적인 세포 신경은 직경 50마이크론 정도인데 신경아세포종은 직경 5마이크론 정도 밖에 되지 않습니다. 현미경으로 보면 세포질이 정상 세포보다 작습니다. 사와씨의 경우에는 사이트카인을 분비하는 활동이 적었거나, 사이트카인을 받아들이는 수용체가 발달하지 못했던 것 같습니다.

사회자 : 운텐 선생님 감사합니다. 그럼 사와씨 <세이겐>을 알게 되신 경위에 대해 말씀해주십시오.

사와 : 제가 암에 걸리기 반 년쯤 전에 생리 불순 등으로 고민하던 동생이 <세이겐>을 하루 1포씩 한 달 정도 먹고 개선되었다며 저에게 추천해 주었습니다. 저는 건강 보조 식품이나 건강 식품을 믿지 않았지만, 2003년 11월부터 저도 생리가 불순해져서 하루에 1포씩 먹어보기로 했습니다. 그리고 나서 바로 제 몸에 암이 발견되서 <세이겐>의 복용량을 조금 늘려 보았습니다.

사회자 : <세이겐>을 드시고 나서 어떤 변화가 있었습니까?

사와 : 당시 <세이겐 골드> 6포와 <알파> 3포를 먹고 있었는데, 수술 전 날과 당일 매우 긴장해 있었음에도 불구하고 설사를 하지 않아서 조금 놀랐습니다. 수술 후에도 긴장에 의한 설사나 클론병의 재발도 없었습니다. 암을 제거한 기쁨보다도 설사를 하지 않는데 대한 기쁨이 더 컸습니다. 자신감을 되찾을 수가 있었기 때문입니다. 기쁜 마음에 저는 <세이겐 골드> 8포와 <알파> 8포로 복용량을 늘렸습니다.

　순조롭게 회복되던 중에 의사 선생님이 방사선 치료에 들어가자고 하셨습니다. 부작용에 대해 많이 들었던 터라 절대 받기 싫다고 고집을 부렸습니다. 하지만 주치의 선생님께서 방사선 치료를 하지 않으면 재발할 위험이 있다고 하셔서, 겁이 나서 치료를 받기로 했습니다.

　방사선 치료를 받자 부작용 때문인지 속이 메슥거리고, 피부도 빨개지고, 머리도 빠지고, 몸무게도 입원 전보다 4kg이나 줄었습니다. 코 안에도 방사선을 쬐어서인지 코피의 양도 많아져서, 이러다가 출혈 과다로 죽는 것은 아닌지 걱정도 되고 조금씩 우울해지기 시작했습니다.

그러던 중 <세이겐>을 환부에 발라 두면 좋다는 말을 듣고, 반신반의하며 코와 얼굴 그리고 머리가 벗겨진 곳에 발라보기로 했습니다. 방사선을 쬐고 나서 바로 <세이겐>을 발라 두었다가 치료받기 전에 다시 깨끗이 씻고 했더니, 통증이나 빨개지는 증상 등도 개선되었습니다. 당시 매일 <세이겐 골드> 8포와 <알파> 8포, 합계 16포를 먹었고, 방사선 치료 후에도 2개월 정도 <세이겐>을 꾸준히 발랐습니다. 그러자 마치 화상을 입은 것처럼 보기 흉했던 피부도 좋아졌고, 빠졌던 머리도 다시 나기 시작했습니다. 무엇보다도 <세이겐>을 먹기 시작한 이후로 한번도 설사를 하지 않았기 때문에 자신감을 되찾을 수 있었습니다.

사회자 : 큰 병과 싸우는 와중에 <세이겐>이 보조 역할을 해주었다는 말씀이신데, 히라이시 선생님 한 말씀 해주십시오.

히라이시(히라이시 클리닉 원장) : 13살이라는 어린 나이부터 큰 병과 싸우며 희망의 끈을 놓지 않고 열심히 노력한 사와씨의 체험담을 듣고 매우 감동했습니다.

지금은 간호사로 일하고 계시다고 했는데, 생명의 소중함과 가족의 소중함을 어린 나이에 일찍이 깨닫고, 직업을 통해 그것을 실천하고 계시다니 정말 훌륭하십니다. 지금은 직접 치료를 하고 있지는 않지만, 실은 저도 방사선과 전문의입니다. 치료를 받으신 환자 분들이 머리카락이 빠지거나, 식욕을 잃거나, 오한, 구토는 물론 백혈구, 혈소판이 감소해서 감기에만 걸려도 폐렴으로 번지거나, 한번 출혈을 하면 멎지 않는 등 외줄 타기를 하듯 위태위태한 매일을 보내고 계십니다.

사와씨는 오랜 시간에 걸쳐 식사를 제한해 온 결과 콜레스테롤이 100 아래로 내려갔다고 합니다. 콜레스테롤은 동맥 경화나 동맥 폐쇄를 일으켜 혈관을 좁아지게 하기 때문에 여러분들이 꺼려하시는데, 너무 높아도 안되고, 낮아도 안됩니다. 세포 하나 하나를 싸고 있는 막을 만드는 재료가 바로 콜레스테롤이기 때문에 일반 사람들은 매일 계란 하나와 비타민제를 먹으면 충분할 것이라고 생각합니다. 나중에 결혼하셔서 아이를 낳으실 때쯤 되면, 식사 제한을 하시더라도 혈액 상태를 봐가면서 조절하시면 좋을 것 같습니다. 또 한 가지 설사나 기침, 딸꾹질은 에너지를 많이 소비하기 때문에 빨리 치료하시는 것이 좋습니다. 장내세균을 개선해서 자기면역력을 높인다는 의미에서 궤양성 대장염도 클론병도 <세이겐>이 매우 적합한 것 같습니다.

2005 야마나시 포럼

1. 당뇨병의 합병증, 망막증과 인공투석
2. C형 간염, 난소 종양을 극복
3. 류머티즘과 자궁체부선암 개선

사회자 : 츠다
        미우라 회장

코멘트 닥터
세키구치 모리에 : 아카사카 세키구치 클리닉 원장
히라이시 키쿠 : 히라이시 클리닉 원장
데무라 히로시 : 니시신주쿠 플라자 클리닉 원장
히사다 타카 : 자연의학 임상예방연구소 상담의

1. 당뇨병의 합병증, 망막증과 인공투석

아마나시현 후에후키시
와타나베 히데코(57세)

저는 27세 때 받은 임신 반응 검사에서 당뇨병이란 말을 듣고, 6개월 동안 내과에서 진료를 받았습니다. 출산 후에는 당이 나오지 않아 "당뇨병이 다 나았나?"라는 생각에 병원은 더 이상 다니지 않았습니다. 당시는 당뇨병이 무서운 병인줄 모르고 가볍게 생각했습니다.

1992년 시어머니와 친정 아버지가 잇따라 돌아가셨는데, 저는 친정 아버지 장례식 날 갑자기 쓰러졌습니다. 처음에는 누워 있어도 너무 어지러워 메니에르 증후군인줄 알았습니다. 그러나 구급차로 병원에 실려가 CT 촬영 등을 하였으나 이상이 없었습니다. 한 달 정도 집에서 요양하는 동안 예전의 당뇨병이 아닌가 싶어 전문의를 찾았습니다. 20년 간 방치했다고 말했으나 병원에서는 별다른 치료도 하지 않았습니다. 1994년에 야마나시로 이사를 왔습니다. 그 후 안저 출혈로 인해 야마나시의대에 입원했고, 망막 박리로 왼쪽 눈 수술을 받았습니다. 당시 시력은 오른쪽 0.04, 왼쪽 0.07이었습니다.

실명될 수도 있다는 말을 들었으나, 수술 후 시력은 0.3 ~ 0.4까지 회복되었습니다. 그러나 당뇨병 합병증으로 양쪽 눈에 백내장이 생겨, 오른쪽 눈은 1997년, 왼쪽 눈은 2000년 7월 7일에 수술을 받았습니다. 그 해 말 퇴원할 때까지 식이 요법과 인슐린 주사로 치료를 했는데, 수치는 기억나지 않지만 혈당이 굉장히 높았던 것으로 기억합니다.

 그 후 통원하며 인슐린과 식이 요법을 병행하였는데, 1997년 단백질이 나와 몸이 붓기 시작하자 다시 입원했습니다. 수분을 뽑아내도 2, 3일이 지나면 다시 붓는 것이었습니다. 그래서 동맥과 정맥을 연결하는 샨트 수술이라는 인공 투석을 하는데 필요한 수술을 했습니다. 한 달 정도 후에 퇴원을 했고, 투석할 병원으로 바로 옮겨졌습니다. 투석이 시작되었습니다. 9개월은 일주일에 2번, 그 후에는 일주일에 3번의 투석을 실시했습니다. 3년 동안 너무나 힘든 나날이었습니다. 투석하기 전에는 130 정도 되던 혈압이 3시간이 지나면 80, 60으로 떨어졌고, 그러한 가운데 의식이 없어지곤 했습니다. 저는 산소 흡입을 하며 받는 투석이 너무 힘들어 진심으로 빨리 회복되기를 바랬습니다.

사회자 : 그러면 당뇨병과 그 합병증에 대해 세키구치 선생님께 설명을 좀 부탁 드리겠습니다.

세키구치(아카사카 세키구치 클리닉 원장): 당뇨병은 소변에 당이 섞여 나오는 병입니다. 대부분의 음식에는 당분이 많으며, 이 당분은 장에서 소화 분해되어 포도당이 되고, 간장으로 옮겨진 후 체내를 돌아 세포의 에너지원으로 쓰이게 됩니다. 췌장에서 나오는 인슐린이 체내에 흡수된 당분을 영양분으로 몸 안의 각 세포에 공급하는 역할을 하는데, 이 인슐린이 부족한 상태가 당뇨병입니다. 당뇨병에는 1형과 2형이 있으며, 1형은 아이들에게 많으며, 대략 1% 정도입니다. 99% 정도의 환자들은 2형인 것으로 알려져 있으며, 1형, 2형 모두 유전이 원인인 것으로 알려져 있습니다. 또한 당뇨병에 걸리기 쉬운 체질이나 환경도 있습니다. 일본인의 경우, 대체로 10명 중 1명이 당뇨병을 가지고 있습니다. 또한 당뇨병 예비군도 10명 중 3명에 달한다고 합니다.

당뇨병은 단순히 소변에서 당이 검출되는 것 뿐만 아니라, 뇌경색, 안저 출혈, 백내장, 치주병, 치주농루, 동맥경화, 고혈압, 심근경색, 심부전, 변비, 설사, 남성의 발기 장애, 그리고 다리의 붓기, 저림 등의 증상이 나타납니다. 저림은 신경에 이상이 생긴 것입니다. 괴저라 하여 경우에 따라서는 다리를 절단해야 하는 경우와, 발가락 끝이 썩어 들어가는 등 여러 합병증이 발생합니다. 와타나베씨의 혈압이 떨어진 것은 기립성 저혈압이라 하여, 자율신경 장애가 일어나 혈압이 떨어진 것입니다. 이는 당뇨병 환자들에게 흔히 볼 수 있는 것이며, 투석을 하게 되면 더 잘 발생합니다. 당뇨병은 이렇게 여러 합병증을 동반하는 무서운 병입니다.

사회자 : <세이겐>은 어떻게 알게 되셨습니까?

와타나베 : 제가 <세이겐>을 알게 된 것은 인공 투석을 시작한 지 4년 후였습니다. 제 친구 중에 쿠로베씨라고 있습니다. 친구 쿠로베씨는 27세 때 왼쪽 눈 부상을 당한 후부터 머리가 저린 느낌이 있었는데, 두통과 구토로 20년 이상 고생하다가 <세이겐>을 먹고는 주위 사람들도 놀랄 정도로 좋아졌습니다. 항상 저를 걱정하던 그 친구가 세이겐 관련 자료며, 당뇨병으로 투석을 하고 있는 사람들의 책을 가져다 주었습니다. 그 체험이 저와 너무나 비슷하였습니다. 그래서 투석하는 사람이 먹고 있는 것이니 괜찮겠지 싶어서 일단 저도 먹어보기로 했습니다. 한 달도 채 되기 전에 체질개선연구회에 그 친구와 함께 참

석하여, 시부타 강사와 저의 증상에 대해 자세히 상의하고 <세이겐>을 먹기 시작했습니다.

 <세이겐>을 먹기 시작하고 2 ~ 3달이 지나자 투석한 후에도 혈압이 떨어지지 않았고, 바로 집으로 돌아갈 수 있게 되었습니다. <세이겐>을 먹고 난 후부터는 한 번도 남기거나, 산소 흡입을 하는 일이 없이, 끝나면 아무렇지도 않게 집으로 돌아갈 수 있게 되었습니다.

사회자 : 그렇다면 히라이시 선생님, 한 말씀 부탁드리겠습니다.

히라이시(히라이시 클리닉 원장): 다행입니다. 데이터를 살펴보면 지표 중 하나인 헤모글로빈의 A1C의 정상치가 5.9인데 반해, 처음에는 7.4로 꽤 높았지만 6.2, 5.8로 돌아와 정말 다행입니다.

 우리 인간에게는 5가지의 대표적인 흐름이 있다고 생각합니다. 예를 들어 혈류를 들 수 있습니다. 동맥혈이라든지 정맥혈이 원활하게 순환되어야 합니다. 다음으로는 소변의 흐름입니다. 투석을 하시는 분들은 당연히 소변의 흐름이 원활치 못하기 때문에 여러 노폐물이 쌓여 의식 장애나 혈압 저하 현상이 일어나게 됩니다. 그리고 림프액의 흐름이 있습니다. 림프액은 몸의 표면이나 체내를 스타킹과 같이 얇은 망으로 수십만 개가 몸을 휘감고 있습니다. 큰 수술, 예를 들어 유방암으로 흉부 임파선과 함께 서혜(鼠蹊)부의 임파선을 제거하면, 흐름이 정체되어 다리가 붓거나, 심한 경우 코끼리 다리와 같이 퉁퉁 부어올라 한 걸음도 걷기가 힘들어집니다. 또한 위나 장의 액, 소화효소 등의 흐름이 좋은지도 중요합니다. 마지막으로 공기의 흐름이 있습니다. 호흡시 신선한 산소를 마시고, 이산화탄소를 내뱉는지 여부입니다.

　양약에는 높은 혈압을 낮추거나, 고열을 낮추는 등 특정 증상에 무척 효과가 있는 약은 많이 있습니다. 그러나 당뇨병으로 신부전이 동반되거나, 류머티즘으로 인해 당뇨병이 동반되는 등의 환자들에게는 <세이겐>이 무척 효과가 있다고 생각합니다. <세이겐>에는 인간 본래의 흐름 중 잘못된 부분을 스스로 다시 잘 흐르도록 하여, 증상을 완화시키거나, 고통스러운 증상을 없애는 효과가 있습니다. 일단 흐름을 원상태로 되돌리고, 다시 생명의 에너지를 솟아나게 하면 좋을 것 같습니다.

사회자 : 그렇다면 그 후의 상황에 대해 말씀해 주십시오.

와타나베 : 투석이 시작되면 칼륨이 심장으로 간다고 합니다. 따라서 생야채와 과일은 너무 많이 섭취하지 않도록 무척 주의하고 있습니다.

사회자 : 야마나시는 과일이 맛있는 곳 아닙니까?

와타나베 : 저는 과일을 무척 좋아합니다. 익힌 것이나 통조림은 왠지 뭔가 부족한 느낌이 들어 나도 모르게 생과일에 손이 갑니다. 그래서 무척 조심했습니다. 요즘에는 버스로 여행도 할 수 있게 되었습니다. 외출은 거의 하지 못하고 누워만 있었는데, 요즘은 가능한 한 밖으로 나가 걸으려 합니다.

　왼쪽 눈의 백내장은 2년 전 7월 7일에 수술을 받았습니다. 왼쪽 눈도 조금씩 보이게 되자, 실명돼도 좋으니 수술해 달라고 부탁드렸습니다. 오른쪽 눈 수술시의 장기 입원에 비해, 왼쪽 눈 수술 후에는 이틀 만에 퇴원했습니다. 안대를 풀고 눈을 뜨니 산이 훤히 보였습니다. 역시 <세이겐>을 3년이나 먹어 이렇게 좋아졌다고 생각합니다. 현재는 오른쪽 0.3, 왼쪽 0.1의 시력을 유지하고 있습니다. 걷기에도 불편함이 없습니다. 하지만 턱이 있는 곳이나 어두울 때에는 조심하고 있습니다.

사회자 : 와타나베씨가 저혈당 상태가 되었을 때의 말씀 좀 해 주십시오.

와타나베 : 올 3월 감기가 걸려 뭘 먹어도 토하는 날이 이어졌습니다. <세이겐>도 마찬가지였습니다. 그래서 조금이라도 무엇을 좀 먹으려고 밤에 우동을 조금 먹고, 습관적으로 인슐린 주사를 맞았습니다. 다음 날 아침 아들이 깨워도 일어나지지 않았고, 눈도 이상했습니다. 응급차로 병원으로 실려가 링거를 맞았다고 하는데도, 깨어나서도 아무런 기억을 할 수 없었습니다. 의사 선생님께서는 저혈당으로 혈당치가 30이었는데, 빨리 발견되어 다행이었고, 밤까지 발견되지 못했다면 아마도 일어나지 못하셨을 거라고 말씀하셨다 합니다.

사회자 : 무서운 경험을 하셨군요. 데무라 선생님 어떻게 보십니까?

데무라(니시신주쿠 플라자 클리닉 원장) : 와타나베씨, 당뇨병과 합병증으로 오랫 동안 무척 힘드셨겠습니다. 하지만 다행히 <세이겐>을 만나서 자기 관리도 무척 편해지셨으리라 생각합니다. 당뇨병의 자기 관리에서 가장 중요한 것은 식이 요법과 운동, 그리고 인슐린에 의한 저혈당을 주의하는 것입니다.

식사 관리 측면에서 <세이겐>을 먹는 것은 무척 적절하다 생각합니다. 우선 현재 몇 Kcal 정도 섭취하고 계십니까? 1,500 ~ 1,600. 또한 영양 밸런스도 무척 중요하고, 지방은 가능한 한 자제하고, 당질도 어느 정도 자제해야 합니다. 또한 아까 말씀하신 칼륨도 그렇습니다. 식사는 규칙적으로 하며, 식사 횟수를 가능한 한 늘리고, 칼로리를 균등하게 섭취하도록 해야 합니다.

운동 요법에는 세 가지가 있습니다. 우선 운동은 안전하게 해야 합니다. 합병증으로 심장이 안좋아지는 경우도 있으므로, 너무 위험한 운동은 삼가야 합니다. 운동은 너무 과해도, 너무 적어도 안됩니다. 두 번째는 효과를 따져봐야 합니다. 몸 상태에 맞는 운동을 하여 효과를 분명히 따져봐야 합니다. 세 번째로 중요한 것이 즐겁게 운동해야 한다는 것입니다. 즐겁지 않다면 오래 지속하기 힘듭니다.

마지막으로 인슐린 요법이 있는데, 저혈당에 주의해야 합니다. 요즘은 혈당의 자기 관리는 간단히 할 수 있습니다.

사회자 : 그러면 와타나베씨, 마지막으로 앞으로의 인생의 희망 등에 대해 말씀해 주시겠습니까?

와타나베 : 투석을 시작하고 나서 거의 3년 동안 침대에 누워 지냈습니다. 작년 4월 29일에는 힘들거라 생각했던 아들 결혼식에도 갔었고, 지금은 며느리와 함께 살며, 정말 편안한 생활을 하고 있습니다. 야마나시로 이사온 지 10년이 됐는데 관광지나 온천에도 다니며, 좀 더 즐겁게 생활하려고 합니다.

2. C형 간염, 난소 종양을 극복

후쿠시마 미치코

제가 44살인가 45살 때였습니다. 가사로부터 어느 정도 해방되어 여가 시간이 생겼기 때문에 헬스장에 다니기 시작했고, 배드민턴이나 테니스도 했습니다. 한 시간 반 가량의 연습에서 한 5분 정도를 남겨두고 갑자기 엄청난 피로감을 느꼈습니다. 다음 번에도 그런 증상이 나타났으나, 집에 돌아와서까지 피로감을 느낀 적은 없었으며, 아무 이상 없이 생활했습니다.

그런데 어느 날 점심 식사를 했을 뿐인데 노동을 한 것과 같은 피로감을 느꼈습니다. 식사를 제대로 하지 않아도 몸이 가볍고, 피로감을 느끼지 않았으며, 계속 활동을 해도 공복감을 느끼지 않아 체중이 4~5kg 정도 줄었습니다.

양잠업의 특성상 바쁠 때는 쉴 새 없이 일을 해야 합니다. 그럴 때면 피부에 간질 간질하게 벌레가 기어 다니는 것 같은 느낌이 들고, 속이 매스꺼워졌습니다. 그래서 남편 친구가 하고 있는 위장내과병원에서 검진을 받아 보았습니다. 검진 결과 위하수였는데, 위는 괜찮은 편이지만 간장 검사 수치가 좋지 않다는 말을 들었습니다.

그래서 입원은 하지 않고, 링거만 맞으며 반 년을 지내며 가사 정도의 일만 하였습니다. 그러자 몸은 점점 좋아졌지만, 그 해 8월에 친정 오빠가 50세로 돌아가셔서, 그 충격으로 몸 상태가 나빠졌습니다. 일적(日赤)병원에서 검사를 했었는데 수치가 많이 올라갔던 것 같습니다. 입원해야 한다는 말을 들었으나, 집에서 치료하다가 더 나빠지면 입원하겠다는 생각에 투약만 하며 지냈습니다. 신정을 지나 다시 피로감을 느끼게 되었을 때, 반드시 입원해야만 한다는 의사 선생님의 말을 듣고는 결국 입원했습니다. 링거와 강력 미노파겐 주사와 약으로 안정을 취하는 나날이었습니다. 8개월이 지나 상당히 몸 상태가 좋아졌을 즈음 외출 허가를 받고, 일주일에 한 번, 좀 더 지나서는 주말 외박으로 점점 몸을 단련시켰습니다. 아들 결혼식 때에는 병원에서 나왔습니다.

　1년 3개월 후 드디어 퇴원을 하였고, 1년 동안 강력 미노파겐 주사를 매일 맞았습니다. 당시 非A, 非B라는 말을 들었는데, 그 후 C형 간염이라는 말을 들었습니다.

사회자 : 아직 C형 간염 바이러스에 대한 개념이 없었던 시절로, 후쿠시마씨 연령대에는 무척 많아서 사회 문제로까지 비화되었습니다. 그러면 세키구치 선생님의 말씀을 듣도록 하겠습니다.

세키구치(아카사카 세키구치 클리닉 원장): 간장은 사람의 장기 중에서 가장 큰 것이며, 뇌보다도 큰 장기입니다. 이른바 침묵의 장기로 묵묵히 열심히 일하며, 힘들어 하는 것을 잘 느낄 수 없습니다. 그래서 중병에 걸려도 그다지 자각 증세가 없습니다. 예를 들어 위가 나빠지면 아프고, 머리는 두통, 심장의 경우 협심증이라든지 자각 증상이 나타납니다. 하지만 간장은 증상이 나타나지 않습니다. 그래서 나도 모르는 사이에 심해지는 경우가 많습니다. 간장 질환 중 가장 많은 것이 지방간입니다. 또 한 가지는 바이러스성 간염으로 A, B, C, D, E형까지 있습니다. A와 E는 입에서 들어오지만 만성화되지는 않습니다. B형 간염은 수혈이나 체액 접촉으로 발생합니다. C형은 최근 15년 전부터 C형 간염 바이러스라는 말이 생겼습니다. 기존에는 무엇인지 잘 모르는 감염이란 의미에서 非A, 非B형 간염이라 불렀는데, 현재는 1992년 이전에 수혈을 받은 사람, 피브리노겐 제제를 투여한 사람 등에게 C형 간염이 많이 발견되고 있습니다.

  따라서 건강 검진에서도 C형 간염 항체를 측정할 만큼 큰 사회 문제화되었습니다. C형 간염은 20 ~ 30년에 걸쳐 점차 간경변 등으로 발전합니다. 또한 30년 후, 40년 후, 그 이후가 되면 50% 정도의 사람들이 C형 간염, 간경변, 간암으로 발전하는 정말 골치 아픈 병입니다. 치료제로는 인터페론이라든지 일본의 미노파겐 제약이 만든 강력 미노파겐 C(글리실리신제제), 그리고 우루사 등의 담즙을 만드는 약이 있습니다. 인터페론도 꼭 효과가 있다고는 할 수 없습니다. 병형(病型)에 따라 다르지만 70 ~ 30% 정도로 알려져 있습니다. 그 밖에도 리바비린 등의 새로운 약도 병용되고 있긴 합니다. 이 분야에 있어서도 <세이겐>이 좋은 작용을 한다고 하여 기대되고 있는 상황입니다. 이 부분에 대해서는 히라이시 선생님께 양보하도록 하겠습니다.(장내 웃음)

사회자 : <세이겐>은 어떻게 알게 되셨습니까?

후쿠시마 : 퇴원 후에 약도 너무 오래 먹으니 지겹다고 의사 선생님께 말씀 드리자, 강력 미노파겐 주사만 놔 주셨습니다. 97년, 99년에는 시댁 부모님이 돌아가셨습니다. 시부모님은 말년에 거동이 불편해져 홈 헬퍼인 시바타씨가 와서 도와주셨습니다. 시어머님이 돌아가시고, 체질개선연구회에 참석했던 시바타씨는 연구회에서 배운 내용을 제게 말해 주었지만, 그다지 열심히 듣지는 않았습니다.

  나는 특정 절기가 되면 몸져 눕는 것이 연중 행사였습니다. 시어머님의 3주기가 지난 그 해 쉬고 있는 저에게 시바타씨가 아무 말도 하지 말고 어서 먹어보라고 권해서 처음으로 <세이

겐> 1포를 먹고 자게 되었습니다. 당시 저는 잠이 잘 오지 않았고, 누우면 심장이나 몸에서 나는 소리 때문에 잠을 이룰 수 없는 밤이 계속되곤 했습니다. 다음 날 아침 일어나자 잠을 너무 잘자서 기분이 좋았고, 평소 몸과 다른 것이 느껴졌습니다. 그래서 일주일 간 시바타씨에게 받은 <세이겐> 30포를 다 먹었습니다.

사회자 : <세이겐> 단 1포로… 그러면 <세이겐>을 애용한 후의 이야기를 해 주십시오.

후쿠시마 : 저는 한 번 무엇이든 받아들이면 계속 순순히 따르는 편이라 <세이겐 골드>를 본격적으로 먹기 시작했습니다. 한 박스를 다 먹었을 때 즈음에는 매일 <골드> 2포, <알파> 1포씩을 먹게 되었습니다.

실은 30년 정도 전에 자궁근종 수술을 받은 이후 부인과 검진은 그 동안 한 번도 받지 않았습니다. 그러나 배가 나오고, 변비가 심해졌고, 만지면 배 왼쪽 아래에 뭔가가 있는 것 같았습니다. 이번에는 좀 일찍 위장내과에서 검사를 받았습니다. 그런데 부인과를 소개받았고, 항상 다니던 일적병원에서 수술을 받았습니다.

사회자 : 난소 종양을 제거하신 겁니까?

후쿠시마 : 그렇습니다. 아기 머리만하다는 소리를 듣고는 바로 수술했습니다. 다카시마의 체질개선연구회에 계시던 이시카와 선생님과 상의해, <세이겐 골드> 5포, <알파> 2포를 수술 당일부터 계속 먹었습니다.

전에 근종 때는 3주 간 입원하였고, 퇴원 후에도 집에서 누워 있었지만, 이번에는 12일만에 퇴원했습니다. 3일 후 재활 훈련하시는 분께서 일어나 걸어 보라 하셔서 "이건 젊은 사람들이나 가능하죠?"하고 말했더니, "나이가 먹을수록 빨리 걸으셔야 해요."라고 말씀하셨습니다. 저는 켈로이드 체질인데도 불구하고 2년이 지난 지금 수술 자국이 한 줄로 얇게 남아 있는 정도입니다.

사회자 : 히라이시 선생님께 한 말씀 부탁드리겠습니다.

히라이시(히라이시 클리닉 원장) : C형 간염 치료에서 크게 나뉘는 것은 인터페론 사용을 하는지 여부입니다. 우리는 국립국제의료센터와 제휴해 간장 생검을 합니다. 순조롭게 없어지면 행운이지만, C형 바이러스는 좀처럼 잘 없어지지 않습니다. 환자 분들이 만성 간염에서 간경변, 간암으로 발전한다는 것을 아는 경우도 있습니다. 반면 자신감을 가지고 치료를 할 수 없는 것이 현재 의료의 한계입니다. 실은 체질개선연구회 여러분께 배운 것인데, C형 간염 환자들은 인터페론 치료 한 달 전부터 <세이겐 골드>를 중심으로 <알파>를 추가 복용하고, 당일에는 <골드> 15포 정도, <알파>도 3 ~ 6포 정도 먹습니다. 그리고 처음 인터페론을 사용할 때에는 열, 통증, 구토 등의 부작용이 나타나므로, 주사 맞은 곳에 <골드>를 진하게 녹여 바르면 부작용이 거의 없다고 합니다.

저는 약 37 ~ 38개팀의 팀 닥터를 하고 있는데, 특히 럭비 선수들은 상처 발생율이 높습니다. 그럴 때 톱심 크림이라든지 상처를 없애는 크림에 <세이겐>을 많이 넣어 상처에 바르면, 후쿠시마씨가 말씀 하신대로 상처가 남지 않는 경우가 여러 번 있었습니다.

여러분 가정에 있는 <세이겐>은 정말 만능의 힘을 발휘하기 때문에 여러 용도로 사용하실 수 있을 겁니다. 시바타씨와 같은 분이 계신 덕분에 후쿠시마씨도 큰 어려움을 겪지 않으셨던 것 같은데, 무조건 효과가 있다는 한 마디가 아니라, 설득시킨 후 먹도록 하는 것이 좋을 것 같습니다.

사회자 : 그러면 그 후의 경과는 어떠셨습니까?

후쿠시마 : 올 1월 경 혈액 검사를 받았는데, 간 기능은 정상치보다 약간 높지만, 다른 이상은 없다는 말을 들었습니다. 지금은 <세이겐 골드> 4포와 자기 전에 <알파> 1포, 총 5포를 먹고 있습니다. 그러니까 저희 외가쪽은 모두 백발인데도 불구하고 최근 들어 저의 앞쪽 머리가 검어졌습니다. 무척 감사한 일입니다. 그리고 설날에 몸져 눕는 일도 최근 3, 4년 동안 없었습니다. 정말 놀랍습니다.

사회자 : 그러면 히사타 선생님 부탁드리겠습니다.

히사타(자연의학 임상예방연구소 상담의): 후쿠시마씨는 C형 간염으로 20년 가까이 강력 미노파겐 주사를 맞아 오고 있으며, 현재도 주 2회 맞고 계십니다. 간염과 오랫 동안 싸움을 해 오셨지만 후쿠시마씨는 <세이겐>을 만나고 나서 점점 건강해졌습니다.

어느 단계를 정복하면 우리 의사들은 조금 더 노력하자라는 생각을 하게 됩니다. 저는 어떻게든 해서 후쿠시마씨를 강력 미노파겐 주사로부터 해방시켜 드리고 싶습니다. 그렇게 하기 위해서는 조금 더 <세이겐 알파> 복용량을 늘려 보길 권하고 싶습니다. <알파>에는 락토페린이 들어 있습니다. 미국 등지에서는 HICV의 C형 간염 바이러스에 안쪽에서는 인터페론, 바깥 쪽에서는 락토페린이 효과가 있다는 실험 결과가 나와 있으며, 점점 현실화되어 인터페론과 락토페린, 리바비린이 3종의 신기가 되었습니다.

그리고 항암제로 머리카락이 다 빠지신 분들도 <세이겐>을 먹는지 여부에 따라 머리가 나는 정도가 다릅니다. 저는 3번이나 머리가 다시 났습니다. 제 나이에도 새하얀 잔털이 났다가 검게 됩니다.

그리고 후쿠시마씨는 만성 간염이 있음에도 불구하고 난소종양 수술 자국이 깨끗합니다. <세이겐>을 먹고 수술을 받은 분은 수술 후에 자국이 굉장히 깔끔하다는 것을 확실히 느끼실 겁니다.

3. 류머티즘과 자궁체부선암 개선

치바현 이찌하라시
이쿠타 스미코(59세)

저는 40세 즈음에 류머티즘 증상이 나타났습니다. 손이 굳는 것으로 시작되어, 팔 근육이나 뒷꿈치 관절 통증 등 겪어 보지 못하신 분들은 모를만큼 고통스럽습니다. 저희 어머니도 류머티즘으로 8년 정도 거동을 할 수 없으셨으며, 마지막에는 폐렴으로 타계하셨습니다. 그래서 저는 류머티즘에 좋다는 건강 식품은 뭐든 먹어 보았고, 뜸, 지압, 기공, 온천 요법 등도 해보았으며, 물이 좋다면 그 물을 가져다 마셔 보았고, 미국의 영양제가 좋다면 그것을 구해 먹어도 봤지만 날로 악화되기만 했습니다. 병원 약은 위장을 버리거나 간 수치가 점점 나빠져서 끊었습니다.

사회자 : 그렇다면 <세이겐>은 어떻게 알게 되셨습니까?

이쿠다 : 첫 만남은 2000년 12월이었는데, 회원이 된 것은 그로부터 수개월 후입니다. <세이겐> 이야기를 처음 들었을 때는 다른 건강 식품이나 비슷하겠지 생각했습니다. 그러나 치바의 체질개선연구회에서 실제로 류머티즘이 많이 나으신 분을 만났습니다. 그 분은 류머티즘은 걸려보지 않은 사람은 모르니까 도와 드릴 것이 있을지도 모른다며 명함을 건네주셔서, 나도 나을지도 모르겠다는 생각이 들어 먹기 시작했습니다. 그리고 회원 가입 후 받아 본 '왈츠'에 남편은 30년, 나는 20년이나 알고 지내던 히사타 선생님 사진이 있었습니다. 그래서 틀림없을 것이라고 생각했습니다.

히사타 선생님께서 마이하시에서 강연하셨을 때, 저에게 류머티즘이 있다고 말씀드리자, 나을 수 있으니 걱정말라는 말을 하셔서 치료에 대한 확신이 생겼습니다. 당시에는 <세이겐 골드> 2포, <알파> 1포를 먹었습니다. 그리고 무릎이 아파서 글루코사민과 콘드로이틴이 들어간 <GH>를 섞어 먹자, 편하게 걸을 수 있게 되었습니다. 또한 건강 검진에서 간 수치가 좋지 않게 나와 <알파>도 먹게 되었습니다.

2년 반 후, 친구 가족들과 여행을 가게 되었습니다. 비록 지팡이를 짚고 한 등산이었지만,(눈물) 풍경이 너무 아름다웠습니다. 다시는 이런 것은 하지 못하리라 생각했었던 저에게는 너무나 감동적이었습니다.

사회자 : 감사합니다. 히사타 선생님, 한 말씀 부탁드립니다.

히사타(자연의학 임상예방연구소 상담의) : 류머티즘의 어원은 체액 병리학에 의한 개념으로, 기원 전 그리스어에서 따 온 것입니다. 만성관절 류머티즘과 전신성 에리토마토데스 등의 교원성으로 크게 나뉘며, 병원, 병태가 다른 많은 질병이 포함되나, 공통의 병상, 증상은 운동시의 동통입니다. 류머티즘은 이러한 질환의 총칭이며, 단일 질병을 의미하는 질병명이 아닙니다.

이쿠다씨의 경우는 만성관절 류머티즘과 류머티즘성 다발성 근통이었던 것 같습니다. 발병율은 1대 4의 비율로 여성이 많으며, 30~50대의 여성에게 많은 질병입니다. 원인은 전혀 알려지지 않았으며, 다인성 유전적 소인과 특히 HLA-D4의 관련 및 바이러스 감염이 주목되고 있습니다. 진단은 현재 미국 류머티즘학회 진단 기준이 널리 사용되고 있으며, 4개 항목 이상 해당되면 RA(류머티즘)라 합니다.

치료는 스테로이드, 비스테로이드계 항염제와 균제, 페니실라민 등에 의한 내과적 치료도 있지만, 모두 딱 맞아 떨어지는 치료약은 없습니다. 굉장히 어려운 병입니다. 이쿠다씨도 20년 간이나 말로는 이루 설명할 수 없을 정도의 통증과 고통을 견디셨습니다. 각종 대체 요법도 시험해 보고 하셨지만 좋은 결과를 얻지 못하셨습니다.

하지만 우연히 20년만에 <세이겐>을 알게 되셔서 정말 행운이시라고 생각합니다. <세이겐 골드>, <알파>에 의해 박피를 벗겨내는 것과 같이 증상이 좋아졌고, 2003년 여름에는 놀랍게도 등산까지 가셨다고 하시니 저는 진심으로 기쁩니다. 이상입니다.

사회자 : 감사합니다. 그러면 그 후에 발병한 자궁체암의 경과에 대해서도 말씀해 주십시오.
이쿠다 : 2004년 6월에 이치하라시에서 암 검진을 받았는데, 자궁체암이므로 빨리 치바의 암센터로 가라는 말을 들었습니다. 저는 자궁근종 등을 잘못 안 것이라 생각했는데, 암센터에서도 자궁체암이라며, 치바대학에 소개장을 써주었습니다. 하지만 <세이겐>을 마시면 된다는 생각에 가지 않았습니다.

그러자 암센터에서 연락이 와 "2기 자궁암이니, 빨리 치바대학에 가십시오. 가지 않으신다면 집 근처 병원이라도 소개해 드리겠습니다."라는 것이었습니다. 바로 종합병원에 가서 검사한 결과 역시 자궁체암이었습니다. 바로 입원하라 하였으나, 입원하고 싶지 않았던 저는 다음 날 히사타 선생님을 찾아 갔습니다. 선생님이라면 <세이겐>을 마셔 보라고 말씀하실 것 같았습니다. 하지만 선생님은 자궁체암이 얼마나 무서운 것인지 설명해 주셨습니다. 겨우 검사 받은 병원에 다시 가야겠다는 결심을 하고 돌아오는 길에 연구소의 이타미 강사에게 안보 도오루씨의 책을 소개받고, 집으로 돌아오는 길에 열심히 읽었습니다. 그 책을 읽고 저는 <세이겐>을 먹고 "좀 나아졌으니 상황을 좀 더 지켜봅시다."라는 말을 듣기로 결심했습니다. 평계를 대 MRI 촬영을 늦추자, 히사타 선생님께서 "추석에는 선생님들도 안 계시고, 기회의 신은 한 번 놓치면 다시 오지 않는다."는 무서운 말씀을 하셨습니다. 몇일 후 저는 데무라 선생님을 찾아갔습니다.
사회자 : 그러면 자궁체암에 대해 데무라 선생님 설명을 부탁드립니다.

데무라(니시신주쿠 플라자 클리닉 원장) : 자궁체암과 경부암은 기본적으로 전혀 다릅니다. 경부암은 바이러스에 의한 것인데, 조기 성경험 등과 관련이 있습니다. 반면 자궁체암은 여성 호르몬 의존암입니다. 약간 비만기가 있는 사람, 아이를 많이 낳지 않은 사람, 생리를 빨리 시작한 사람, 폐경이 늦었던 사람, 유방암 경험이 있는 사람, 또한 갱년기 장애로 고생하는 사람이 여성 호르몬인 에스트로겐 주사를 맞으면 자궁체암 발병 가능성이 약간 높아집니다. 따라서 치료제로는 에스트로겐과 프로게스테론이 들어있는 정제인 필을 사용합니다. 이 병은 제대로만 관리하면 괜찮습니다.

이쿠다씨, 2b 단계에서 1a 단계까지 올라갔다는 것은 <세이겐>의 효과가 컸다고 생각합니다. 향후 치료 방침으로는 아마 수술을 권하셨으리라 생각합니다. 그리고 두 번째는 방사선입니다. 방사선에는 내조사와 외조사가 있습니다. 세 번째는 호르몬 요법이 있습니다. 치료로는 <세이겐>과 필과 같은 것, 프로게스테론계 등의 투여를 늘려갈 것입니다.

사회자 : 감사합니다. 또한 자궁체암인 줄 아신 후부터 <세이겐 알파>를 드셨다고 하셨는데, 변화는 있으셨습니까?

이쿠다 : 처음에 류머티즘으로 상의했을 때, 이걸 먹으면 반대로 여기 저기 통증을 느낄 가능성이 있으니, <세이겐 알파>를 먹으라는 말을 들었으나, <알파>는 좀 망설여졌습니다. 그래서 처음에는 <알파>와 <골드>를 1포씩 먹었고, 그 후에 <알파> 15포, <골드> 15포를 먹었습니다.

"조금 좋아졌으니, 상황을 좀 더 지켜봅시다"라는 말을 듣기 위해 열심히 노력했습니다. 데무라 선생님도 저에게는 말씀하

시지 않았지만, 보호자로 함께 간 요시즈미씨에게는 수술을 권했다고 합니다.(장내 웃음)

대학병원에는 영양 보조제와 병행해 치료를 하시는 선생님이 계실까 싶어 소개장을 들고 찾아 갔습니다. 병원에서는 2기 선암이므로, MRI와 세포 진단을 하자 했습니다. <세이겐>을 30포 먹으며 한 달 후 MRI를 찍었는데, 역시 자궁체부의 선암, 명세포암이라는 말을 들었습니다.

후에 아라카와씨와 상의하여, 쿠스모토 고문님을 만나 <세이겐>으로 병 치료에 도전해 보고 싶다고 말씀드리자 "면역력이 올라가면 괜찮지만"이란 말씀을 하셔서, 저는 "노력하겠습니다. 어떻게 하면 좋을까요?"라고 말했습니다. 선생님은 "코로 호흡하고, 수면은 잘 취하시나요? 코를 곤다면 잠을 잘 못 잔다는 증거입니다."라는 조언을 해주셔서, 입 주위를 단련하는 파타카라를 하고, 밤에는 반창고로 입을 붙이고 잤습니다. 책에서 암은 스트레스에 의해 생긴다는 구절을 본 적이 있었으므로, 스트레스를 없애고, 균형잡힌 식사, 몸을 많이 움직이는 운동을 하도록 노력했습니다.

사회자 : 대단하시다는 생각을 하며 듣고 있었습니다.(장내 웃음). 히라이시 선생님, 한 말씀 부탁드립니다.

히라이시(히라이시 클리닉 원장) : 환자 분들 중에는 스스로 답을 준비하고 계신 분들이 계시는데, 기대한 대로 의사가 답변을 하면 그 의사는 명의가 되어 버립니다. 하지만 객관적으로 의사들은 바른 말을 합니다. 저도 처음 5년 간은 산부인과 의를 했으므로, 자궁체암의 어려움과 고통에 대해 잘 알고 있습니다. 하지만 왠만한 일이 아니면 90% 이상은 수술로 치유가 됩니다. 자궁경부암에 비해 훨씬 완치율도 높으므로 저도 수술을 권합니다.

　여러분, 오늘은 이쿠다씨의 건강과 기백을 배워 가십시오.(웃음) 제 생각에는 체질개선연구회를 일본 전국에서 개최하고 있는데, 참가하시는 모든 분들이 너무나 밝고 건강하십니다. 이로 인해 의사들의 힘도 100배 강해진 것 같습니다.

2005 후쿠오카 포럼

1. 네프로제 증후군 발병후 당뇨병, 뇌경색 극복
2. 폐비정형항균증 치료제의 부작용 개선

사회자 : 츠다
　　　　　미우라 회장

코멘트 닥터
데무라 히로시 : 니시신주쿠 플라자 클리닉 원장
히라이시 키쿠 : 히라이시 클리닉 원장
운텐 센카즈 : 자연의학 임상예방연구소 상담의

1. 네프로제 증후군 발병후 당뇨병, 뇌경색 극복

후쿠오카현
키리유(71세)

저는 60세까지 1년에 한 번씩 건강 검진을 받아왔는데 한 번도 이상이 없었습니다. 그래서 전국 곳곳을 누비고 다니며 일도 열심히 해왔습니다. 그러던 중 1993년 여름, 몸이 붓기 시작했는데도 제 건강을 너무 믿었기 때문에 가을이 될 때까지 계속 일에만 전념했습니다. 그러나 붓기가 점점 심각해져서 양복도 꽉 끼일 정도가 되었고, 신발도 신을 수 없게 되어 가까운 병원을 찾았습니다. X-ray 검사를 해보니 오른쪽 폐에 물이 차있고, 갑상선 기능도 저하됐다고 했습니다. 큰 병원을 찾았더니 치료가 필요할 것 같다고 해서 몹시 불안했습니다.

10월 중순쯤 동경 자혜회 의대부속병원에 가서 검사를 받았더니 네프로제 증후군이라는 결과가 나왔습니다. 입원실이 없어 집에서 대기하고 있는 동안 이뇨제인 라식스정(40mg)을 복용하자 붓기는 곧 가라앉았습니다. 하지만 회사에는 출근하지 못하고 집에서 요양을 취하고 있었습니다.

11월에 입원을 해서 신장 검사를 해보니 만성 신증이라고 했습니다. 이것은 네프로제 증후군의 약 20%에 달하는 성인들에게서 나타나는 신장염의 일종이라고 합니다. 저는 치료를 위해서 12월 중순부터 스테로이드제인 프레드닌(5mg)을 하루 8알씩 복용하기 시작했습니다.

사회자 : 데무라 선생님 어떻게 생각하십니까?
데무라(니시신주쿠 플라자 클리닉 원장) : 네프로제 증후군은 치료가 쉽지만은 않은 병입니다. 신장은 여과 장치처럼 몸 속의 노폐물을 몸 밖으로 내보내는 작용을 하는 기관입니다. 매우 작고 동그란 사구체라는 것이 있어서, 이곳에서 여과하여 필요 없는 것은 몸 밖으로 내보내고, 필요한 성분은 재흡수합니다. 여기에 문제가 생기면 대량의 단백질이 소변을 통해 몸 밖으로 배설되어 버려서, 혈중 단백질, 특히 알부민 농도가 현저하게 저하되어 몸이 붓게 되는 것입니다. 그리고 흉수, 복수 등의 증상이 나타나 신장 기능이 저하되고, 이를 방치하면 신부전증으로도 확대될 수 있는 병입니다. 어린 아이의 경우 주로 남자 아이에게 많이 나타나며, 성인일 경우에는 남녀 차이가 없이 발병하는 것으로 알려져 있습니다. 아직 정확한 원인은 알 수 없지만 원인을 알 수 있는 2차성 네프로제 증후군이라는 것도 있습니다. 예를 들면 당뇨병, 아밀로이드시스, 전신성 에리테마토데스, B형 간염, C형 간염, 그리고 에이즈나 바이러스 감염에 의해 발병하는 경우 등이 있습니다. 치료약으로는 비스테로이드 진통제(NSIDs), 마약 성분이 들어있는 헤로인 주사 등이 있습니다.

키리유씨의 경우는 막성 사구체염이셨는데, 진단 기준에는 4가지 정도가 있습니다. 첫 째는 1일 3.5g 이상 계속되는 단백질 뇨, 둘 째로는 저단백, 저알부민 혈증, 세 번째가 붓는 증상입니다. 붓기의 특징은 주로 저녁 때에는 다리가, 자고 일어났을 때에는 얼굴이나 눈꺼풀이 붓는 경우가 많습니다. 흉수나 복수가 차는 경우도 있습니다. 넷 째는 총콜레스테롤이나 LDL

콜레스테롤이 높은 고지혈증이라는 특징을 보이는 경우입니다. 키리유씨의 데이터를 보면 혈 중 칼슘이 조금 낮습니다. 그리고 붓기가 있었던 것으로 볼 때 갑상선 기능저하증이라는 진단이 나왔을 것 같습니다.

치료는 키리유씨와 같은 막성 사구체신장염에 의한 증상은 치료하기가 매우 어려운 경우도 있습니다. 역시 스테로이드 치료 밖에는 없습니다. 프레드닌을 8알에서 조금씩 줄여나가서 지금은 1알씩 드시고 계시는데, 스테로이드 호르몬은 치료 효과가 좋은 만큼 부작용도 심합니다. 하지만 이 경우에는 꼭 필요한 치료제라고 할 수 있습니다.

그리고 키리유씨는 혈압도 높다고 하셨는데 이는 ACE 저해약을 쓰시면 됩니다. <세이겐>에는 ACE 저해작용물질 등이 포함되어 있기 때문에 네프로제 증후군에는 효과가 있지 않았을까 생각합니다.

사회자 : 데무라 선생님 감사합니다. 키리유씨 계속 말씀해 주십시오.

키리유 : 약 3개월만에 퇴원한 이후 통원 치료를 받으며, 프레드닌도 2알로 줄였습니다. 1994년 7월 말부터는 집 근처에 있는 큐슈 대학병원에 다니게 되었습니다. 당분간은 통원 치료를 했지만 1995년 3월에 다시 입원했습니다. 항암제인 엔드키산 P정을 복용하기 시작했고, 프레드닌의 양도 4알로 늘렸습니다. 4월 말에 퇴원은 했지만, 5월 20일 경에는 고열로 인해 다시 1달 간 입원을 해야만 했습니다. 이 때의 병명은 급성 폐렴이었습니다.

요양을 하면서 1년 가까이 지난 1997년 1월 7일 아침, 구토 증세와 위통, 고열 증세로 복부 에코 검사와 내시경 검사를 받았습니다. 검사 결과는 위궤양이었고, 또한 폴립도 발견되었습니다. 프레드닌을 3년 간 복용한 데 대한 부작용이었습니다. 입원 기간은 13일 정도였지만, 그 2주일 후 왼쪽 엄지 발가락에 심한 통증이 느껴졌습니다. 통풍이었습니다. 이것 또한 이뇨제인 라식스를 3년 간 복용한 데 대한 부작용이었습니다. 그 때서야 저는 부작용이 얼마나 무서운 것인지를 새삼 깨닫게 되었습니다.

1998년 1월부터는 프레드닌(25mg) 6알을 추가 복용하게 되었지만, 엔드키산 P정의 복용은 중단했습니다. 하지만 그 다음의 복병은 당뇨병이었습니다. 저는 헤모글로빈 A1C는 7.3%, 혈당치 159로 의심할 여지없는 당뇨병 환자였습니다. 이것 또한 스테로이드제의 부작용일 확률이 커다고 했습니다. 그래서 프레드닌 1알을 반 알로 줄였습니다. 1999년 9월 헤모글로빈 A1C는 5.7%, 혈당치도 84로 안정을 되찾았지만, 몸이 부으면 약을 먹었다가 조금 나으면 중단하는 다람쥐 쳇바퀴 돌리는 듯한 치료가 반복되었습니다.

그리고 그 다음에 찾아온 것이 뇌경색이었습니다. 2002년 11월 말, 가벼운 어지럼증과 오른손, 오른쪽 다리의 움직임이 둔해져 글자도 제대로 쓰지 못하게 되었습니다. 아내가 집에 돌아올 때까지 꼼짝 않고 누워 있어야 했으며, 오후 4시 경 가까운 병원에 가서 치료를 받곤 했습니다. 그러던 중 갑자기 구토 증상이 심해져 구급차로 병원에 실려가 입원을 하게 되었습니다. 조기 치료를 한 덕분에 재활 치료를 포함해서 22일 간 입원해 있다가 퇴원하게 되었습니다. 이뇨제가 2종류로 늘었기 때문에 혈전이 뇌 혈관을 막아 왼쪽 모세혈관 3개가 막혀 뇌경색이 되었다고 했습니다. 그래서 이뇨제의 복용을 즉시 중단했습니다.

사회자 : 정말 힘든 시간을 보내셨군요. <세이겐>은 어떻게 알게 되셨습니까?

키리유 : 2003년 1월에 지인으로부터 체질개선연구회에 한 번 참가해 보지 않겠냐는 권유를 받은 것이 계기였습니다. <세이겐>은 면역력을 높여 주기 때문에 매우 효과가 좋을 거라고 하셨습니다. 저는 면역 억제제를 먹고 있었기 때문에 면역력을 높이는 것은 오히려 역효과일 거라고 얘기했습니다. 하지만 지금처럼 약에 절어 사는 일상을 바꿔보고 싶었던 마음도 있어서, 1월 25일 후쿠오카에서 열린 체질개선연구회에 참가했었습니다. 그곳에 참가하신 의사 선생님과도 개인 상담을 했는데 여러 가지 조언도 해주시고, 처방도 내려주셨습니다. 다음 날부터 바로 <세이겐 골드> 2포와 <세이겐 알파> 2포씩을 먹기 시작했고, 현재는 양을 조금씩 늘려서 <세이겐 골드> 6포와 <세이겐 알파> 6포를 먹고 있습니다. 그리고 가끔 <세이겐 GH>도 섞어 먹고 있습니다. 기본적으로는 하루 6포 정도를 먹고 있는데 예전에 히라이시 선생님의 강연회에서 들은 대로 아침, 점심에는 식후 곧바로 <세이겐>을 먹고 나서 30분 후에 약을 먹었습니다. 그리고 밤에는 8시 이후에 <세이겐>을 먹어야 이뇨 작용에 좋다고 해서 약을 먼저 먹은 다음에 <세이겐>을 먹었습니다.

사회자 : 그럼 이 자리에 계신 여러분들도 <세이겐>의 효과적인 복용 방법에 대해 관심이 있으실테니 히라이시 선생님에게

한 말씀 부탁드립니다.

히라이시(히라이시 클리닉 원장) : 키리유씨는 정말 힘든 시간을 많이 보내셨지만 그만큼 행운도 따르셨던 것 같습니다. 키리유씨가 걸리신 병 중 어느 하나로 세상을 떠나셨다고 해도 전혀 이상할 것이 없습니다. 그렇지만 그러한 어려움을 모두 극복하시고 지금 이렇게 건강하게 계시는 것은 본인의 노력도 노력이지만, <세이겐>과의 만남도 큰 도움을 드렸을 것이라고 생각합니다.

우선 네프로제는 도쿄도에서 지정한 난치병 중 하나로 이 병을 앓으시며 고민하시는 분들도 많이 계실 것입니다. 하지만 두려워하실 필요는 없습니다. 원인은 불분명한 경우도 많지만, 발병한 경과를 거슬러 올라가 보면 어느 정도 파악되어 가고 있는 질병 중 하나입니다. 따라서 <세이겐>을 정확하게 복용하시면 서서히 개선될 수 있을 것입니다.

그리고 당뇨병은 정말 힘든 병 중 하나입니다. 예를 들면 류마티스나 네프로제는 스테로이드 호르몬제를 사용하지 않으면 고칠 수 없는 병인데, 이것을 지속적으로 복용하게 되면 당뇨병에 걸리게 됩니다. 스테로이드는 혈당을 높여주기 때문에 당뇨병을 악화시키게 되는 것입니다. 원래 앓고 있던 병을 고치는 대신 당뇨병에 걸리게 되는 악순환이 계속되는 것입니다. 여기에 당뇨병성 막증이나 신장 염증 등이 더해지게 되면 어느 것부터 고쳐야 할 지 모르는 상황이 닥치게 되는 것입니다. 이럴 때 <세이겐>이 많은 도움을 드릴 수 있습니다. 예를 들어 당뇨병 환자의 경우 밤 9시 이후 새벽 6시까지 당의 대사가 떨어지기 때문에 인슐린이 분비되지 않습니다. 이 때 헤모글로빈

A1C와 같은 나쁜 당이 몸 속에 축적되는데, 이걸 한 발 앞서서 막아주는 겁니다. 그래서 아침, 점심은 1포씩, 밤 8시 경에 <세이겐 골드>와 <알파>를 3 ~ 4포씩 한꺼번에 드시도록 조언해 드린 겁니다.

　당뇨병 뿐만이 아니라 암이나 C형 간염 또는 간경변일 경우에도 <세이겐>은 면역력을 높여주는 작용을 합니다. 아까 말씀하신 중에 면역 억제제를 먹고 있는데 면역력을 높여주는 <세이겐>을 먹는다는 것은 이상하다고 말씀하셨습니다. 그것은 잘못 알고 계신 겁니다. 왜냐하면 나쁜 면역, 예를 들어 자기면역질환이나, 부작용을 억제하거나, 피부나 장기를 이식했을 경우 자기면역작용으로 인한 거부 반응을 억제하기 위해 복용하는 것이 면역 억제제입니다. 그리고 <세이겐>은 암세포와 대적하는 킬러 세포의 움직임을 활성화시켜 준다는 의미에서 면역력을 높여주는 것입니다.

사회자 : 히라이시 선생님 감사합니다. 키리유씨는 <세이겐>을 드신 이후에 어떻게 개선되셨습니까?

키리유 : 2003년 12월 23일에 프레드닌의 복용을 중단했습니다. 매일 저녁 약 4km 거리를 50분에 걸쳐 빠른 걸음으로 걷고 있습니다. 그리고 현재 염분 섭취량은 1일 5g으로 제한하고 있습니다. 저와 같은 병을 앓게 되면 독한 약에 의지하지 않고서는 생활하기가 어렵다고 합니다. 그래서 좀 더 빨리 <세이겐>을 알게 되었다면 약으로 인한 부작용도 줄이고, 좀 더 빨리 개선될 수 있었지 않았을까 생각합니다. 제 병을 제대로 알고 대처해 나가면서 앞으로의 인생을 아내와 함께 행복하게 보내고 싶습니다.

2. 폐비정형항균증 치료제의 부작용 개선

시즈오카현
이나가키(71세)

　4년 전에 감기에 걸려서 38도의 고열에 시달린 적이 있었습니다. 원래 조금만 쉬면 금방 열이 내리곤 했었지만 이번에는 좀처럼 낫지를 않아서, 1주일 정도 지났을 때쯤 종합병원을 찾았습니다. X-ray 검사를 비롯한 여러 가지 검사를 받은 결과, 폐렴이라고 하시며 즉시 입원을 하라고 하셨습니다. 그 때까지 큰 병 한번 앓았던 적이 없던 저였기에 그 당시엔 너무 놀랐습니다.
　저는 동경에서 미용사 일을 하고 있습니다. 방송국에서 메이크업을 담당하기도 하고, 미용실도 운영하며 열심히 살아가고 있었습니다. 그런데 언제부턴가 감기에 걸리면 기관지가 조금 이상하고, 숨소리도 거친 듯한 느낌이 들어서 오랫 동안 피워오던 담배도 끊었습니다.
　8일 정도 입원하면서 링거도 맞고 약도 먹었습니다. 퇴원 후에 평상시처럼 일을 하며 지내던 중 폐렴 백신이 나왔다는 말을 듣게 되었습니다. 그래서 다시는 같은 병을 앓기 싫어서 주사를 맞으러 병원에 갔습니다. 그런데 갑자기 혈액 검사, 소변 검사, X-ray, CT 촬영 등 여러 가지 검사를 받게 되었고, 의사 선생님은 폐 비정형항균증이라고 하셨습니다. 처음 듣는 병명이라 자세히 여쭤봤더니 가족과 함께 다시 오라고 하셨습니다.
　그 다음 주에 여동생을 데리고 다시 병원을 찾았더니 6 ~ 7

종류의 약이 적힌 처방전을 써주셨습니다. 갑자기 이유도 모른 채 엄청난 양의 약을 먹어야 했습니다.

비정형항균증이란 대체 어떤 병인지 궁금해져서 도서관을 찾아가서 알아보았더니, 결핵균 외의 균에 의해 발병하는 폐질환을 총칭하는 것이었습니다. 감염되지는 않지만, 여러 가지 균이 원인이 되어 약을 고르기가 매우 어려운 병이라는 사실도 알았습니다.

약을 먹고나서 10일 정도가 지나자 두드러기와 기침이 났고, 불면증이 생겼습니다. 그리고 몸 전체에 붉은 두드러기가 생겼습니다. 아무래도 이상하다 싶어 병원을 찾았더니 약을 중단하고 안과, 이비인후과, 피부과에 가볼 것을 권유하셔서 매일 같이 통원 치료를 받았습니다.

사회자 : 네. 폐렴을 시작으로 여러모로 힘든 시간을 보내셨는데, 운텐 선생님 한 말씀 해주십시오.

운텐(자연의학 임상예방연구소 상담의) : 폐렴은 X-ray 사진으로 찍었을 때 그림자처럼 나타나게 됩니다. 사람의 폐는 호흡을 하는 한 언제나 열려 있습니다. 그렇기 때문에 인체 중에 외부로부터 세균이 침입하기 가장 쉬운 곳이 바로 폐입니다. 비정형항균증이라는 것은 결핵균 외의 세균이 침입해서 발병하게 됩니다. 특히 마이코박테리움 아비움 콤플렉스라고 하는 MAC가 가장 흔한 발병 경로입니다. 이 외에도 30종류가 넘는 세균이 원인이 되고 있습니다. 결핵약은 대부분 페니실린 계통의 약을 쓰게 되는데, MAC라는 세균은 이 약으로 처치할 수 없습니다.

비정형항균증이라는 것은 몸의 저항력이 약해졌을 때 걸리기 쉬운 병입니다. 면역력이 저하되었다는 기준이 되는 것이 CD 4 세포인데, 이 세포가 400 이하로 떨어지면 결핵에 걸리게 되고, 나아가 200 이하로 떨어지게 되면 카리니 폐렴에 걸리게 됩니다. 이보다 더 떨어지게 되면 비정형항균증에 걸리게 되는 것입니다. 몸이 매우 쇠약해졌을 때 걸리는 병인 것입니다. 이 병은 결핵약으로도 치료할 수 없다는 것이 골치 아픈 부분입니다. 주로 폐결핵, 폐 수술, 심폐증, 기관지 확장증의 합병증으로서 비정형항균증에 걸리기 쉽습니다. 이나가키씨의 경우는 아마도 기관지 확장증에 문제가 있었을 것 같습니다. 그 밖에도 당뇨병이나 신장염, 스테로이드제를 사용하고 있는 환자 분들도 걸리기 쉬운 병입니다.

사회자 : 운텐 선생님 감사합니다. 이나가키씨 <세이겐>은 어떤 계기로 알게 되셨습니까?

이나가키 : 그 후 2002년도에 지인인 사이토씨가 전화를 하셨습니다. 서로 안부를 묻다가 제 목소리가 이상한 것 같다며 걱정해 주셨습니다. 그래서 설명을 드렸더니 <세이겐>을 한 박스를 가지고 찾아와 주셨습니다. 실은 사이토씨와는 10년 전부터 알고 지내던 사이였는데, 1993년에 그의 권유를 받고 회원으로도 가입을 했었습니다. 하지만 그 때 저는 워낙 건강했었고, <세이겐>의 가격도 만만치 않았던 터라 한 번도 제대로 먹어본 적이 없었습니다.

사회자 : 그럼 <세이겐>을 드시고 난 이후에는 몸 상태에 어떤 변화가 나타났습니까?

이나가키 : 처음에는 잘 몰랐었는데 한 2, 3달쯤 지난 이후부터 어깨나 허리 통증이 사라졌고, 약의 부작용도 사라져서 원

래대로 건강을 되찾을 수 있었습니다. 지금은 <세이겐 골드>를 5 ~ 6포, <알파>를 2 ~ 3포를 먹고 있는데, <GH>는 그 날마다의 몸 상태에 따라 조금씩 함께 먹고 있습니다. 요즘도 몸이 으슬으슬해진다 싶으면 조금 양을 늘려서 먹고 있습니다. 요즘은 하루 평균 12봉 정도씩 먹고 있습니다. 클리닉에도 꾸준히 다니고 있고, 의사 선생님들께서 많은 도움을 주시고 계십니다.

사회자 : 니시신쥬쿠 플라자 클리닉에 자주 들르신다고 했으니 원장이신 데무라 선생님께서 한 말씀 해주십시오.

데무라(니시신주쿠 플라자 클리닉 원장) : 저는 서양 의학을 공부했기 때문에 환자 분들께 약을 처방하고는 있지만, 부작용을 생각할 때 약을 드시지 않고 치료할 수 있으면 얼마나 좋을까 하는 생각을 곧잘 하고는 합니다. 또 저희 클리닉에서 경락요법을 통해 치료를 하고 계신 카토 선생님이 고지혈증 환자의 머리를 지압하신 후 피를 뽑으면 그 자리에서 혈압이 내려가고, 혈색도 좋아지는 모습을 종종 보게 됩니다. 그걸 보고 있자면 요즘 주목 받는 대체의료의 중요성을 새삼 깨닫게 됩니다.

 이 병은 결핵균과 비슷하기 때문에 항결핵제를 함께 사용하게 되면 간 기능 장애가 일어날 수 있습니다. 항결핵제에는 시신경 장애나 시력 장애, 알레르기 등의 부작용도 나타날 수 있습니다. 치료제로는 아미노글루코시드가 사용되는데 이것이 청력 장애와 평형 장애를 야기시킵니다.

 이 병에는 명약이 없다고 해도 과언이 아닐 것입니다. 그렇기 때문에 약을 먹을 바에야 <세이겐>을 먹는 것이 낫다는 말씀도 맞습니다.

2004 하마마츠 포럼

1. C형 간염, 인터페론을 거부하고
2. 거대 간낭포, 신장 결석을 개선
3. 50년을 고민해 오던 축농증을 극복, 남편을 대장암을…
4. 596g 초미숙아가 쑥쑥!

사회자 : 호리이

코멘트 닥터
히라이시 키쿠 : 히라이시 클리닉 원장

1. C형 간염, 인터페론을 거부하고

시즈오카현 이와타군
스즈키 하마코(50세)

사회자 : 최초의 발표자이신 스즈키씨는 정말로 건강해 보이시는데 실은 C형 간염 환자이십니다.
스즈키 : 네. C형 간염이란 진단을 받은 것은 2002년 11월이었습니다. 처음에는 설마 내가 하고 믿을 수 없었습니다. 3월 달부터 당뇨병 치료를 하고 있었는데, 검사에서는 GOT, GPT 수치가 높을 때도 있었습니다. 혈소판도 9만에서 11만으로 조금 적다고는 했지만 C형 간염이라니…….

　치료 방법으로는 인터페론 밖에 없었습니다. 게다가 인터페론만으로는 낫기 어려운 I형의 바이러스로 내복약을 병용해야 한다고 했습니다. 또한 인터페론 뿐만 아니라 내복약에 대한 부작용도 있다고 하셨습니다. 병원에서 받은 책자를 통해 우울증이 올 수도 있다는 것도 알게 되었습니다.

　병원에 갈 때마다 인터페론 치료를 권유 받았습니다. 아직 젊기에 해볼만 한 가치가 있다는 것이었습니다. 반 년 정도 지났을 무렵 한번 해 볼까라는 생각이 들었지만 선생님께는 말을 꺼내지 못하고 있었습니다.

사회자 : 그러면 <세이겐>과는 어떻게 만나게 되었습니까?
스즈키 : 근처에 사시는 이토 사다코씨에게 C형 간염으로 인터페론 치료를 할지도 모른다고 이야기하자, 큰 일이라며 몸에 좋으니 먹어보라고 <세이겐>을 권해주셨습니다.

사회자 : 그래서 <세이겐>을 애용되게 되셨군요. 그 후 어떠셨습니까?

스즈키 : 네. <세이겐 골드>를 하루 3포씩 먹기 시작했습니다. 그러자 1개월 후 간장의 수치가 과거 최고치였던 161까지 올라가 불안하기도 했습니다. 그래서 체질개선연구회에 참석하여 선생님과 상담을 했더니, <골드> 6포에 <알파> 3포를 추가해서 먹으라고 하셨습니다.

사회자 : 복용량이 훨씬 증가한 것이군요.

스즈키 : 그렇습니다. 그 방법으로 저와 같은 C형 간염 환자 분이 몇 년이 지나도록 건강하시다고 들었기에 안심할 수 있었습니다. 그래서 <세이겐>을 믿고 먹기 시작했습니다.

한편 혈당치는 평상치이기는 했지만 95 이하로는 내려가지 않았습니다. 그랬던 것이 금년 1월에 88, 2월에는 83으로 지금까지 없었던 낮은 수치를 보였습니다. 그래서 저는 <세이겐>을 먹기 시작하고 8개월이 지난 지금 체내의 변화를 실감하고 있습니다.

무엇보다 지금도 병원에 가면 인터페론을 권유하시지만 주사는 아프기도 하고, 부작용도 무섭다는 핑계를 대며 거절하고 있습니다.

사회자 : 컨디션은 좋으신 것 같습니다.

스즈키 : 네. 상당히 좋습니다.

사회자 : 정말 다행입니다. 히라이시 선생님, 이러한 경과를 어떻게 생각십니까?

히라이시(히라이시 클리닉 원장) : 어떻게 C형 간염에 걸리셨습니까? 수혈하신 경험이 있으십니까?

스즈키 : 없습니다.
히라이시(히라이시 클리닉 원장) : 예전에는 수혈을 통해 C형 간염에 걸리는 분들이 많이 계셨습니다. 예를 들자면 제 환자 분 중에 야마가타의 사카타시에서 초등학교 시절을 보내신 분이 계신데, 예방 접종 때 한 반 학생들이 18명, 17명으로 나누어져 오른쪽과 왼쪽으로 줄을 섰다고 합니다. 그 후 우측으로 줄 선 18인 중 11명이 C형 간염에 걸렸고, 좌측 줄에 섰던 사람은 아무도 걸리지 않았다고 합니다. 그 환자 분은 처음에는 왼쪽에 섰다가 오른쪽 줄이 빨리 줄어 오른쪽으로 옮겨졌다고 합니다. 그냥 왼쪽 줄에 있었어도 불과 2분이나 3분 차이로 예방 접종은 끝났을텐데 말입니다. 그 환자 분께서는 그것이 인생의 갈림길이었다고 말씀하셨습니다. 옛날에는 예방 접종시 바늘을 여러 사람에게 돌려서 사용했기 때문입니다.

게다가 현재 60세 전후 분들께서 중학교, 고등학교 시절이었을 때에는 어떤 증상이든지 수혈을 하는 풍조가 있었습니다. 예를 들면 맹장 수술, 혹은 위궤양 등에도 빈혈 때문에 수혈하는 것이 아니라, 단지 건강한 혈액으로 면역력을 높이고 병을 고치려고 한 것입니다. 그래서 C형 간염이 증가했습니다. 스즈키씨의 경우 수혈 경험은 없는 듯 하지만 유전이거나, 어쩌면 다른 주사 바늘에 의해 옮겼을지도 모르겠습니다. 그리고 인터페론이 효과가 있는 경우는 10명 중 2명이나 3명 정도일 것입니다.

사회자 : 인터페론의 치료가 그 정도 효과 밖에 없습니까?
히라이시(히라이시 클리닉 원장) : 네. 인터페론으로 바이러스를 죽이는 방법은 실제로 적응이라고 해야 할지…. 맞는 사람

이 적습니다. 게다가 가격도 1회에 5만엔 정도합니다. 아픈 것은 당연하고, 일주일에 3회씩, 반 년 동안 통원해야 합니다. 그래서 바이러스가 죽으면 좋겠지만 10명 중 8명은 효과가 없습니다. 아픈 게 손해라고나 할까요? 스즈키씨의 심정을 너무 잘 알고 있습니다.

사회자 : 부작용도 역시 무섭습니까?

히라이시(히라이시 클리닉 원장) : 특히 우울증의 치료는 최후의 치료로 앞으로 한 달, 반 달 정도 남았을 때입니다. 환자 분이 갑자기 체념을 하게 되고, 무기력해지게 되면, 바로 전 치료 시에도 열심히 하겠다고 의지가 강하셨던 분이 바로 다음 주에 힘이 쭉 빠져서 갑자기 바쁘다며 병원에 오시지 않습니다. 그 분들 중에는 식사도 못하고 바닥에 쓰러지시는 분들도 계십니다. 이것은 인터페론의 부작용 때문입니다.

사회자 : 그렇습니까. 그러면 스즈키씨, 향후의 계획이나 현 생활에 대한 보람 같은 것에 대해 한 말씀 해주십시오.

스즈키 : 체질개선연구회에서 "몸이 바뀌면 마음이 바뀐다."라고 들었습니다. 정말 그 말 그대로입니다. 저 스스로가 그 때 인터페론을 사용하지 않아 정말 다행이었습니다. <세이겐>이 있으면 괜찮다는 자신감도 붙었습니다. <세이겐> 덕분에 매일 즐겁게 보내고 있고, 마음의 건강을 되찾을 수 있었습니다. 불면증 때문에 복용했던 정신 안정제도 끊었지만 충분히 숙면하고 있습니다.

  특별한 증상도 없었던 상태에서 정기 검사 도중에 병을 발견하게 된 것도 행운이라고 생각합니다. C형 간염이나 당뇨병과는 쭉 친구해야겠지만, 바이러스가 감소했다거나, GOT, GPT

수치가 안정되었다는 기쁜 소식도 곧 들을 수 있을 것입니다. 이 체험을 한 사람이라도 많은 분들에게 전하는 것과 동시에, 제게 <세이겐>을 전해 주신 이토 사다코씨, 이것을 출시하신 CMC, <세이겐> 가족 모든 분들께 감사하고 있습니다.

2. 거대 간낭포, 신장 결석을 개선

기후현 에나시
이치카와 히로토시(80세)

사회자 : 두 번째로는 병이라고 하는 나쁜 친구가 우르르 찾아 왔다고 하시는 이치카와 히로토시씨입니다. 이전 '왈츠'에서 소개했을 때 큰 반향을 일으킨 적이 있었습니다.

　이치카와씨는 4살 때 디프테리아를 앓았지만 구사일생으로 치유되었습니다. 그리고 초등학교 때에는 장 결핵이 의심되어 걱정스러운 날들을 보내셨습니다. 19세에 교사가 되셨지만 폐결핵, 척수 카리에스, 십이지장궤양, 저하성 빈혈, 돌발성 부정맥, 자율신경실조증, 게다가 교통 사고로 생사를 왔다 갔다 하는 중상까지……. 1990년 이전까지 입·퇴원만 8번, 이후에는 경추 헤르니아, 요추 헤르니아로 역시 4회나 입·퇴원을 반복하셨습니다. 별명대로 미스터 입·퇴원이십니다.

　그런데 1996년 5월 에나에서 열렸던 체질개선연구회에서 <세이겐>을 알게 된 후로 몸 상태가 좋아지셨다고 합니다.

히라이시(히라이시 클리닉 원장) : 늦었다면 늦은 감도 있지만 이제라도 <세이겐>을 알게 되어 다행입니다. 학교에서는 무엇을 담당하십니까?

이치카와 : 저는 초등학교와 중학교에서 음악과 사회를 가르쳤습니다.

사회자 : 그런데 또 최근에 거대 간낭포, 그리고 신장 결석이 발병되었습니다. 우선은 거대 간낭포의 경위부터...

이치카와 : 실은 큰 딸아이가 노래하는 것을 좋아합니다. 준프로 정도의 실력은 되는 것 같습니다. 자작곡을 2곡 가지고 있어 CD와 카세트 테이프를 제작하고, 2002년 3월 말 자선 콘서트를 기획하고 장소를 에나 문화 센터의 큰 홀에서 하기로 했었습니다. 간판이든지 포스터의 의뢰 등 모든 것을 혼자서 준비했습니다. 덕분에 30만엔을 기부할 수 있었습니다.

히라이시(히라이시 클리닉 원장) : 입장료 수익이셨습니까? 훌륭하십니다.

이치카와 : 네. 노인 복지에 기부했습니다. 그것이 끝난 2002년의 6월, 더 이상 아무것도 하고 싶지 않았고, 음식을 먹으면 속이 거북했습니다. 그러면서 체중이 점점 줄더니 11kg이나 줄었습니다.

나고야 대학병원에서 위 검사를 했는데 위암은 물론 아무 이상이 없다고 했습니다. 그런데도 위가 이상해 검사를 더 해보았더니 "대단한 게 발견되었습니다. 간에 직경 15cm의 수포가 생겼습니다"라고 하였습니다.

사회자 : 15cm? 투포환 볼 크기 정도 되겠네요.

이치카와 : 네. 의사 선생님께서도 수포가 이렇게 크면 제거할 수 없기 때문에 일단 물을 뽑자고 하셨습니다. 그래서 저의 손

발을 묶고 주사기로 1,300cc나 뺐습니다. 거대한 간낭포에 의사 선생님도 깜짝 놀라셨습니다. 하지만 수술하고 3일 후에 퇴원했습니다. 왜냐하면 혈액 검사도 이상 없었고, 간 기능도 문제 없었기 때문입니다. 의사는 거대 간낭종이 아닌 간낭포여서 운이 좋았다고 했습니다. 저는 이것이 <세이겐> 덕분이라고 생각합니다.

사회자 : <세이겐>이 면역력, 체력의 저하를 억제해 주었을지도 모르겠습니다.

이치카와 : 물을 빼고 나면 곧바로 힘이 나고 식사도 할 수 있었습니다.

히라이시(히라이시 클리닉 원장) : 네. 간은 중요한 해독 작용을 해주기 때문에 몸에 불필요한 것을 깨끗하게 해 줍니다. 게다가 글리코겐 등의 에너지를 저축하는 장소이기도 합니다. 1,300cc라면 무거울 뿐만 아니라 간 기능에 있어서 상당한 방해가 됩니다. 담관이라든지 여러 가지 영향을 끼칩니다. 간에 큰 부담이었을텐데 잘 견디셨습니다.

이치카와 : 그래서 자연의학 임상예방연구소의 선생님께 어떻게 복용해야 좋은지 상담을 한 결과, <세이겐 골드>, <알파>, 그리고 허리가 아팠기 때문에 <GH>도 복용하게 되었습니다. 하루에 15포씩 늘 복용했습니다. 그런데 이번에는 신장 결석이 왔습니다. 이틀 낮과 밤 동안 아무 것도 못 먹으며 도려내는 듯한 아픔에 너무나 괴로웠습니다. 혈액 검사를 하고 반응 검사를 하니 돌이 있다는 것이었습니다. 그 돌을 녹이는 약이 있다고 들었습니다만…

히라이시(히라이시 클리닉 원장) : 네. 있습니다.

이치카와 : 그 약과 진통제로 치료했습니다. 그러던 중 하와이 여행이야기가 나와서…….

사회자 : CMC에서 주최한 하와이 여행 말입니까?

이치카와 : 네. 전혀 갈 생각은 없었습니다. 하와이에서 갑자기 통증이 오면 큰 일이기 때문입니다. 하지만 여러 번 권유를 받았기 때문에 권위있는 여러 의사 선생님께 상담하니 약을 챙겨서 다녀오라고 하셨습니다. 정말 기뻤습니다.

히라이시(히라이시 클리닉 원장) : 그렇다 해도 물이 고이는 간낭포도 양성 종양 중 하나로, 종양임에는 틀림없습니다. 하지만 이치카와씨는 <세이겐> 덕분에 자기면역력이 높아져 물이 고이는 단계에서 끝났습니다. <세이겐>이 주위의 조직을 지켜 주었다고 생각됩니다. 그렇다고는 하지만 15cm 크기라면 간에 관심이 많은 의사였다면 표본으로 만들었을 정도로 대단한 간낭포입니다.

이치카와 : 물은 예쁜 황색이었습니다.

히라이시(히라이시 클리닉 원장) : 노랗게 탁해지지 않았으면 괜찮습니다. 암이라면 혈액 빛깔을 띤 물이 나옵니다. 출혈이 없었기 때문에 다행이었습니다.

이치카와 : 퇴원할 때도 술이나 담배도 하고 싶으면 하라고 했습니다. 여생이 짧다고 생각하니 망설여졌지만, 의사 선생님께서 살포시 웃으시며 그렇게 말씀하셨기 때문에 지금은 적당히 조절하면서 술과 담배를 하고 있습니다.

사회자 : 이제 더 이상 아무런 문제 없습니까?

이치카와 : 전혀 없습니다.

히라이시(히라이시 클리닉 원장) : 안색도 좋네요. 일본 남성

의 평균 수명을 넘어 오히려 장수하고 계십니다. 하하하
사회자 : 80세인 이치카와씨는 별목련을 연구하시고, 저작권도 가지고 계시며, 일본의 별목련 지킴 모임의 상무이사도 맡고 계시는데 향후의 생활 설계는 어떠신지요?
이치카와 : 우선 <세이겐>을 계속 먹고, 한 사람이라도 많은 분께 추천해 널리 퍼지도록 할 것입니다. 그리고 에나시에 있는 식물 약 1,000여 종의 분포도를 만들 것입니다. 또한 딸의 음악 활동도 돕고 싶습니다. 그리고 저도 기다유우부시(일본 전통 음악의 한 종류)를 취미 삼아 건강한 생활을 하고 싶습니다.

3. 50년을 고민해 오던 축농증을 극복, 남편은 대장암을…

아이치현 토요카와시
츠츠이 츠야(91세)

사회자 : 계속해서 아이치현 토요카와시에서 오신 츠츠이 츠야씨로 연세는 91세이십니다. 츠츠이씨는 젊었을 때부터 몸이 약하셨고, 오랜 세월 축농증으로 고생을 하셨다고 합니다.
츠츠이 : 저는 원래 위장이 약하고 허약 체질이었습니다. 그래서 이 병원이 좋다고 하면 그 병원에 가보고, 좋은 한방약이 있다고 하면 바로 구입하고 하면서 그렇게 몇 십년을 살아 왔습니다. 50년 내내 앓아온 축농증으로 인해 매일 콧물, 코가 나와 얼마나 많은 휴지를 사용했는지 모릅니다. 숨을 들이마시는 것도 입으로 밖에 할 수 없을 정도였습니다. 축농증으로 머리가

항상 무겁고 늘 멍한 느낌이었으며, 머리가 맑은 날이 하루도 없었습니다. 지금은 아들과 함께 살고 있지만, 남편과 제 식사는 직접 만들고 있습니다.

사회자 : 그러면 <세이겐>과의 만남은 언제, 어떻게 이루어지셨습니까?

츠츠이 : 12년 전 미즈코시 선생님을 만나게 되었을 때 선생님께서 <세이겐>을 소개해 주셨습니다. 그 당시 90포 1박스가 4만엔(32만원)이었습니다. 너무 비싸서 놀라기도 했지만, 선생님의 권유였기에 믿고 구입했습니다. 하루 3포씩 먹자 고민하던 다리의 냉기가 없어져서 정말 좋은 제품이라는 생각을 했었습니다. 동시에 변이 잘 나오고, 색도 황색 변이었습니다.

가장 기뻤던 것은 50년 간 계속 고생해 오던 축농증입니다. <세이겐> 복용량을 하루 3포에서 8포로 늘리자 금새 콧물이 멈추었고, 머리가 무거웠던 것도 조금씩 좋아졌습니다. 지금은 콧물도 안 나오고 머리도 맑습니다. 그리고 5년 전부터는 코로 숨을 들이 마실 수 있게 되었습니다. 최근 몇 년 간은 감기에 걸린 적도 없습니다. 그래서 정말로 기쁘고, 감사의 마음으로 가득합니다.

사회자 : 정말 다행입니다.(장내 박수) <세이겐>을 하루 3포에서 8포로 늘렸다구요?

츠츠이 : <세이겐>을 많이 먹으면 확실히 다릅니다. 몸이 다른 것을 알 수 있습니다. 사실 지금 이 회장에 들어오기 전에도 한 번에 5포 먹고 들어 왔습니다. 그랬더니 지금 정신적으로도 매우 좋습니다.

사회자 : 축농증 환자는 지금 이 회장 안에도 계실텐데요?

히라이시(히라이시 클리닉 원장) : 네. 여러분 계실거라고 생각합니다. 축농증이신 분, 축농증까지는 아니어도 코가 꽉 차는 분, 또 알레르기성 비염이신 분. 이런 분들은 정제수같은 깨끗한 물에 <세이겐>을 녹여서 스프레이 해보십시오. 시판 중인 스프레이용 용기에 넣어 잘 흔들어 주는 것만으로 만들 수 있습니다. 그리고 츠츠이씨, 남편 분도 병이 있으시다고 하시지 않았습니까?

츠츠이 : 네. 저는 <세이겐>을 먹은 지 12년이 지났고, 나이는 91세입니다. <세이겐> 덕분에 매일 건강하며 '액티브 라이프 95살'까지도 반드시 건강하게 달성할 수 있다고 생각합니다.

　남편은 94세로 건강하지만 2년쯤 전에 대장암 수술을 했습니다. 대장암이라는 진단을 받고 깜짝 놀라고 당황해서 <세이겐>을 먹기 시작했습니다. 아침, 점심, 저녁으로 <세이겐 골드> 1포와 <알파> 2포, 합계 9포를 먹었습니다. 가끔 요구르트에 타서 먹기도 했습니다. 담당의 선생님께서는 수술을 매우 편하게 할 수 있었다고 하셨고, 수술 후의 경과도 좋았습니다. 지금은 남편도 <세이겐> 팬이 되어 매일 9포씩 빠뜨리지 않고 먹고 있습니다. 저희 부부는 둘 다 '액티브 라이프 100살'을 목표로 하고 있습니다.

사회자 : 정말 대단하시고, 저도 기쁩니다. 하지만 남편 분이 대장암이니 수술을 받아야 한다고 했을 때에는 깜짝 놀라셨겠습니다.

츠츠이 : 네. 남편은 항상 건강했고, 50년 간 한 번도 병원 신세를 진 적이 없었습니다. 그런데 일을 그만두고 골프를 시작하고 나서부터 배가 이상해 병원에 갔지만 금방 나을 것이라고

해서 방치하게 되었습니다.

  하지만 남편은 아무래도 안되겠다며 곧 의사 선생님 한 분을 소개받았습니다. 제 남편이 90세가 되도록 제대로 검사 한 번 받은 적도 없다고 하자, 의사 선생님은 제거하지 않으면 절대 낫지 않는 병이라며 이대로 방치하면 안된다고 하셨습니다. 그래서 당장 입원을 했고, 1주일 간 모든 검사를 마쳤습니다. 양성이었지만 다행히 하나도 전이되지 않았고, 다른 병도 없었습니다.

  의사 선생님은 남편 분은 나이도 있기 때문에 항암제를 사용해 다른 장기들에게 자극을 주지 않기 위해서 항암제는 처방하지 않겠다고 하셨습니다. 변이 잘 나오는 약만 처방해 줄테니, 남편의 식사 요법을 잘 관리하라고 하셨습니다. 그게 벌써 2년이 됐습니다.

히라이시(히라이시 클리닉 원장) : 91세에 암이 발견되었는데도 의사 선생님께서 수술을 하라고 하실 정도면 대단한 체력이셨나 봅니다. <세이겐>의 승리입니다.

츠츠이 : 수술 전에는 전신 마취를 해야 하므로 생명을 보장할 수 없다고 하셔서 아이들과 친척들 모두 걱정했었지만, 막상 절개해보니 수술하기가 상당히 편했다고 합니다.

히라이시(히라이시 클리닉 원장) : 다행이네요. 역시 부부가 서로 서로 자극을 주면서 보살펴 주니까 장수할 수 있으신 거라고 생각합니다. 나이가 들면 아무래도 체력이라든지 자기면역력이 떨어지기 때문에 조금씩 <세이겐>을 늘리는 것이 중요한 것 같습니다.

츠츠이 : 지금은 둘이서 경쟁하듯이 먹고 있습니다. 저도 <세

이겐> 외에 다른 약을 먹어 본 적이 없습니다. 덕분에 예전보다 건강해진 것 같고, 이렇게 여러분께 <세이겐> 드시는 것을 권유하고 있습니다.

히라이시(히라이시 클리닉 원장) : 요즈음 대장암을 비롯한 각종 암으로 고생하시는 분이 많이 있습니다. 제 솔직한 심정으로는 암의 경우 <세이겐 골드>는 적게 드셔도 괜찮습니다. <골드>를 먹는 양만큼 <알파>로 대신해 먹는게 좋을 것 같습니다. 츠츠이씨는 생년월일을 보면 1912생이신데도 불구하고 너무 젊어 보이시고 아름다우십니다.

4. 596g 초미숙아가 쑥쑥!

시즈오카현 하마키타시
카와이 카요코(34세) 코우타(4세)

사회자 : 자 그럼 이제 마지막 분, 시즈오카현 하마키타시에서 오신 카와이 카요코씨. 오늘은 자신의 병이 아닌 미숙아였던 자녀 분의 이야기입니다.

카와이 : 1999년 10월 5일 체중596g, 신장 31cm로 태어난 아들의 이야기를 하려고 합니다. 출산 예정일은 그 해 12월 14일로 출산 2개월 전 정기 검진에서 아기의 성장이 멈추었다고 해서 곧바로 입원을 하게 되었습니다. 갑작스런 일이어서 마음이 진정되지 않았고, 참을 수 없는 불안감과 싸워야 했습니다. 하루라도 더 배 안에서 기르고 싶은 마음이 굴뚝 같았지만 이

틀이 지나도 좋아질 기미가 안보였습니다. 그래서 일단 출산을 해서 인큐베이터에서 기르기로 결정하고, 입원 3일째 제왕절개를 하게 되었습니다.

태어났을 때 체중은 596g, 신장31cm, 가슴둘레 18.5cm, 머리 둘레가 23cm로, 양 손에 쏙 들어오는 크기였습니다. 저체중 출산아(SFD:small for date 재태기간에 비해 작은)였습니다. 신생아 가사(假死), 일과성 다호흡으로, 양 손과 양 다리에는 링거가 꼽혀 있었고, 입에는 인공 호흡기를 붙여야 했습니다. 게다가 체중은 더욱 줄어 한 때는 500g까지 내려갔으며, 하루에도 체중이 몇 g씩 늘었다 줄었다 할 때마다 희비가 왔다 갔다 했습니다.

갑자기 엄마가 된 저에게 주어진 일은 모유를 짜는 것이었습니다. 처음에는 매일 3시간 간격으로 짜서 냉동 보관해서 매일 병원에 가져 갔습니다. 당시 우리 아이에게 줄 수 있었던 모유는 0.8mg씩 하루 8회 위 안에 주입되었고, 입으로는 주사기로 1방울 정도 주는 상태였습니다. 모유를 계속 짰더니 가슴에 멍이 들고, 오른손이 건초염에 걸렸습니다. 하지만 이렇게라도 할 수 있는 것이 병원에 있는 아이와 이어져 있는 고리라고 생각하면 하나도 고통스럽지 않았습니다. 그 책임의 반 이상은 빨리 낳아 버린 제 탓일런지도 모르기 때문입니다.

2000년의 첫날을 맞이할 때에는 밀레니엄 버그로 컴퓨터에 이상이 생겨서 기계의 오작동이 생기지는 않을까 걱정하면서, 가족 3명이 함께 병원에서 신년을 맞이했습니다. 다행히 아무 일도 없었으며, 그 무렵에는 체중도 1kg을 넘었고, 모유의 양도 많아졌습니다. 하지만 그 후 감기에 두 번이나 걸렸고, 인공 호흡기도 여전히 뗄 수 없는 상태였기 때문에 걱정은 계속되었습니다.

생후 10개월째인 2000년 8월, 담당 의사에게 퇴원을 해도 좋다는 이야기를 들었습니다. 병원에서는 대부분 자고 있었으며, 겨우 한 쪽으로만 움직이는 상태였습니다. 선천적으로 폐 기능이 충분하지 않았고, 호흡기를 오랫 동안 사용하고 있었기에 만성폐질환이라고 진단받았습니다. 여전히 인공 호흡기는 떼어낼 수 없었습니다. 퇴원을 할 때까지 가능한 많은 <세이겐>을 아이의 체내에 넣어 주고 싶다는 생각 뿐이었습니다. 이것이 당시의 기저귀 커버와 옷입니다.

사회자 : 네. 동전 지갑처럼 작네요.

카와이 : 병원에서 사용하는 기저귀는 너무 커서 제가 직접……. (목이 메어서) 밑에 탈지면을 넣어서 사용했습니다. 병원복도 직접 만든 것이 여러 벌 됩니다. 링거액이 새거나 똥을 싸서 옷을 버려 여러 번 갈아 입혀야 했습니다.

사회자 : <세이겐>과의 만남은 어떻게…

카와이 : 어머니가 예전부터 체질개선연구회에 다니셨습니다. 내가 먹는 것이 모유를 통해 아이에게 전달될 수 있다고 생각해 먹기 시작했습니다.

사회자 : 그래서 아이에게 변화가 있었습니까?

카와이 : 2000년 8월 25일, 10개월하고도 20일째 되는 날 퇴원을 했습니다. 그 해 1월부터 <세이겐>을 하루 3포씩 먹었기 때문에 모유를 통해 우리 아이에게도 전달이 됐다고 생각합니다. 퇴원한 그 날부터 엔슈아라는 고칼로리의 분유에 <세이겐>을 1/5 정도 넣었습니다. 목욕물에는 3포를 풀었고, 가제로 얼

굴을 닦을 때에는 1포를 사용했습니다. 퇴원 직후는 얼마 없었던 머리카락도 <세이겐>을 넣은 목욕물 덕분에 많이 난 것 같았습니다. 동시에 폐가 좋아지길 바라며 가슴과 등에 직접 <세이겐 골드>를 발라주기도 했습니다. 그 후로는 감기가 심해지지도 않았고 건강했습니다.

　퇴원해 반 년이 지나서 산소 마스크도 뗄 수 있었고, 3개월 후에는 걸을 수 있었습니다. 주치의 선생님께 만성폐질환도 이제 괜찮아졌다는 진단도 받았습니다.

　요즘은 매일 <세이겐 알파> 1포, <골드> 2포를 먹입니다. 약간의 혹이나 베인 상처, 생채기, 타박상, 목이 아플 때, 구내염 등에도 약의 힘은 빌리지 않습니다. 높은 열도 <세이겐>을 평소보다 넉넉하게 먹이면 1, 2분 지나 열이 내립니다. <세이겐>은 이제 우리 가족에게는 없어서는 안됩니다.

사회자 : 그럼 코우타와 남편 분께서 나오시겠습니다. 남편 분도 한 말씀 해주십시오.

남편 : 네. 첫 아이이기도 했지만 육체적으로 힘든 것보다 정신적인 것이 더 힘들었습니다. 앞으로 이 아이가 어떻게 되는 것은 아닌지 걱정이 태산같았기 때문입니다. 오늘 앞에 나와서 이야기하는 아내를 보면서 저 또한 코 끝이 찡했습니다.

사회자 : 히라이시 선생님, 어떻게 생각하십니까?

히라이시(히라이시 클리닉 원장) : 갓난 아기는 대개 체중이 3kg 정도로 태어납니다. 1.6kg 이하인 경우는 극소미숙아라고 하여 미숙아 중에서도 특히나 작은 아기들입니다. 제가 국립의료센터에서 본 아기도 820g이였는데, 500g대는 처음입니다. 게다가 아무런 장애도 없이 건강하게 자라서 이렇게 훌륭하게 성장했으니 정말 깜작 놀랄만한 일입니다. 물론 부모님의 노력이 있었기에 가능했겠지만, 역시 어릴 때부터 <세이겐>을 먹었고, 엄마가 늘 기도하는 마음으로 아이에게 마사지도 해 주었기 때문입니다. 애정이 담긴 <세이겐>입니다. 아마 코우타도 기억하고 있을 겁니다.

<세이겐>의 장점은 어떤 어린 아이에게도 안심하고 먹일 수 있다는 것입니다. 건강 보조제는 어른용을 아이에게 먹이거나, 양만 줄여서 아이용으로 판매하는 경우가 있습니다. 이런 면에서 <세이겐>은 안전성이 매우 높고, 젖병에 모유와 섞어서 줘도 됩니다. 실제로 제가 담당하고 있는 스포츠 선수에게도 아이가 생기면 조기부터 <세이겐>을 주라고 권하고 있습니다.

사회자 : 역시 그렇군요. 선생님, 피부에 직접 바르는 것도 역시 효과가 있습니까?

히라이시(히라이시 클리닉 원장) : 네. 피부에서 흡수하는 것 또한 먹는 것과 같은 효과가 있습니다. 군마의 한 치과 의사는 뇌경색으로 쓰러졌을 때 사모님께서 매일 <세이겐>을 몸에 발라 주셨다고 합니다. 코우타의 경우도 피부에 바른 것이 흡수되었다고 봅니다.

사회자 : 카와이씨, 앞으로의 계획은 어떻습니까?

카와이 : 코우타도 만 4살이 되었고, 작년 4월부터 전철로 2정거장 떨어진 곳에 있는 유치원에 다니고 있습니다. 원아가 750명 정도 되는데, 친구들도 많이 사귀고 앞으로도 건강하게 자랐으면 합니다. 저도 노력할거구요.

히라이시(히라이시 클리닉 원장) : 오늘 오셔서 이야기를 나누어 주신 분들 모두가 훌륭한 분들이십니다. 이치카와씨, 병원에 다니면서도 "잘 될거야, 괜찮을거야." 하면서 최선을 다하셨습니다. 츠츠이씨, 오랜 세월 역사와 함께 살아오신 여성의 힘으로 어떤 일에도 넘어지지 마시고, <세이겐>을 먹으며 100세까지 건강하게 사시길 바랍니다. 그리고 카와이씨, 이렇게 가족 모두가 함께 노력하며 살고 있는 모습을 보니 너무 보기 좋습니다. (코우타를 보며) 좋은 아빠 엄마한테 태어나서 정말 다행이다. 저는 올해 아테네 올림픽에 의료진으로써 가게 되었는데, 그 곳에서도 <세이겐>을 잘 활용할 생각입니다.

2004 도쿄 포럼

1. 위암에서, 식도 나중에는 복막으로 전이, 그리고 수신증(水腎症)과의 싸움
2. 아토피성 피부염, 스테로이드와 싸움 종료

사회자 : 니나가와
　　　　　미우라 회장

코멘트 닥터
운텐 센카즈 : 자연의학 임상예방연구소 상담의
데무라 히로시 : 니시신주쿠 플라자 클리닉 원장
히사타 타카 : 자연의학 임상예방연구소 상담의
세키구치 모리에 : 아카사카 세키구치 클리닉 원장
이시카와 노부코 : 신세이 클리닉 원장
히라이시 키쿠 : 히라이시 클리닉 원장

1. 위암에서 식도 나중에는 복막으로 전이, 그리고 수신증(水腎症)과의 싸움

군마현 마에바시시
요시다 하루미(54세)

저는 49세까지는 아주 건강했습니다. 출산했을 때 이 외에는 1년에 1, 2번 코감기로 병원에 간 것 빼고는 병원 신세를 진 적이 없었습니다. 직장에서 한 건강 검진에서도 1998년 12월까지 아무 이상 없다고 했습니다.

그런데 다음 해 3월, 식후나 공복시에 위가 아파서 근처 병원에서 위 촬영을 했습니다. 그런데 악성 종양이 있는데 중기라며, 가능한 빨리 수술을 해야 한다고 했습니다. 눈 앞이 캄캄하고 마치 지옥에 떨어진 것만 같아 울고만 있었습니다. 하지만 이대로 있으면 안되겠기에 마에하시에 있는 제생회(1911년 하사금을 자금으로 설립된 빈민 의료를 목적으로 하는 재단법인으로, 현재는 사회복지법인으로써 각지에 병원과 요양소를 경영) 병원에서 수술을 받았습니다. 위를 전부 적출하고 비장과 담낭도 제거했습니다.

겨우 유동식을 섭취할 수 있게 되었을 때, 식도에서도 암세포가 발견되어 첫 번째 수술 후 25일만에 두 번째의 적출 수술을 해야만 했습니다. 그 후 항암제를 투여하면서 부작용으로 하루하루 생지옥 같은 나날을 보내야 했습니다. 먹지도 못하고, 타액에 출혈도 섞여 나왔으며, 낮이나 밤이나 침대 위에서 무릎을 꿇고 울기만 했습니다. 그래서 2주만에 항암제 사용을 중지했습니다.
　저는 약 3개월 동안 입원을 하였고, 퇴원 후에도 2개월 정도는 항암제의 부작용이 심했으나, 여름이 끝나갈 무렵 겨우 안정을 찾았습니다. 집에만 있으면 우울한 생각을 하게 되었기 때문에 하루에 단 몇 시간만 근무해도 되는 회사를 찾아 출근하기 시작했습니다.
사회자 : 정말로 힘든 싸움을 하셨는데, 운텐 선생님, 위암의 발병과 암 전이에 대해 설명을 부탁드립니다.
운텐(자연의학 임상예방연구소 상담의) : 암의 별명은 악성 신생물입니다. 기본적으로 암은 유전자에 관한 병입니다. 즉 유전자를 손상시키는 것이 원인으로, 예를 들어 위암의 경우 소금의 다량 섭취로 인한 니트로소 화합물, 그리고 EB 바이러스 등이 발증의 원인이 되고 있습니다. 증상으로는 명치 주변이 아프거나, 갑자기 살이 빠지거나, 식욕이 저하되는 등으로 위궤양의 증상과 같고, 위암 특유의 아픔이나 증상은 없습니다.
　암은 보통의 조직과는 다릅니다. 보통 조직은 핑크색인데, 암이 발생한 곳은 하얀색입니다. 위암은 육안으로 보았을 때 위의 표면에 존재하는 표재형, 볼록 올라 온 융기형, 조금 패여 있는 함몰형, 점막에 침투해가는 침윤형이 있습니다. 현미경으로 봤을 때 위액을 발생시키는 선관이 정상에 가까운 것을 분화형, 별로 발달하지 않은 것이 미분화형으로, 이는 진행성 암에 가깝습니다.
　단지 생명에 직접적으로 영향을 주는 것은 위암의 진행 정도입니다. 위의 막은 5단계로 되어있는데, 점막, 점막 하층, 근층, 장막 하층, 장막으로 되어 있습니다. 내시경 초음파로 위암이 어느 정도 진행되고 있을까를 조사하는데, 위 점막에서 멈추어 있는 것이 초기 암으로, 이것은 80%가 치료 가능합니다. 점막의 하층을 관통하고, 근층 혹은 장막까지 간 것이 진행암으로 진행암은 조기, 중기, 그리고 만기, 말기암으로 나누어집니다.

요시다씨의 경우는 중기로, 진행암의 일종입니다. 중기암은 외과 의사에 따라서는 깨끗이 고칠 수 있습니다. 다시 말하면 중기암은 외과 의사의 능력에 따라 나을 수 있을지, 어떨지 결정됩니다. 이것이 상당히 진행되어 만기나 말기가 되면 치료가 상당이 어렵습니다. 전체의 상황에서 보면 요시다씨는 아마도 만기에 가까운 중기가 아니었나 생각됩니다.

사회자 : 그럼 <세이겐>과의 만남에 대해 말씀해 주십시오.

요시다 : 네. 남편의 사촌이 간이 안 좋아서 <세이겐>을 애용하고 있었는데, 매우 효과가 좋다고 들었습니다. 하지만 여러 가지 사정으로 인하여 복용하지는 않았습니다. 그리고 일년 반이 지났을 무렵에 가족들이 한 번 먹어보는 것이 어떻겠냐고 해서 복용하게 되었습니다.

체질개선연구회에 참가해 여러 체험자들의 이야기를 듣고는 일단 믿고 먹기로 결정하고, <세이겐 골드> 5포, <알파> 5포, 합계 10포를 패트병에 넣어 물에 타서 하루 동안에 마셨습니다. 그러자 조금씩 얼굴색이 좋아졌고, 반 나절만하던 사무실 근무도 하루 종일 할 수 있게 되었습니다.

사회자 : 암은 정말로 고치기 힘든 병인데 <세이겐>을 드시고 다른 변화는 없으셨습니까?

요시다 : 당시는 얼굴색이 파랗고, 체중도 24~5kg이 줄어서 거울 보는 것이 고통스러웠습니다.

그 후 근처 병원에서 약을 받아다 먹으면서 <세이겐>을 하루에 10포씩 먹었습니다. 3년이 지난 작년 3월 말, 신장의 뒤쪽 후복막에서 전이가 발견되었습니다. 이번에는 방사선과가 있는 집 근처의 적십자 병원에서 치료를 시작했습니다. 지금도 일주일에 한 번 항암제 링거를 맞으러 통원하고 있습니다. 그때부터 생지옥처럼 괴로운 날들을 도와줄 수 있는 것은 <세이겐> 뿐이라는 생각이 들어 하루 40포로 양을 늘렸습니다. 매우 독한 치료였기에 10일 지났을 때부터는 머리카락이 빠졌습니다. 차라리 머리카락이 없었으면 하는 마음으로 직접 머리를 밀었고, 지금도 그렇게 하고 있습니다.

또 작년에는 신장에 물이 고이는 수신증에 걸려서, 6월부터는 요관에서 신장까지 25cm의 카테터(Katheter)를 삽입했습니다. 이것을 반 년에 1회 교환하는데 처음 반 년은 방광염처럼 괴로웠지만, 2회째부터는 상태가 좋아졌습니다.

종양 마커의 수치도 건강한 사람과 동일하게 돌아왔고, 작년 9월부터 현재까지는 그 상태를 유지하고 있습니다. 항암제의 치료도 매주 계속하고 있고, 어제가 3회째로 조금 피곤했지만 오늘 아침에는 상쾌한 기분으로 이곳까지 올 수 있었습니다.

사회자 : 그러면 데무라 선생님께 암과 <세이겐>에 대해서 들어 보겠습니다.

데무라(니시신주쿠 플라자 클리닉 원장) : 암 치료는 요시다씨처럼 수술이 첫 번째 방법입니다. 그래서 제거할 수 있는 것은 가능한 다 제거해야 합니다. 그 다음이 항암제입니다. 이것도 요시다씨께서 경험하셨겠지만 상당히 힘든 치료입니다. 그리고 방사선 치료, 이것이 3대 요법입니다. 하지만 최근 이런 치료법에 대해서 많은 의문을 느낍니다.

　암 환자는 스트레스를 받아 면역력이 저하되어 있는 상태이므로, 그 면역력을 높이는 것이 중요하다는 동양 의학적인 관점이나, 치료법으로써 대체의료의 중요성을 재검토해야 한다는 것입니다.

　요시다씨의 경우 5년 3개월이라는 긴 시간 동안 위암, 비장과 담낭 제거, 후복막으로의 전이, 그리고 재발로 생각되는 수신증, 카테터 삽입 등 상당히 고생을 많이 하셨지만, 그럼에도 불구하고 이렇게 미모가 뛰어나셔서 놀랐습니다. 다행히 2년 반 전에 <세이겐>을 만났고, 사촌 분, 이웃 분들이 요시다씨를 응원해주고 격려해주신 덕에 지금의 미모가 유지된 것이 아닌가 생각합니다.

　처음은 <세이겐 골드>와 <알파> 10포 정도로 시작해서, 점차적으로 30포, 40포로 늘려 개선 정도가 좋아졌다고 하셨는데, 저도 그렇게 생각합니다. 그리고 최근의 검사 성적을 봐도 백혈구나 임파구가 증가하고, 호중구가 증가한 것을 보면 면역력이 높아졌다고 할 수 있습니다.

　왜 <세이겐>이 암에 효과가 있는지에 대해서는 여러 가지 요인이 있겠지만 그 중 한 가지만 말한다면, 특히 <알파>에 많이 포함되어 있는 펩티드 글리칸(peptide glycan)이 면역계의 세포를 활성화시키고, 면역력을 높여준다고 할 수 있습니다. 이것은 니시신주쿠 플라자 클리닉의 데이터를 보아도 알 수 있습니다.

　또 암을 극복하기 위해서는 주위의 도움이 매우 중요합니다. 모두의 응원 속에서 <세이겐>을 먹으며, 암에 대한 공포심으로부터 벗어나야 합니다. 이렇게 면역력을 올리고, 스트레스를 완화하는 것이 매우 중요합니다. 요시다씨의 이야기에 저 또한 크게 감동을 받았습니다. <세이겐>의 유효성을 다시 한 번 실감했습니다. (장내 박수)

사회자 : 데무라 선생님 말씀 감사합니다. 히사타 선생님은 어떻게 생각하십니까?

히사타(자연의학 임상예방연구소 상담의) : 요시다씨가 경험하신 것처럼 자신이 건강하다고 자부하며 열심히 일을 했더라도, 암세포라는 것은 어느 날 갑자기 하늘에서 날아 온 것처럼 몸에 들어와서 암이 되어 버립니다. 저 역시 그렇고, 대부분 사람들이 그런 경우가 많습니다. 그러므로 아무리 건강해도 방심하면 안됩니다. 특히 요시다씨의 경우 1999년 3월에 위암과 비장암, 담낭암, 그리고 식도암까지 발견됐으니 정말로 큰 충격이었을 것이라 생각됩니다. 그래도 용감하게 수술을 받고, 가슴에서 등까지 암세포를 가능한 모두 제거했습니다. 그리고 그 후 항암 치료를 하셨지만 부작용이 심해 중지를 하셨고, 우울증 상태도 되셨습니다.

그리고 2001년 2월쯤 <세이겐>을 만났습니다. 좀 더 일찍 <세이겐>을 만났더라면 어떠했을까하는 생각도 듭니다. 그래도 그 후 2년 간은 아무 문제가 없으셨고, 다시 2003년 3월에 신장 뒤편의 후복막에 전이가 있었습니다. 그 부위는 현재 일본 최고의 암치료센터에서도 가장 발견하기 어려운 곳이기에 못보고 지나치는 경우가 많습니다. 요시다씨는 운이 좋으셔서 그 부위의 전이가 발견되었습니다. 그리고 이번은 항암제 링거를 맞고, <세이겐>의 복용량도 30 ~ 40포로 늘렸습니다. 저는 이 이야기를 듣고 요시다씨가 회복하실 거라고 생각했습니다.

<세이겐>을 만나기 전 암치료에서는 우울증이 생길 정도로 부작용이 심했지만, <세이겐>을 먹으니 부작용 없이 편안하게 항암제를 맞을 수 있었다고 하셨습니다. 식욕도 생기고, 힘이 났다고 하신 점은 다른 치료 데이터보다도 <세이겐>이 효과가 좋다는 생각을 스스로 하셨을 것이라 생각합니다. 지금은 수신증으로 카테터를 주기에 맞추어 교체하는 것이 힘드시겠지만, 수신증은 절대 무섭지 않은 병입니다. 선천적으로도 많이 발생하는 병입니다. 요시다씨 경우는 원인이 암에 있었기 때문에 절대 방심해서는 안되고, 주의하셔야 합니다. 지금은 백혈구도 5,000 ~ 6,000으로 식사도 잘 하시고, 컨디션도 매우 좋으십니다. 그렇지만 종양 마커는 개인차가 있습니다. 지금 요시다씨가 받고 있는 치료가 본인의 몸에 잘 맞는지 여부가 중요하며, 10명이면 10명 다 맞는 것은 아닙니다. 전신이 다 암이 되어 모든 장기를 다 제거해 활동이 불가능해진 사람도, 종양 마커가 마이너스를 나타내는 사람이 있습니다. 즉 종양 마커가 좋아졌다고 해서 안심할 수는 없습니다. 이렇게까지 말씀드리는 것이 죄송하기도 하지만 그래도 역시 말씀을 드려야 한다고 생각합니다.

암이라면 포기하고 도망치는 사람도 있지만, 저도 요시다씨도 암과 대항하는 스타일입니다. 암은 맞서 싸워야만 합니다. 그러기 위해서는 무언가의 힘을 빌려야만 합니다. 그것이 바로 <세이겐>입니다. 저도 모든 암치료법을 다 사용해봤지만, 지금 이렇게 건강한 모습으로 이 자리에 설 수 있는 것은 <세이겐> 덕분이라고 생각합니다. 우리 함께 <세이겐>의 힘을 빌려

서 열심히 노력합시다.

사회자 : 선생님, 좋은 말씀 감사합니다. 요시다씨, 극적인 회복을 하셨는데 앞으로 인생은 어떻게 보내실 계획이십니까?

요시다 : 현재 항암제 치료를 받는 병실에는 침대가 8대 있습니다. 그 중에서 저만 1년 반 동안이나 치료를 계속하고 있어서 담당 선생님도 놀라십니다. 다른 분은 백혈구가 1,500이나 2,000 정도로 감소해서 세 번의 치료 중 한 번 정도만 가능하거나, 백혈구 주사를 맞은 후에 겨우 두 번 정도 치료가 가능했습니다. 그러나 저만 3주 연속으로 치료가 가능했습니다. 치료도 치료이지만 <세이겐> 외에는 없다고 믿고 있습니다. 앞으로도 계속해서 <세이겐>을 믿고, 건강한 모습으로 여러 가지에 도전하면서 여러분들께도 전해드리고 싶습니다.

2. 아토피성 피부염, 스테로이드와 싸움 종료

군마현 마에바시시
하시모토 치카라(34세)

사회자 : 하시모토씨 안녕하세요? 우선 처음 증상이 어떠셨습니까?

하시모토 : 네. 대학이 카나가와에 있었기 때문에 자취 생활을 시작했고, 1학년 가을부터 아토피성 피부염으로 고생을 하기 시작했습니다. 한 번 가려워지면 참지 못하고 온 몸을 긁곤 했기 때문에 공부도 제대로 할 수 없었습니다.

생활 환경의 변화도 원인 중에 하나라고 생각합니다. 패치 테스트 결과 집 먼지가 큰 원인이라고 했습니다. 열심히 청소도 하고, 이불도 말렸지만 온 몸의 가려움이나 피부염을 억제하는 것은 스테로이드 외에는 없었습니다. 병원에서도 다른 치료 방법은 없이 스테로이드제만 처방해줄 뿐이었습니다. 그래서 저는 스테로이드제에만 의지할 수 밖에 없었습니다.

하지만 스테로이드제를 사용하면 일시적으로 회복되었을 뿐 완치되지 않았고, 앞으로도 이런 상황이 계속될 것을 생각하면 초조하고 불안해져서 괴로웠습니다. 정말 눈물이 나올 정도로 괴로운 날들이었습니다. 사람들은 얼굴의 피부가 붉은 것을 보고 술 마셨냐고 놀리기도 했기 때문에 사람을 만나기도 싫어졌고, 항상 고개를 숙이고 땅만 쳐다보면서 대학 생활 4년을 보냈습니다. 그래서 한창 즐거워야 할 대학 생활이 저에게는 고통스러운 나날이었습니다.

사회자 : 네, 그러셨군요. 그럼 아토피성 피부염에 대해 세키구치 선생님, 좋은 말씀 부탁드립니다.

세키구치(아카사카 세키구치 클리닉 원장): 여러분 안녕하세요. 세키구치입니다. 아토피란 1923년에 그리스어인 atopos에서 붙여진 이름으로, '기묘한'이란 뜻입니다. 영어로는 'strange'가 됩니다.

알레르기성 반응에 의해서 발생하며 특히 현대 사회에서 면역 글로블린 E, IgE가 높은 사람에게 발생하기 쉽습니다. 하시모토씨의 데이터에서도 IgE가 4,300(정상은 250 이하)으로 상당이 높습니다.

일본 피부과 학회에서 정의하고 있는 아토피성 피부염은 악화와 완화를 반복하는 가려움증을 동반한 습진으로 난치병입니다. 스테로이드로 좋아지기도 하지만, 반드시 좋아지는 것은 아니며 나빠지기도 합니다. 또 유아형, 소아형, 성인형 등이 있으며 아이 때는 증상이 심하다가 커가면서 좋아지는 경우도 있습니다. 하시모토씨의 경우는 성인형이라고 생각되며 원인이 무엇인지 파악하기는 어렵습니다. 저는 40년 전에 의대를 졸업했는데 당시에는 이 아토피성 피부염에 대해서는 배우지 않았습니다. 즉 현대 사회의 질병이라는 것입니다. 특히 선진국에서 많이 발생하며 전국민의 15%가 앓고 있습니다. 저개발국에서는 발생하는 건수가 적습니다. 이것은 통풍이 잘 안되는 높은 주택의 생활 환경과 크게 관련이 있습니다. 하시모토씨의 경우도 진드기라든지 집 먼지에 대한 반응이 컸습니다. 그리고 스트레스와 식사에도 영향이 있습니다. 하시모토씨는 일식? 양식? 어느 쪽을 좋아 하십니까?

하시모토 : 육식만 했습니다.

세키구치(아카사카 세키구치 클리닉 원장) : 알레르기 체질로 만들기 쉬운 리놀산(마요네즈, 마가린, 포테이토칩 등)을 과잉 섭취하는 것과도 연관이 있습니다. 오래 전부터 전해져 온 일본의 전통 식사, 즉 일본 사람에게는 일식이 좋습니다. 지금 증상이 호전된 것은 자연치유력과 거기에 <세이겐>의 효과가 더해진 것이라고 생각합니다.

사회자 : 선생님 감사합니다. 그럼 하시모토씨, 이제 <세이겐>은 어떻게 알게 되셨는지 들려 주시겠습니까?

하시모토 : 대학을 졸업하고 직장 생활을 했고, 결혼을 했습니다. 그 때까지도 스테로이드제를 계속 복용해 왔습니다. 그러

던 중 2002년 7월 29일, 어머니의 지인을 통해 <세이겐>을 알 게 되었습니다. 그 분들을 통해 여러 가지 체험담도 듣게 되었 고, 어머니께서도 한 번 먹어보라고 말씀하셔서 <세이겐 골드>를 하루 5포씩 일주일 정도 먹게 되었습니다. 또 도쿄 롯본기에 계시는 히라이시 선생님을 소개받고, 선생님과 상담을 통해 나 을 수 있다는 확신을 갖게 되었습니다. 선생님께서는 시간은 걸리지만 불안해 하지 말고, 천천히 치료를 해 보자고 하셨습 니다. 그 동안의 치료는 치료가 아니었습니다. 저는 병과 싸운 것이 아니라 단지 스테로이트제로 억제시켜 왔을 뿐이었다는 것을 자각하게 되었습니다. 그래서 면역력을 키워서 내 스스로 병과 싸워보자고 결심하고 히라이시 선생님께서 처방해 주신 크림을 바르면서 <세이겐>을 먹기 시작했습니다.

사회자 : <세이겐>을 드시고 어떤 변화가 있었습니까?

하시모토 : 경과는 상당히 심각했습니다. 온 몸이 적갈색으로 변하고 부어 올랐으며, 체내에서 세포액이 땀처럼 흘러나와서 지금까지 체험해 본 적 없었던 전혀 다른 반응이 나왔습니다. 회사도 휴가를 받지 않으면 안 될 정도로 심각한 상태였기에 병가를 내었고, 집에서는 거울을 눈에 안띄게 숨겨 두고, 밤에 목욕할 때는 불도 끄고, 낮에 목욕할 때는 커튼을 쳐서 어둡게 했습니다. 그리고 관절이 부어 올라 구부리지 못하는 상태였기 에 입욕 후에는 아내에게 크림을 발라 달라고 했습니다. 이런 모습을 누구에게도 보여 주고 싶지 않았고, 스스로도 보고 싶 지 않았습니다.

　1개월 후가 절정이었습니다. 더 이상 견딜 수가 없어서 아내 에게 포기해야겠다고 했습니다. 아내는 옆에서 도와주겠다고,

그리고 다른 식구들 모두 응원하고 있으니 조금만 더 힘내자고 했습니다. 그래서 마음을 고쳐 먹고 작은 희망을 가지고 하루 하루 열심히 견뎠습니다. 그 기간 동안 스테로이드는 전혀 사용하지 않았고, 매일 <세이겐 골드> 3포, <알파> 1, 2포씩 먹었습니다. 또 목욕시 욕조물에 <골드> 1포를 넣었고, 욕조에서 나오면 <골드>를 녹인 정제수로 스프레이를 하였고, 히라이시 선생님께서 처방해 주신 크림을 발랐습니다. 이렇게 매일 매일 반복하자 피부는 양파처럼 계속해서 벗겨지고, 머리카락도 빠져 듬성 듬성했습니다.

그 후 조금씩 군데 군데 원래 피부색으로 돌아오기 시작했고, 마침내 4개월 동안의 고통에서 해방되었습니다. 언제인가부터 가려운 것도 없어지고, 더 이상 세포액도 나오지 않아 티셔츠나 이불에 묻지도 않았습니다. 목욕도 밝은 조명 아래에서 할 수 있게 되었습니다. 다시 회사로 복귀해서 전보다 더 적극적이고 자신 있게 일에 임할 수 있게 되었습니다. 그 후 2년이 지났지만 지금까지 아토피 증상은 한 번도 없었습니다. 얼굴의 붉은기도 사라졌고, 가끔 땀 때문에 손이 조금 가려워지는 정도입니다. 요즘은 히라이시 선생님이 주신 크림의 양이 줄지를 않습니다. 바르지 않아도 상태가 좋기 때문입니다. 현재 <세이겐>은 2포 정도 먹고 있으며, 매사에 자신감이 생겼습니다. 스스로 면역력을 높이면 병에 걸리지 않는다는 것을 매일 매일 체감하고 있습니다. 식사도 생선이나 야채, 무엇이든 가리지 않고 맛있게 먹습니다.

사회자 : 하시모토씨의 회복기는 한 편의 드라마를 본 듯 합니다. 이시카와 선생님, 그럼 아토피성 피부염과 <세이겐>과 어

떤 관계가 있습니까?

이시카와(신세이 클리닉 원장) : 이시카와입니다. 저는 지금 83세로 70살 때부터 <세이겐>을 먹고 있으며 아주 건강합니다. 그래서 지금도 환자 분을 진찰하고 있습니다. 건강을 위해 <세이겐>을 먹고 세포 자체를 건강하고 젊게 만들어, 살아 있는 동안은 이렇게 진료도 하면서, 삶에 대한 보람과 사명감을 갖고 희망에 찬 생활을 계속하고 싶습니다.

아토피성 피부염은 아기 때 걸리는 사람, 어른이 되어서 걸리는 사람, 아기 때부터 어른이 됐을 때까지 계속되는 사람 등 여러 가지입니다. 이 질환은 쉽게 낫는다고 생각해서는 큰 오산입니다.

계란 종류나 콩을 먹고 피부염에 걸리는 사람은 처음부터 조심해야 합니다. 저는 아토피 체질이라고 생각되는 분들께 <세이겐>을 드립니다. <세이겐>으로 만든 미용액을 발라서 아토피성 피부염이 낫거나, 지금은 중학생인 환자가 초등학교 때부터 <세이겐'알파>를 먹고 나은 사람도 있습니다.

<세이겐>은 몸 안의 장내세균 중 나쁜 세균들을 감소시키기 때문에 몸 전체가 좋아집니다. 그렇게 되면 아토피성 피부염이나 알레르기에 걸리기 어려워집니다. 이런 증상에는 <세이겐>을 먹는 것도 중요하고, 바르는 것도 중요합니다.

어쨌든 아토피성 피부염은 오래 가고 평생 동안 낫지 않을 수도 있다는 것을 염두에 두시기 바랍니다. 탕 안에 오래 있지 말고, 비비지 말고, 부드럽게 문지른 후 잘 씻어내야 합니다. 타올로 물기를 닦을 때에도 살짝 누르듯이 닦습니다. 그런 다음 보습제나 <세이겐>을 섞은 정제수를 바릅니다. 저희 병원에서

는 레스타민 연고에 <세이겐>을 혼합해서 사용하고 있는데 경과가 상당히 좋습니다.

　가려움이 심해서 습관처럼 긁는 사람이 있는데, 될 수 있는 한 긁으면 안 됩니다. 물론 스테로이드제를 사용해도 됩니다. 당분간 사용해서 어느 정도 염증이 가라 앉으면 사용을 중지하는 것이 좋다고 생각합니다. 아토피성 피부염 외용약인 크로타민(면역 억제제)도 겸용해서 사용하시면 좋을 것 같습니다. 이 질환은 오랫동안 계속되므로 일상 생활에 지장을 주고 신경도 예민해지기 쉽습니다. 아토피! 멀리 떠나버려!! 라는 주문을 외우며 식사 요법과 <세이겐>을 이용해서 체내 환경을 변화시켜 가는 것이 중요합니다. 그리고 진드기와 먼지에 대한 대책도 중요합니다.

사회자 : 감사합니다. 끝으로 히라이시 선생님, 주치의로써 하시모토씨의 증상에 대해 어떻게 생각하십니까?

히라이시(히라이시 클리닉 원장) : 하시모토씨는 지금은 아주 밝은 얼굴이시지만, 처음 병원에 왔을 때는 정말 대단했습니다. 모자를 눌러쓰고, 선글라스를 끼고, 마스크를 하고, 마치 강도 같은 모습이었습니다. 사모님이 운전을 하거나 스스로 운전을 해서 롯본기까지 한 달에 한 번 오셨습니다. 마에마시의 집에서 병원까지 오는 것도 힘들었을 것입니다. 처음에는 스테로이드를 사용해서 얼굴색이 검게 색소 침착이 있었고, 표정도 얼굴도 굳어 있어서 웃는 것도 불가능한 상태였습니다.

　혈액에서 보통은 280 정도인 IgE가 4,300. 임파구도 매우 커서 알레르기를 일으키고 있음을 알 수 있었습니다. 운이 좋았던 것은 집 먼지나 진드기 등 외부에서 오는 알레르기였다는 것입니다. 음식, 예를 들어 계란 흰자나 밥이나 밀가루, 국수 등 입으로 들어오는 것에 대한 알레르기 반응은 매우 적었습니다. 즉 하시모토씨의 경우 원인은 혼자 살게 되면서 2～3개월 동안 청소를 제대로 안하게 되자, 그러한 환경을 통해 일시에 증상이 나타난 것이 아닌가 생각합니다. 그리고 최종적으로는 스테로이드와의 싸움입니다. 이 상태가 1년 정도 계속되었습니다.

이 분의 경우는 사모님 또한 대단하십니다. 저희 병원에서는 이혼 안 당해서 정말 다행이예요. 복 받으신 거라고 농담 삼아 이야기합니다. 그 정도로 얼굴도 몸도 증상이 심했고, 냄새도 났으며, 출근도 못하는 상황이셨습니다. 또 회사 분들도 도와주셨습니다. 총무부장님께서 집에 오셔서 현관 앞에서 하시모토씨의 모습을 보자마자 "하시모토씨! 완치될 때까지 천천히 치료하세요. 회사일은 걱정 안해도 됩니다."라고 격려해 주셨다고 합니다.

평상시의 성실한 성격, 최선을 다해서 나으려는 의지, 그리고 사모님, 가족, 회사 분들, 그리고 군마지역의 CMC 회원 분들의 성원 덕분이라고 생각합니다.

확실히 <세이겐 골드>도 <알파>도, 저희 병원의 크림도 모두가 조금씩 힘을 발휘했을지도 모르지만, 기본적으로는 <세이겐>이 만든 연결 고리가 그를 치료했다고 생각합니다. 질병을 가지고 계신 분들은 100% 스스로와의 싸움이기에 저는 이 싸움에서 이겨내신 하시모토씨께 그리고 사모님께 진심으로 박스를 보내드리고 싶습니다.(장내 박수)

혈액에서는 아직 다소 알레르기 반응이 남아있지만 <세이겐>

골드 1, 2포, 알파 1, 2포로 충분히 억제시킬 수 있다고 생각합니다. 이제 아이도 태어나고, 행복한 가정을 이루실 것이라고 생각합니다.

　하시모토씨, 제가 처음에 했던 이야기 아직 기억하고 계십니까? "CMC에서 주최하는 컨벤션이 있는데, 전국 각지에서 심각한 병을 갖고 계셨던 분들이 참석해서 병이 낫게 된 체험담을 발표하는 장소입니다. 하시모토씨도 낫게 되면 컨벤션에서 꼭 발표하십시오. 그 자격이 충분히 된다고 봅니다."라고 말했습니다. 그리고 드디어 오늘이 왔습니다. 하시모토씨, 정말 축하합니다. 그리고 정말로 감사합니다.

사회자 : 히라이시 선생님, 감사합니다. 그럼 하시모토씨, 현재의 심경은 어떠십니까?

하시모토 : 네. 먼저 격려하고 응원해 주신 가족과 친구들, 회사 분들께 감사드립니다. 그리고 히라이시 선생님, 기억하십니까? 처방된 약 봉투에 보통은 이름만 써주는데 선생님께서는 "힘내세요. 치카라씨! 화이팅!"이라고 써 있었습니다. 이것을 보고 정말 큰 힘을 얻었습니다.(장내 박수) 이번에 이렇게 많은 분들께서 절 도와주셔서 제가 새롭게 태어날 수 있었습니다. 저는 그 모체가 <세이겐>, 그리고 여기에 계시는 여러분이라고 생각합니다.(장내 박수)

사회자 : 소중한 체험담 감사합니다.

2003 도쿄 포럼

1. 백혈병, 무균실 입원 생활로 인한 우울증, 지금은 육체적, 정신적 해방

사회자 : 니나가와
　　　　　쿠스모토(CMC 사장)

코멘트 닥터
세키구치 모리에 : 아카사카 세키구치 클리닉 원장
이시카와 노부코 : 신세이 클리닉 원장
히라이시 키쿠 : 히라이시 클리닉 원장

1. 백혈병, 무균실 입원 생활로 인한 우울증, 지금은 육체적, 정신적 해방

홋카이도 나카가와군 마쿠베츠쵸
시모가키 유리코(51세)

사회자 : 시모가키씨, 안녕하세요? 본론으로 들어가서 자신의 몸에 이상이 있다고 느끼신 것은 언제입니까?

시모가키 : 지금까지 살아오면서 크게 아파 본 적이 없었기 때문에 병이 걸릴 것이라고는 꿈에도 생각 못했습니다. 처음에는 컨디션이 안 좋았지만 감기에 걸렸나보다며 참고 일을 하고 있었습니다. 감기도 심하게 걸리면 일도 힘들어지겠지 싶어서 가까운 병원에 갔습니다. 혈액 검사에서 백혈병의 의혹이 있다고 해서 다음 날 바로 구급차로 종합병원에 옮겨졌습니다. 결과는 역시 백혈병이었습니다. 1998년 1월부터 8월까지의 약 7개월 동안 입원 생활을 하게 되었습니다.

항암 치료는 4번에 걸쳐서 진행될 것이며, 그 후로는 1년에 걸쳐서 6번 받아야 한다는 주치의 선생님의 설명을 듣는 순간에도 캄캄한 절망 속에서 멍하니 있을 수 밖에 없었습니다. 입원 3일째부터 무균실에서 치료가 시작되었고, 가족 이외에는 아무도 만날 수가 없었으며, 하루 하루를 외로움과 괴로움 속에서 견뎌야만 했습니다. 이것을 4회 반복했습니다. 얼마 전에는 둘 째 아들의 졸업식이 있었습니다. 저는 아들이 회사에 취직이 되었는데도 가 볼수가 없었으며, 집을 떠나는 아들을 위해서 엄마로써 아무 것도 해줄 수가 없었습니다. 매일 매일이

슬픔과 괴로움 뿐이었습니다. 처음에는 병원에 겨우 겨우 외출허가를 받아 아들의 짐을 꾸리는 것을 도와주었습니다.(눈물) 멀리서 근무하던 큰 아들도 제 병 때문에 오비히로로 전근을 왔습니다.

사회자 : 증상은 어떠셨습니까? 많이 힘드셨습니까?

시모가키 : 그랬습니다.(눈물)

사회자 : 가족을 생각하면 울컥하는 순간이 많았겠지만, 그래도 준비해오신 체험담을 여러분에게 꼭 이야기해 주셨으면 좋겠습니다.

시모가키 : 4번째 치료를 받을 무렵에는 완전한 우울증 상태에 빠져 호흡도 힘들 정도였습니다. 체중도 지금의 반 정도에 불과했고, 앉아도 서도 뼈가 부딪쳤고, 더구나 잘 먹지도 못해서 정말 살고 싶은 생각이 없었습니다. 그래서 병원을 빠져 나가 높은 곳을 찾았습니다. 하지만 옥상도 닫혀 있었고, 뛰어내릴 만한 장소가 없었습니다. 우연히 눈에 띈 맨션의 10층에 올라가서 창문을 떼어내고 뛰어내리려고 했습니다. 하지만 아래에 공사 차량이 세워져 있었는데 몇 시간이 지나도 움직이지 않았습니다. 나중에 생각해 보면 구사일생이었던 것같습니다.

 물 한 모금도 마시지 않았고, 아무 것도 안 먹은 상태로 7, 8시간이 지난 듯 했습니다. 몸은 몹시 지쳐 있었지만, 그러는 동안 어느 정도 마음의 평정을 되찾았습니다. 그러자 가족들이 생각났습니다. 그제서야 모두들 내가 없어져서 걱정하고 있을 것이라는 생각이 들었습니다. 집에 전화를 했습니다.(눈물) 가족도 병원도 몹시 걱정하고…….(눈물)

사회자 : 그럼 조금 진정을 취하실 동안 백혈병에 대해 세키구

치 선생님께 설명을 들어보도록 하겠습니다.
세키구치(아카사카 세키구치 클리닉 원장) : 우선 백혈병에 대해서 교과서적인 설명부터 하도록 하겠습니다. 백혈병은 혈액 암이라고 합니다. 원래 혈액 세포는 골수로 되어 있고, 그 골수에서 미숙한 세포가 점점 성숙해져 백혈구나 적혈구 등이 됩니다. 그런데 그 미숙한 세포에 이상이 생겨 여러 가지 문제를 일으키는 것이 백혈병입니다. 대략 10만 명 중에 4~5명, 일본 전국에서 5천 명 정도가 새로운 급성 백혈병으로 힘들어 하고 있습니다. 그럼 왜 백혈병이 발병하는가? 이는 조혈 세포, 즉 골수 안에서 혈액을 만드는 세포의 유전자에 변이가 일어난 것입니다. 그 원인으로는 바이러스나 방사선, 화학 물질 그리고 원폭과 같이 몇 년이 지난 후에 발병하거나, 유전성 등 여러 가지 요인과 관계가 있습니다.

증상은 감기 증상이나 발열 등이 있습니다. 혹은 빈혈이라든지 동계(動悸), 호흡 곤란, 출혈 경향 등 아주 다양합니다. 또 형태도 8종류나 있어 각각의 치료법도 다릅니다. 시모가키씨는 어떤 치료가 효과가 있는 타입이라는 설명을 담당 의사에게 들었습니까?

시모가키 : 0부터 8단계 중에 제 경우는 4단계로, 두 번째로 좋다고 하셨습니다.

세키구치(아카사카 세키구치 클리닉 원장) : 그렇습니까? 그래서 담당 의사가 여러 가지 치료를 해 주었지만 시모가키씨에게는 정신적으로 너무 힘이 들었던 것같습니다. 그래서 우울증 상태가 되었고, 자살까지 생각하게 되었습니다. 지금은 의학이 많이 진보했지만 전문의 선생님들은 서양 의학에만 전념하는 경향이 강해서, 부작용이라든지 환자 분의 정신 상태 등 다른 것까지는 좀처럼 배려를 못하고 있습니다. 따라서 서양 의학의 대체의료, 혹은 상호 보완할 수 있는 의료를 추가하는 등, 상호 조합하는 방향을 검토해 볼 필요가 있다고 생각합니다.

 시모가키씨의 경우도 그것들을 도입해 건강해진 것이고, 향후 서양 의학과 대체의료, 보완의료가 필요하다는 것을 제시하고 있다고 생각합니다. 지금 이렇게 많이 건강해지시고, 정신적으로 회복하신 것은 역시 <세이겐>이 대체의료의 역할을 잘 했기 때문이라고 생각합니다.

사회자 : 세키구치 선생님, 감사합니다. 뛰어 내리시려다가 주차되어 있던 공사 트럭 덕분에 자신이 생명을 구할 수 있었던 것 같다고 말씀하셨습니다만…….

시모가키 : 네. 정말로 건강할 때는 몰랐습니다. 우울증이란 것은 너무나도 괴롭고, 무엇을 어떤 식으로 해야 할지 스스로도 전혀 알 수가 없었으며, 고치는 약이 없었습니다. 힘이 되는 것은 역시 가족의 격려, 그리고 친구였다고 생각합니다. <세이겐>을 만나고 조금씩이지만 없었던 식욕도 살아나고, 정말로 힘이 생기는 기분이 들었습니다.

사회자 : 그렇습니까. 그것이 <세이겐>을 드신 후의 변화라고 할 수 있겠는데, 그 동안 우울증이 심하게 진행된 것은 역시 걱정을 많이 하셨기 때문이라고 보입니다.

시모가키 : 네, 절망적이었습니다.

사회자 : 그럼 <세이겐>을 드시고 호전된 상태에 대해서 이야기를 좀 해주십시오.

시모가키 : 제가 <세이겐>과 인연을 맺은 것은 1월에 퇴원하

고 병의 쾌유를 축하하기 위해 미야자키호텔에 갔을 때였습니다. 그 호텔 사장과 저는 친구사이였는데, 여사장님이 예전에 비해 체중이 반으로 줄어든 뼈 밖에 없는 저를 보고 깜짝 놀라셨습니다. 그 때 여사장님이 <세이겐 골드> 180포 1박스를 주시며 먹어보라고 하신 것이 계기가 되었습니다.

사회자 : 그렇습니까? 드시니까 뭔가 좋아지는 느낌을 받으셨습니까?

시모가키 : 네. 2개월 정도 지나자 몸이 힘들지 않게 되었습니다. 그리고 식욕이 생겼습니다. 식욕이 생기자 우울증 상태도 자연스럽게 없어진 느낌이었고 몸도 편해졌습니다. 처음에는 <세이겐 골드>를 하루 5포씩 꾸준히 먹어 왔는데, 조금씩 몸에 변화가 생기기 시작했고, 제 모습이 밝아지기 시작했습니다.

사회자 : 그렇습니까? 지금도 그것이 자신의 몸에 제일 맞았다고 생각하시고 계십니까?

시모가키 : 그렇습니다. 그 때까지는 <세이겐 골드> 밖에 몰랐습니다. <알파>에 대해서는 전혀 모르다가 2년째부터 <알파> 5포를 추가했습니다. 그러자 혈소판 수치가 훨씬 오르기 시작했고, 컨디션이 상당히 좋아졌습니다.

사회자 : 제가 보기에도 정말로 건강해지신 것 같습니다. 지금도 <알파>를 드시고 계십니까?

시모가키 : 지금도 먹고 있습니다. 그리고 일년 예정이었던 6번의 항암 치료도 중지하고, <세이겐>에 모든 걸 걸어 보기로 했습니다.

사회자 : 그러면 이시카와 선생님의 말씀을 들어 보겠습니다.

이시카와(신세이 클리닉 원장) : 이야기를 들으면서 한 가정의 주부라는 것은 정말 중요하다는 생각이 들었습니다. 물론 남편도 중요하지만, 역시 중년 이후에는 여성이 한 가정의 총리대신으로써 가정을 다스리는 것이 아닌가 생각합니다. 자녀들, 남편, 이 모두가 성장하는 과정에서는 주부의 역할이 정말 중요합니다. 그런 주부가 병으로 쓰러진다는 것은 주변 사람들에게도 큰 일이고 힘들겠지만, 본인은 더더욱 힘들고 괴로우며 희망이고 뭐고 다 사라져 버립니다.

그래서 사람이 병에 걸리면 항상 우리 몸 속에 있는 생명과 환희의 근원인 엔도르핀이나 도파민이 점점 적어지게 되고, 이것은 암 환자에게도 악영향을 끼칩니다. 이것 때문에 몸의 중요한 평형이 사라지고 우울증이 생기는 것이 아닐까 생각합니다. 그래서 여자가 병에 걸리면 우울증에 걸리는 것이 당연하다는 생각도 듭니다.

집 걱정. 몸 걱정. 낫기는 할까? 어떻게 될까? 이렇게 걱정하는 것만으로도 큰 병이 되어 버립니다. 게다가 중년이 되면 나이가 드는 것과 동시에 흉선이 위축되서 임파구가 감소하고, 그래서 바이러스 감염이나 암을 일으키기 쉬워집니다. 게다가 면역력이 저하되기 때문에 암이 걸리기 쉽습니다. 혈액 세포를 만드는 제일 중요한 곳도 예외는 아닙니다.

<세이겐 알파>나 <골드> 안에는 이변을 억제하는 작용, 우리의 면역 작용을 돕는 힘이 있습니다. 몸의 세포를 건강하게 지켜주는 힘이 <세이겐> 안에 확실히 있다고 생각합니다.

우리가 <세이겐>을 하루에 2, 3포, 또는 5포, 10포를 먹으면 몸의 세포가 힘을 냅니다. 시모가키씨는 항암 치료 중에는 <세이겐>을 드시지 않으셨지만, 다른 암 환자들의 말에 의하면 항

암제 사용시에도, 프레드닌을 사용할 때에도 <세이겐>을 먹으면 몸의 피로가 확실히 다르다고 합니다. 그런데 시모가키씨, 지금은 백혈병의 치료가 가능합니다. 다양한 면역 요법도 있고, 또 골수 세포를 주입한다든가, 탯줄의 혈액(제대혈)을 아이의 백혈병에 사용한다든가, 여러 가지 방법이 있기 때문에 완치 될 수 있다고 생각합니다. 그리고 앞으로도 반드시 병원 검사는 잊지 말고 해 주시는 게 좋을 것 같습니다. 그리고 우울증에도 좋습니다. 우울증이 왔을 때는 약간의 병원 치료도 나쁘지는 않다고 생각합니다. 하지만 근본적 치료는 역시 <세이겐>을 드시는 분들이 회복 상태가 좋았습니다. 의사 입장에서도 <세이겐>을 서양 의학과 함께 이용하는 것이 바람직하다고 생각합니다.

사회자 : 그러면 시모가키씨, 아직 완쾌했다고는 말할 수 없을지도 모르겠지만, 앞으로의 희망에 대해 듣고 싶습니다.

시모가키 : 취미로 도예를 즐기면서, 건강의 중요함과 제 체험을 많은 사람들에게 들려주고 싶습니다. 또 체질개선연구회의 도움도 계속 받고 싶습니다. 저는 지금도 약은 먹지 않고 검사만 하고 있습니다. 약 대신 <세이겐>을 먹고 있고, 몸에 이상도 없습니다. 이런 저를 보면서 주치의 선생님께서도 신기해 하시며 이것 저것을 물어 보십니다. 제가 <세이겐>을 먹고 있다고 이야기하자 선생님도 관심을 갖고 계십니다.

사회자 : 그렇습니까? 그럼 마지막으로 히라이시 선생님의 말씀을 들어보도록 하겠습니다.

히라이시(히라이시 클리닉 원장) : 시모가키씨, 건강해지셔서 정말 다행입니다. 방금 전에도 이야기했듯이 CMC의 고문 의사들도, 강사 의사들도 경험이 상당히 풍부하신 분들이십니다. 저도 백혈병에 관해서 공부했습니다만, 조금만 손을 늦게 쓰면 생명까지 빼앗아가는 무서운 병이기 때문에, 그러한 위급한 순간에는 반드시 CMC의 본사에 전화해서 이렇게 훌륭하신 선생님들께 구체적인 지시를 받는 것이 가장 좋다고 생각합니다.

특히 이 백혈병에 있어서는 처음에는 초기 진료, 그 이후 치료를 위해서 주치의는 어느 약, 특히 어느 항암제가 효과가 있는지를 판별하려고 합니다. 그 때에 주치의는 <세이겐> 등의 건강 식품의 사용을 중지하라고 할 가능성이 있습니다. 그것은 어느 항암제가 효과가 있는지, 그리고 얼마나 부작용이 발생할지를 판별하기 위해서입니다. 다소 시간은 걸리지만 본인에게 어떤 항암제가 적합한지 정해지면, 주치의 선생님과 자주 연락을 하면서 <세이겐>을 먹어도 좋다고 생각합니다.

이유는 방금 전 이야기한 것처럼 병과의 투쟁 다음에는 약과의 투쟁이 옵니다. 큰 병에 걸리면 그만큼 약에 의해서 백혈구가 감소하고, 혈소판이 감소하게 됩니다. 저희 직원 중에 한 명이 혈소판이 800, 500까지 감소했던 적이 있었습니다. 그 상태에서 벗어나게 해 준 것은 <세이겐 알파>였습니다. 지금은 의학이 발전하여 백혈병으로 목숨을 잃는 환자가 많이 줄었습니다. <세이겐>에는 무한한 효용이 잠재되어 있습니다. 여러분, 그 힘을 활용하시기 바랍니다.

사회자 : 히라이시 선생님 감사합니다. 그리고 시모가키씨 계속 눈물을 흘리고 계신데요, 끝으로 한 말씀 더 부탁드려도 되겠습니까?

시모가키 : 이렇게 되리라고는 생각해 본 적이 없었습니다. 건

강할 때에는 건강의 소중함과 고마움을 이렇게 실감했던 적은 없었습니다. 제가 병에 걸림으로 인해 가족 모두가 고생을 많이 했습니다. 지금 80세된 어머니가 계신데 어머니를 두고 먼저 죽을 수도 없습니다. 건강한 모습으로 오래 오래 살고 싶습니다. 앞으로 가족이나 지금까지 신세를 진 친구들, 주변 사람들 모두에게 조금이라도 보답을 하면서 살고 싶습니다.

사회자 : 취미인 도예도 더욱 더 열심히 하십시오.

시모가키 : 네. 열심히 할 것입니다.

사회자 : 시모가키씨, 정말로 감사합니다.

2003 오사카 포럼

1. 만성 두통과 신장, 담낭 결석, 삼중고에서 탈출
2. 수혈로 인한 C형 간염 극복
3. 폐암과 함께 10년, 항암제를 거부하고
4. MRSA 감염, 경이적인 회복을...

사회자 : 니나가와
　　　　　쿠스모토 사장
코멘트 닥터
데무라 히로시 : 니시신주쿠 플자자 클리닉 원장
고바야시 아키히코 : 이마이케 내과 심료내과 원장
세키구치 모리에 : 아카사카 세키구치 클리닉 원장
히사타 타카 : 자연의학 임상예방연구소 상담의
이시카와 노부코 : 신세이 클리닉 원장
운텐 셴카즈 : 자연의학 임상예방연구소 상담의
히라이시 키쿠 : 히라이시 클리닉 원장

1. 만성 두통과 신장, 담낭 결석, 삼중고에서 탈출

오사카부 타카츠키시
나카무라 카즈코(58세)

저는 원래 두통이 심했습니다. 한 달에 2, 3회는 어깨에 주사를 맞거나 침을 맞으러 다녔고, 항상 두통약을 달고 살았습니다. 평소 남편은 제가 모르핀을 맞고 있으니 뼈가 녹아버릴.거라고 겁을 주곤 했습니다. 하지만 두통을 못 느껴 본 사람은 이것이 얼마나 큰 고통인지 모릅니다. 머리가 아프기 시작하면 사고력이 제로가 됩니다. 눈 감는 날까지 이 고통에서 벗어날 수는 없는 것인지 늘 불안으로 가득 했습니다. 그래서 <세이겐>을 먹기 시작했습니다.

그리고 8년 전에 검사를 받았는데 양쪽 신장과 담낭에 돌이 있다고 하였습니다. 아직은 모래알 같기에 그렇게 걱정할 것은 아니라고 했지만, 거짓말이라고 생각하고 싶을 만큼 놀랐습니다. 의사 선생님께서는 신장은 중요한 부분으로 아직은 잠재성 담석(Silent Stone)이지만, 혹시라도 커지거나 움직이기 시작하면 큰 일이라고 했습니다. 그리고 작년 6월에 왼쪽 신장에 있던 돌이 움직이기 시작해, 두통과 신장 결석으로 인한 고통이 시작되었습니다.

데무라(니시신주쿠 플라자 클리닉 원장) : 우선 만성 두통은 편두통(근육의 통증)과 긴장성 두통(혈관의 통증) 두 종류가 있습니다. 나카무라씨의 경우는 전형적인 편두통입니다. 한쪽만이 아니고, 양쪽 모두가 아픈 경우도 많이 있습니다. 성인 4

명 중 1명이 편두통을 가지고 있으며, 특히 여성이 4배 정도 많습니다. 특징으로는 나카무라씨와 같이 한 달에 2, 3번 증상이 나타나며 많은 사람은 매주 일어납니다. 발작처럼 일어나 욱신 욱신거리고, 상당히 격렬하고 고통스럽습니다. 증상으로는 구토를 동반하거나, 빛이 번쩍이는 느낌이 들기도 하며 일상 생활에 지장을 주는 병입니다.

왜 일어나는지 원인이 확실하게 밝혀지지는 않았지만, 뇌를 지배하고 있는 삼차 신경이 스트레스로부터 해방되었을 때나 생리 전, 음식으로는 초콜릿이나 와인, 그리고 지나친 다이어트 등의 자극에 의해서 발단되며, 이어서 혈관이 확장되고 염증이 더해지면 편두통이 일어나는 것입니다.

그리고 나카무라씨는 격심한 통증을 유발하는 신장 결석과 담석을 7, 8년 동안 가지고 계신데, 일반적으로는 급성 복증이라고 불리는 대표적인 질병입니다. 신장은 혈압 조절, 적혈구 증가 등 여러 가지 작용을 하는데 본래는 노폐물을 분비하는 것이 중요한 작용이며, 그 과정에서 요로에 여러 가지 종류의 결석을 만듭니다. 결석이 신우에 있을 때는 통증이 없지만, 나카무라씨처럼 요관으로 오면 큰 고통을 느끼거나 혈뇨를 보게 됩니다. 끝으로 담석은 일본인 10명 중 1명이 가지고 있으며, 특히 40세 이상의 여성이 대부분입니다. 최근에는 식생활로 인한 콜레스테롤 담석이 증가하고 있습니다.

나카무라 : 저는 P.T.A의 일을 하고 있는데, 편두통 때문에 행사가 있을 때마다 항상 머리가 아파서 드러 눕게 되었습니다. 걱정이 된 친구가 저에게 <세이겐>을 소개해 주었지만, 당시에는 마음이 내키질 않았습니다. 하지만 3년쯤 전에 히라이시

선생님께서 강연하시는 체질개선연구회에 가게 되었고, 그 때부터 <세이겐>을 먹기 시작했습니다. 처음에는 하루 3포 정도였습니다. 하지만 어떠한 증상의 변화도 없었고, 과연 정말 좋은 것인지 의심도 되었지만, 한 번만 더 믿고 계속 먹어보자고 생각했습니다. 편두통을 경험해보지 못한 사람은 정말로 얼마나 고통스러운지 모를 겁니다.

저 스스로는 못 느꼈지만 주위에서 다들 "요즘 편두통으로 힘들단 얘기 안 하네."라고 해서 처음으로 그렇다는 것을 깨달았습니다. 이런 식으로 두통의 증상이 좋아진다면 혹시 신장의 돌에도 효과가 있지 않을까? 하는 기대가 생겼습니다. 그래서 예전 체질개선연구회 회원에게서 <세이겐>으로 신장 결석이 없어졌다는 이야기를 듣고는 나도 돌이 없어지면 좋겠다는 생각으로, 그 동안 하루 3포씩 먹었던 것을 <세이겐 골드> 7포, <알파> 3포, 총 10포로 복용량을 늘려서 신장의 돌에 도전하기 시작했습니다.

고바야시(이마이케 내과 심료내과 원장) : 신장 결석, 담낭 결석, 즉 돌이 잘 생기는 사람의 체질은 동양 의학적으로 봤을 때, 수분의 흐름이 나쁘거나 혈류가 나쁘다고 합니다. 어혈이나 수독(水毒) 상태에서 뇌 혈관의 확장과 수축이 원활하지 않기 때문에, 뇌가 가벼운 부종 상태가 되어 통증이 오는 것이라고 생각할 수 있습니다. 이 증상이 왜 개선되었는가 하면, <세이겐>을 먹음으로써 혈류를 개선시키고, 신장에서는 상당한 양의 수분을 잘 여과시켜서 불필요한 물질을 흘려 보내게 되기 때문에 대사 활동을 촉진시켜 간장에서 담낭으로 가는 담즙의 흐름이 한층 원활해졌다고 보입니다. 그리고 간장 상태가 좋아졌기 때문에 목이나 어깨 결림이 풀리고, 근긴장성 두통, 혈류가 안 좋아 생겼던 두통, 이 둘 중 하나였던 편두통이 개선되었다고 생각할 수 있습니다.

최근에는 순수한 편두통은 별로 발생하지 않고, 근긴장성 두통과 편두통의 혼합형 또는 빈발성 두통이 많습니다. 이들은 혈류 장해, 목이나 어깨 결림 등 회복력 저하에 의한 것입니다. 즉 수분의 흐름과 혈류의 흐름이 좋아지면 몸 전체 체액의 흐름이 좋아지고, 전체가 원활하게 대사하기 시작하면 자연스럽게 모든 것이 해결된다는 것입니다. 통증이 제일 큰 문제입니다. 통증은 우리 몸에 적신호가 들어온 것처럼 스스로를 긴장에 빠지게 합니다. 교감 신경이 우위가 되어 스스로를 궁지로 몰아갑니다.

이러한 것을 완화시키는 기능이 <세이겐> 속에 상당 부분 차지하고 있다고 평소 느끼고 있습니다. 따라서 완화시키는 기능이 가능해지고, 체내의 흐름이 좋아져서 개선된 것은 아닌가 생각합니다.

세키구치(아카사카 세키구치 클리닉 원장) : 데무라 선생님, 고바야시 선생님의 설명과 다른 이야기를 하려니 참 어렵습니다. 일반적으로 머리가 왜 아파질까? 이것은 아주 오래 전부터 연구되어 왔습니다. 인간은 복잡한 동물이기 때문에 그 원인을 파악하는 것은 상당히 어려워서 아직 명확한 결론은 나와 있지 않습니다. 하지만 어떤 물질이 관계하고 있는 지는 전부터 밝혀져 있습니다. 그것은 세라토닌이란 물질로 뇌 안에서 생성됩니다. 뇌의 혈관이 좁아져서 뇌 혈류량이 저하하게 되면 두통의 전조 증상이 나타납니다. 빛이 번쩍거리거나, 소리가 시끄

럽게 느껴지거나, 구토 증세가 오기도 합니다.

　제가 미국의 병원에 있었을 때 일입니다. 외국의 여성은 두통으로 크게 고통스러워 합니다. 옆에서 보기 무서울 정도로 괴로워 합니다. 대량으로 방출된 세라토닌이 모두 방출되면, 그 반동으로 뇌 혈관이 확장되고, 그 때부터 두통은 시작됩니다. 이 때 혈관을 수축시키는 작용이 있는 에르고타민을 복용시킵니다. 심장 등의 혈관까지 줄어들어 협심증을 일으켜 곤란한 상황이 오기도 하지만 주로 이 방법을 사용합니다. 최근에는 급성 두통에 주사를 놓아서 낫게 하는 방법도 있는데 이는 생성된 세라토닌을 보충하는 작용을 가지고 있는 것입니다. 또 신장 결석과 담석이 두통과 관계가 있는지는 모르겠으나, 어쩌면 관계가 있을지도 모르겠습니다.

　신장 결석은 일반적으로는 지식층에 많이 발생한다고 합니다. 실은 저도 신장 결석으로 고민한 적이 있는데, 지식층에서 많이 발생한다는 얘기를 듣고 속으로 좋아하기도 하고, 슬퍼하기도 했습니다. 결국 교감 신경이 긴장해서 생기기 쉽다는 것입니다. 고바야시 선생님이 말씀하신 것처럼 마음을 릴렉스시키고, 요관도 릴렉스시키고, 그리고 두통의 원인이 되는 삼차 신경의 줄기가 혈관에 달라 붙어 염증을 일으키는 것을 〈세이겐〉을 이용해 억제시키면 효과가 있을 것이라고 기대하는 것입니다. 나카무라씨의 대응도 참 좋았다고 생각합니다. 어쨌든 〈세이겐〉은 확실히 좋습니다. 이상 제 나름대로의 설명이었습니다.

나카무라 : 신장 결석으로 재수술을 받았을 때는 정말로 어떻게 되는 것은 아닌지 생각했습니다. 어쩌다가 이 지경이 되도

록 방치했냐고, 이러면 인공 투석을 할 수 밖에 없다고 의사 선생님께서 말씀하셨을 때 정말로 큰 충격을 받았습니다. 지금 이렇게 건강을 되찾고 나서야 평상시의 평범한 생활을 할 수 있는 것이 얼마나 감사한 일인지 통감했습니다. 일도 가사도 노는 것도 건강하기 때문에 가능하다는 것을 몸소 깨닫고 있으며, 그래서 지금 행복합니다. 저에게는 <세이겐>이 옆에 있다는 것이 건강을 채워 주고 있는 것 같습니다. 그렇다고 해서 서플리먼트에만 의지하지 않고, 식사의 밸런스나 생활의 리듬을 생각하면서 자신을 소중히, 그리고 가족을 소중히 지켜 나가고 싶습니다. 제 자신의 여러 가지 고민이 해결된 지금, 앞으로도 계속해서 <세이겐>을 먹는 것이 10년 후, 20년 후의 나를 지켜줄 것 같다는 생각이 듭니다.

또 작년 9월에 시어머니께서 균상식육증이란 암에 걸렸고, 또 올 4월에는 언니가 자궁경부암 선고를 받았지만, 제 경험을 근거로 <세이겐>을 30포씩 먹인 결과 두 사람 모두 건강해졌습니다. 실은 저희 친정 어머니께서 암으로 돌아가셨기 때문에 시어머니와 언니 모두 오래 사셨으면 하는 마음입니다.

2. 수혈로 인한 C형 간염 극복

오카야마현 토마타군
카타야마 사다오(68세)

제가 처음 C형 간염의 징조를 느낀 것은 매사의 일에 의욕이 없고, 등이 매우 묵직해서 항상 눕고 싶다는 느낌이 들어서 였습니다.

그 일을 이야기하기 전에 그 동안 제가 겪어 온 일들을 순서대로 이야기해 보겠습니다. 저는 1955년에 우체국 입사 시험을 보고 우정사무관으로써 카모의 우체국에 채용되었습니다. 38년 간 봉직을 하고, 1993년 3월에 카모우체국 국장 대리로 퇴직했습니다.

오사카 만국 박람회가 있었던 1970년 8월 12일 오전 8시 경에 오토바이로 출근하던 중에 일어났던 일입니다. 갑자기 고양이가 튀어 나와서 그것을 피하다가 구르게 되었습니다. 입과 귀, 코에서 출혈이 있었고, 머리도 세게 부딪혀 두개저골절로 입원을 했습니다. 10일 동안 의식이 전혀 돌아오지 않는 상태였고, 그 상태로 1년 동안 히라이병원에서 치료를 받으며 다량의 혈액 제재를 사용했다고 합니다. 그리고 퇴원 후 직장으로 다시 복귀하였고, 무사히 퇴직한 후 농사를 지었습니다.

2000년 9월, 종합 건강 검진에서 간의 GOT가 높으니 병원에 가보라는 권유에 따라 클리닉에서 진찰을 받게 되었습니다. 결과는 C형 간염이었습니다. 그대로 방치하면 70세 정도 되어서 간경변이나 간장암으로 발전해 결국 죽을지도 모른다고 했습니다. 예상치 못한 결과에 깜짝 놀랐습니다. 담석도 있으니 즉시 츠야마 중앙병원에서 수술을 받으라고 해서 담낭의 적출 수술을 받았습니다. 간의 조직 검사도 해 본 결과 분명하게 C형 간염이라고 밝혀졌습니다.

수술 일주일 후부터 인터페론 주사를 맞기 시작했습니다. 간 기능의 수치는 GOT 48 ~ 49, GPT 48 ~ 64로 썩 좋은 효과는 없었습니다. 처음 1개월 간은 입원 치료를 받았고, 그 후 5개월 간은 통원 치료를 하며, 집에서는 식사에 조심하면서 인터페론 주사를 맞고 있었습니다. 주사를 맞을 때에는 GOT 21 ~ 23, GPT 17 ~ 19였지만, 주사를 멈추면 다시 GOT 48, GPT 50으로 올라갔습니다.

히사타(자연의학 임상예방연구소 상담의) : C형 간염은 바이러스성 간염의 일종입니다. 바이러스성 간염에는 A형, B형, C형, D형, E형이 있으며, 그 중에 문제가 되는 것은 B형 간염과 C형 간염입니다.

B형 간염은 항체가 생겨 자연스럽게 낫는 경우도 꽤 있습니다. 영유아기에 부모에게 감염된 경우는 아무런 증상 없이 오랜 세월을 보내고 중년이 되어서야 발병하는 경우가 있습니다. 그러나 요즘 가장 문제가 되고 있는 것이 C형 간염입니다. C형 바이러스는 항체가 생겨도 중화 항체(中和抗體)가 아니기 때문에 바이러스가 사라지지 않고 만성화되어, 간경변, 간암으로 악화되는 경우가 적지 않게 있습니다. C형 간염도, B형 간염도 잠복 기간이 매우 긴 것이 특징입니다. C형 간염에 걸리면 간염 상태일 때 치료하지 않으면 안됩니다. 간경변으로 발전된 후에는 좀처럼 치료되지 않습니다. 간경변에 걸린 간은 원래의 건강한 간장으로는 돌아오지 않습니다.

현재 C형 간염 환자는 무증상인 사람을 포함하면 200만 명 이상으로 추정되며, 앞으로 상당수 더 증가할 것으로 예측하고 있습니다. C형 간염의 주된 증상은 권태감, 식욕 부진, 상복부의 불쾌감 등입니다. 또 C형 간염의 감염 경로로는 혈청 물질, 특히 수혈 그리고 예방 접종을 통해서입니다. 지금은 없지만 옛날에는 바늘을 여러 번 사용했기 때문에 바늘을 통해서 전염이 되는 경우가 많았습니다. 그리고 가정 내에서의 칫솔, 면도기를 함께 쓰는 것을 통해서도 전염이 될 수 있기 때문에, 이런 것들에도 주의하셔야 합니다.

치료로서는 수십 년 전부터 인터페론 주사가 사용되어 왔습니다. 처음에는 상당한 효과가 있었습니다. 그러나 일본에서는 효과가 있는 사람인지, 반대로 효과가 없는 사람인지를 판별하지 않고 사용했기 때문에 평균 30% 이내라고 하는 매우 나쁜 결과를 초래하였습니다. 하지만 요근래 리바비린을 동시에 주사하는 것으로 상당한 효과를 보게 되었습니다. 또 트랜스 아미나제라고 하는 효소의 양을 측정해 GOT, GPT 수치를 80 이하로 유지시키면 발암 가능성이 낮아진다는 것도 알게 되었습니다.

<세이겐>에는 ALA 중앙연구소의 실험으로 증명된 것처럼, 손상된 간세포의 재생, 촉진 작용이 있습니다. 또한 <세이겐> 애용자는 트랜스 아미나제의 상승치가 비애용자에 비교해 낮게 유지되고 있기 때문에, C형 간염이지만 암으로 발전하는 비율이 매우 적다고 합니다. 카타야마씨 트랜스 아미나제를 낮은 수치로 유지하기 위해서라도 <세이겐>을 넉넉하게 드시는 것이 좋다고 생각합니다.

카타야마 : 제가 <세이겐>과 인연을 맺은 계기는 친구 후쿠다 스미코의 소개로 쿠메쵸에 사시는 마츠오카 미치코씨를 만나 <세이겐> 이야기를 들었을 때였습니다. 그리고 히라이시 선생님의 바이오 퍼멘틱스에 관한 책을 읽고, 정말 좋은 책이라고 감동을 받아 시험해 보지 않으면 안 되겠다고 생각을 하게 되

었습니다.

 2000년 11월부터 다음 해 5월까지 인터페론 치료를 받고 있었는데, 그 주사를 그만 두자마자 수치가 올라가 버렸습니다. 그 때 이건 아니라고 생각해 <세이겐>을 애용하기 시작했습니다. 그러자 단 3개월만에 GOT 33, GPT 31로 수치가 내려가서 깜짝 놀랐습니다. 몸이 나른하다거나 등의 뻐근함도 없어졌고, 게다가 백내장이 될 뻔한 눈이 좋아지기도 했습니다. 발병 후 3년이 지났지만, 올 해 7월에 받은 검사에서는 GOT 27, GPT 31이었으며, 9월에 받은 중앙병원 검사에서는 양쪽 모두 무려 27이었습니다.

이시카와(신세이 클리닉 원장) : 25년 전에는 수혈용 혈액에 C형 간염 바이러스가 혼입해 있는 것 자체를 문제삼지 않던 시대였습니다. 수술이나 제왕절개시에 수혈을 하면 좋을 것이라는 생각으로 사용한 혈액 제재로 인해서 C형 간염에 걸린 사람이 많았지만 지금은 걱정할 필요없습니다. 저는 그러한 C형 간염 환자 약 25분께 <세이겐>을 권하고 있고, 벌써 10년 가까이 드시고 계시며 그 분들 모두 GOT 및 GPT 수치가 정상으로 유지되고 있습니다.

 또 혈소판(정상치는 13 ~ 36, 39) 수치가 낮아지면 간경변이나 간장암으로 옮겨가는 경향이 높아집니다. 하지만 <세이겐>을 먹으면 혈소판이 적어지지 않습니다. 즉 <세이겐>이 간경변으로도 간암으로도 발전하지 않도록 해줍니다. 물론 지금부터 앞으로 20년, 30년은 경과해봐야 하겠지만, <세이겐>에 의해서 얼마나 많은 사람이 살아날 수 있을지를 생각합니다.

 미즈타니 선생님의 쥐 실험에서는 암 유전자를 가지고 있는

쥐에게 <세이겐>을 투여하자 30 ~ 40%가 발병되지 않았다는 결과가 나왔습니다. 저도 여러 환자분들을 진찰해 본 결과 암 환자 분들께는 <세이겐>을 권하고 있습니다. C형 간염도 마찬가지입니다. 간이라는 곳은 중요한 해독 작용을 하는 화학 공장입니다. 간세포와 1백조 개의 장내세균이 서로 서로 우리의 몸을 지켜 주고 있습니다.

여러분! 치료하거나 수술을 통해서만 암을 치료할 수 있다고 생각하는 사람이 많은 듯 합니다. 하지만 반드시 그렇지는 않습니다. 저는 암환자 분들께 "암과는 평생 같이 사는 것입니다. 그리고 <세이겐>의 힘으로 정상적인 세포가 힘을 내게 되고, 환자 분 스스로의 체력이 증진되었기 때문에 암세포가 나쁜 활동을 하지 않는 것입니다." 라고 언제나 이야기합니다.

암세포는 없어지는 것이 아닙니다. 사람은 모두 암세포를 가지고 있습니다. 단지 자각 증상이 없는 것 뿐입니다. 없으니까 괜찮다고 안심하고 계신 분들이 상당히 많으실 것이라 생각하지만 병은 우리 몸 속에 소리없이 다가오고 있습니다. 자각 증상이 생기고 이제 안 되겠다고 느낄 무렵에는 이미 병이 많이 진행되어 있습니다.

나는 화학 요법과 혈액 검사는 물론 <세이겐>을 추가해 환자 분이 건강을 되찾게 하면서 서서히 치료를 하고 있습니다. "안 됩니다."라고 하면 그건 이미 끝입니다. "이것 좀 보세요. 결과가 이렇게 좋습니다."라고 이야기할 수 있는 것만으로 환자 분들은 기쁜 얼굴로 돌아가십니다. 그 기쁨도 암을 진행시키지 않는 하나의 요인이 된다고 생각합니다. 그렇게 되면 저 또한 기쁩니다.

항상 <세이겐>을 드셔서 건강하시고, 그리고 "간암으로 발전하지 않는다. 간경변에 걸리지 않는다."는 생각으로 일생을 보내 주셨으면 합니다.

카타야마 : 네. <세이겐> 덕분에 몸이 가벼워진 것 같습니다. 히라이시 선생님과 이시카와 선생님께 칭찬도 받고, 정말 병이 들어선 절대 안 된다고 생각하게 되었습니다. 덕분에 지금 이렇게 건강해져서 논에 저농약으로 쌀 계약 재배도 하고 있습니다. 또 우체국을 퇴직하고 나서 5년 동안 비젠야키(일본 오카야마현의 비젠시 인베 일대에서 나는 도자기)를 배우러 다녔고, 지금은 도예 작가 '貞仙'이라는 호로 카모의 공민 회관에서 평생 학습 활동의 일환으로 초등 학생에게 비젠야키를 가르치거나 노인회 등에 나가고 있습니다. 정말로 모든 것이 <세이겐> 덕분입니다.

지방의 특정 우체국은 동네 분들의 사정도 속속들이 알고 있습니다. "할머니, 무슨 일로 오셨어요?"라고 물으면 "손자가 검도 도구를 사달라고 해서 돈 찾으러 왔어."라는 이야기를 나눌 정도로 서로에 대해 잘 알고 있습니다. 그래서 제가 <세이겐> 덕분에 이렇게 건강하게 되었다는 것을 비젠야키를 구우면서 카모쵸의 여러분에게 어필하고 싶습니다. 그런 바람으로 이런 저런 여러 가지 이야기를 하고 있으면 "제 남편도 몸이 약한데 <세이겐>을 먹여 봐야겠다"라고 하는 사람도 나옵니다. 이대로 있으면 안 되겠다는 생각이 들어 카모쵸에서 뿐만 아니라 츠야마의 친구에게도 <세이겐> 이야기를 해 나가고 싶습니다.

3. 폐암과 함께 10년, 항암제를 거부하고

톳토리현 토우하쿠군
지로우마루 사다아키(74세)

　1993년 7월, 쿠라요시 보건소에서 폐암 검진을 위해 저희 집 주차장에 왔기에 진찰을 받았습니다. 일주일 후쯤 재검사를 받으라는 통지를 받았습니다만 저는 가지 않았습니다. 저는 다른 사람과 바뀌었을 거라고 생각하고 그냥 방치했던 겁니다. 그러자 15일 정도 후에 등기 우편으로 통지를 받았습니다. 의학 전문 용어여서 잘은 몰랐지만 법정 전염병 제 몇 조라는 어려운 말이 써 있었습니다. 건강한 나를 잡아다가 무엇을 하려고 하는 생각이 들었지만 결국엔 병원에 갔습니다.
　결과는 심한 폐결핵이었고, 저는 현립 후생병원에서 치료를 시작했습니다. 객담, X-ray 검사를 받고, 약을 복용하면서 폐결핵의 치료를 받았지만, 3개월이 지나도 전혀 좋아질 기미가 보이지 않았습니다. 주치의 선생님께서는 등에 있는 세포로 본격적인 암 검사를 해야 하기 때문에 하루만 입원을 하라고 했습니다. 검사를 하고 25일 후에 후생병원에서 전화가 왔습니다. 서둘러 입원 준비를 하고 병원으로 오라는 전화였습니다.
세키구치(아카사카 세키구치 클리닉 원장) : 나는 이전에 도쿄여자의대에서 심장 전문의, 그 다음은 신슈대학에서 호흡기, 순환기 담당의 제 1내과에 근무했었는데, 호흡기 환자 분이 대부분이었습니다. 나가노현에는 폐암 치료를 필요로 하는 사람이 일주일에 1, 2명이나 입원을 하셨고, 제가 매주 회진을 하였습니다. 그래서 계산해 보면 1개월에 4, 5분, 연간 60분, 10년이면 600분 정도의 폐암 환자 분을 진찰했다는 결과가 나옵니다. 그래서 임상 경험이 꽤 많이 있습니다. 여러 사람을 진찰해 왔는데 꽤 좋아지는 타입의 환자 분들도 상당수 계셨습니다. 그런데 지로우마루씨는 좋아지긴 하셨지만 아직 폐암이 작게 남아 있으시다구요?

지로우마루 : 예. 남아 있습니다.

세키구치(아카사카 세키구치 클리닉 원장) : 네. 없어진 것이 아니고 남아 있다. 암과 잘 교제하고 있고, 그들은 작아지고 있다. 즉 암과 공생이라는 것입니다.

 우선 일상적으로 제일 큰 문제는 최근 일본에서도 주목하고 있는 것처럼 담배입니다. 폐암의 위험성을 예측하는 브링크만 지수(1일 흡연 개비수 × 년수, 예를 들면 하루 20개로 20년이라면 400)라는 것이 있는데, 이 수치가 400 이상이면 위험합니다. 이 계산을 해서 400 이상으로 위험하신 분은 빨리 담배를 끊으시는 것이 좋습니다. 그 외에도 대기 오염, 석면 등이 원인이 됩니다.

 그리고 폐암은 소세포암과 비소세포암이 있으며, 소세포암은 진행이 빠르고, 기침, 담, 혈담 등의 증상이 나옵니다. 지로우마루씨는 증상이 없으셨다는 것을 보아 소세포암이 아니신 것 같습니다. 그래서 수술을 하지 않고도 좋아졌고, <세이겐>의 효과도 있었다고 생각됩니다. 덧붙여 최근에는 소세포암에 화학요법과 방사선 요법이 효과가 있다고 해서, 열심히 치료하면 확실히 좋아지는 경우가 있습니다. 작년 7월에는 이렛사라는 약이 일본에서 판매가 허가되어 사용되었습니다. 좋아진 사람은 매우 좋아졌지만 사망하는 예가 많이 있었습니다. 그래서 지금은 사용이 금지되어 있습니다. 이것은 제가 미조라 히바리병(일본의 유명 가수로 52세에 병으로 사망)이라고도 부르는 간질성 폐렴으로, 면역력이 떨어졌을 때나 스트레스가 많을 때에 발병하는 정체 모르는 폐렴입니다. 이러한 이유로 현재 폐암에는 면역 요법이 필요시되고 있습니다.

지로우마루 : 제게는 너무나 소중하고 존경하던 어머니께서 98세에 병환으로 누워계시다 다음 해 하늘 나라로 가셨습니다. 그 어머니께서 드시다가 남기고 가신 것을 제가 먹었는데, 그것이 <세이겐>이었습니다.

그리고 제가 입원했던 다음 해 6월에 요나고시에서 운텐 박사님이 강사로 오셨던 체질개선연구회에 참석하기 위해 병원으로부터 외박 허가를 받았습니다. 저녁 식사 때 스기야마씨에게 부탁해 운텐 선생님 옆에 앉혀 달라고 했습니다. 운텐 선생님께서 제가 식후에 먹는 약을 보면서 이상한 것을 먹는다며, 그 약 지금 얼마나 가지고 있냐고 물으셨습니다. 가지고 있던 약을 보여드리자 갑자기 그 약을 쓰레기통에 던져 버리셨습니다. 그 약 먹으면 낫는다고 믿어 비싸게 주고 샀는데 말입니다. (장내 웃음) 무슨 이런 의사가 다 있나 싶었습니다. 게다가 서양 의학을 배웠다면서 어떻게 이럴 수가 있냐고 생각했습니다. 하지만 운텐 선생님께서는 "빨리 죽고 싶으면 버린 약을 다시 드십시오. 하지만 오래 사시고 싶으시면 오늘부터 제가 하라는 대로 이것을 드십시오."라고 하시며 <세이겐 알파>를 25포, <골드>를 10포, 총 35포를 권하셨습니다. 돈이 없는 저에게요. (장내 웃음) 큰 일이었습니다. 하지만 생명과는 바꿀 수 없었습니다. 그래서 운텐 선생님의 지도대로 열심히 먹고 다음 날 병원으로 돌아갔습니다.

　병원에서는 나를 기다리기라도 한 것처럼 주사기를 가져와서 항암제를 놓으려고 했습니다. 평소 할 말 다하고 대쪽 같은 나였지만 처음에는 거부하지 못하고 그냥 맞았습니다. 그리고 병원에서는 아직 가망이 있으니, 요나고의대에 가서 수술을 받으라고 하여 병원을 옮기게 되었습니다. 새로 만난 주치의는 수술하기 전에 암 덩어리가 5cm 이상이면 수술 하지 않고 다시 닫겠다고 했습니다. 너무나 무책임한 말 같아서 화가 나서 다시 후생병원으로 돌아왔습니다. 그리고 저는 항암 주사를 어떻게 해서든지 저지하고 싶다고 생각한 결과, 가슴을 만지는 아이디어를 생각해냈습니다.(장내 웃음)

사회자 : 가슴이요, 누구의 가슴 말입니까?

지로우마루 : 간호사.

사회자 : 아…….네……. 그렇습니까?(웃음).

지로우마루 : 가슴을 만졌더니 정말 간호사가 주사를 못 놓았습니다. 아주 기발한 아이디어라고 생각했습니다.(장내 웃음) 교대하는 모든 간호사들 뿐만 아니라 간호 과장에게까지 그렇게 했더니, 새빨갛게 달아오른 얼굴로 해도 해도 너무하다며 뛰쳐 나갔습니다. 마침내 주치의가 주사기를 가져오더니 계속 이러면 내일 강제 퇴원시키겠다고 했습니다. 그래서 퇴원을 할 수 있었습니다.(장내 웃음)

사회자 : 작전 성공이군요.

지로우마루 : 네. 사실 오랫동안 못 만져봐서 살짝 만져보고 싶었던 마음도 있었습니다.(장내 웃음) 당시에는 지금과 달리

〈세이겐〉이 고가였습니다. 그래서 지금은 먹는 수량도 줄였지만, 운텐 선생님의 성의 있는 지도에 감격해서 금전적인 무리를 하며 하루 35포씩 먹었습니다. 여러분 기뻐해 주십시오. 그랬더니 5 ~ 6cm, 주먹 정도 크기였던 큰 암세포가 지금은 7mm로 작아졌습니다. 정말로 고마운 이야기입니다.

사회자 : 네. 〈세이겐〉은 지금도 25 ~ 30포를 계속 드시고 있고, 여러 가지 좋아하는 것들도 하신다면서요?

지로우마루 : 네. 정말 좋아하는 술, 담배……. 아, 여자 관계는 안 합니다.(장내 웃음) 그리고 파칭코도 하고 있습니다. 왜 이렇게 되었는가 하면, 주치의 선생님께서 "당신은 내가 말하는 것을 듣지도 않고, 항암제도 안 맞고, 약도 안 먹는데 어떻게 살 수 있었는지 이해가 가지 않지만, 내년 3월이면 돌아가실 겁니다."라고 말씀하셨습니다. 어차피 3월에 죽는다면 술도, 담배도 하고 싶은 대로 하자고 결심하게 되었고, 지금도 계속 하고 있습니다.

운텐(자연의학 임상예방연구소 상담의) : 지금부터 9년 전입니다. 저도 지로우마루씨를 잘 기억하고 있습니다. 제가 왜 항암제를 권하지 않았냐면 제 부친께서 폐암으로 돌아가셨기 때문입니다. 그 원인은 담배를 너무 많이 피워 기관의 근처에 폐암이 생겼습니다. 세키구치 선생님께서 설명하신 것 중에 아마 소세포암이 아니었나 생각합니다. 주치의 선생님께서는 발병한 위치의 특성상 수술은 어렵고, 치료는 항암제와 방사선 밖에 없다고 하셨습니다. 정말 많이 고민했지만 기침에도 괴로워하시는 아버님을 보고 그냥 주치의에게 맡기기로 결정했습니다. 그리고 방사선과 항암제의 치료가 시작되었습니다.

그런데 원래 몸이 약하셨던 부친은 항암제 투여 후 3개월째 부터 급속히 체력이 떨어졌고, 드디어 감염증으로 발목을 잘라 내야 하는 처지가 되었습니다. 그 다음은 늘 누워있는 생활이 었습니다. 링거를 통해서만 영양을 보충하고 있었기 때문에, 몸 전체도 부종이 생기고, 결국 뇌까지 손상되어 이상한 말을 하시다가 결국에는 돌아가셨습니다. 지금 생각해보면 항암제 로 인한 체력 저하가 원인이 아니었나 생각합니다.

폐암의 약으로는 대장암이나 위암에 사용하는 5-FU나 Tegafur 등의 약한 약에 비해, 시스프라틴 혹은 염산이리노테 칸 등의 강한 약을 사용합니다. 이것이 큰 문제입니다. 방금 전 세키구치 선생님께서 말씀하신 이렛사라는 약은 작년 7월에 발매되었고, 1년 간 무려 250명이나 사망했습니다. 향후 이것 이 과연 약이 될 수 있을지 주목하고 있습니다.

저는 9년 전 지로우마루씨의 창백한 얼굴을 보고 큰일이라고 생각했습니다. 항암제로 암을 죽이는 것보다 지로우마루씨의 체력을 기르는 것이 먼저라고 결정했습니다. 그러기 위해서는 <세이겐>이 제일이라고 생각했습니다. 그러자 지로우마루씨 의 소화기 계통도 개선되었고, 식욕도 살아났고, 골수 기능도 좋아져 이른바 지옥의 끝바닥에서 다시 살아 돌아온 것이 아닐 까라고 생각하고 있습니다. 또 하나 육체 뿐만이 아니라 세상 으로부터 이끌어 주는 힘에 있어서는 스기야마씨, 이시다씨의 사랑의 힘도 컸다고 생각하고 있습니다.(장내 박수)

고바야시(이마이케 내과, 심료내과 원장) : 확실히 암 환자의 경우, 검사 결과를 들을 때, "당신은 암입니다. 아직은 항암제, 수술, 또는 방사선 요법으로 좋아질 수 있을 것입니다."라고 하는 식으로 설명을 듣게 됩니다. 하지만 여기서 좋아진다는 표현은 암이 작아진다든가, 일시적으로 소실하는 것일 뿐 영영 재발하지 않는다는 것은 아닙니다.

 제가 만약 암에 걸렸다면 어떻게 할까를 생각했을 경우, 우선 항암제나 방사선 요법은 받지 않을 것입니다. 그리고 수술도 특수한 경우나 아주 작은 경우를 제외하고는 받지 않을 것입니다. 그래서 제 자신이 받고 싶지 않은 치료를 다른 사람에게 권하고 싶지 않다는 것이 지금의 심경입니다.

 매주 토요일에 많은 암 환자분들과 만나고 있는데, 아무래도 그 분들은 치료에만 의지를 하십니다. 암 전문 병동에 가면 "새로운 약인데, 혹시 효과가 있을지도 모르니까 시도해 보지 않겠습니까? 효과가 없어도 원래 그 상태는 유지할 수 있습니다." 라고 설명을 하지만 원래 상태로 돌아올 수는 없습니다. 부작용이 생겨 체력이 급격히 떨어집니다. 그리고 백혈구수도 임파구수도 뚝 떨어지고, 암에 저항할 수 없을 만큼 되어 버립니다. 그리고 급격하게 식욕을 떨어뜨리고, 몸이 쇠약해져서 기력도 떨어져 버립니다. 그리고는 '난 역시 암이야.' '난 이미 소용없어.' 등의 자기 암시를 가져와 스스로 안된다고 믿어버립니다.

 이러한 악순환이 점점 병을 악화시켜 갑니다. 그리고 우연히 백혈구가 증가하면 가능성이 있어 보이니 다시 한 번 같은 치료를 해보자고 합니다. 저는 무슨 실험도 아니고 해보자라는 것은 있을 수 없다고 생각합니다. 하지만 환자로써는 그 방법밖에 없다고 생각하고 또 치료를 받습니다. 하지만 1회째와 비교할 수 없을 만큼 체력이 확 떨어지고, 더 이상 백혈구도 돌아오지 않습니다. 저항력도 더 이상 없습니다. 체력도 바닥이 났습니다. 눈 깜짝할 사이 쇠약해져서 결국 마지막을 맞이하게 됩니다.

　운텐 선생님의 대담한 행동, 상도를 벗어난 행동,(웃음) 이렇게 소중한 체험을 통해서 나온 행동은 역시 진심입니다. 안된다고 하는 확신과 그 신념이 전해져서 지로우마루씨의 마음을 움직인 것입니다.(장내 박수) 지로우마루씨는 돈이 없는데 큰일났다고 하면서도 꾸준히 <세이겐>을 드셨고, 암도 10년 간 안정되어 점점 크기가 작아져서 겉보기에 전혀 암 환자라고 생각되지 않는 건강한 몸이 되셨습니다. 정말 훌륭하십니다. 역시 믿음, 그리고 <세이겐> 그 자체의 생명력을 높이는 힘, 그리고 사람과 사람 간의 사랑의 힘 등으로 지금 이렇게 건강한 것을 보면 정말 대단하시고, 훌륭하시다고 생각합니다.

지로우마루 : <세이겐>은 특히 노후의 건강을 위해서 없으면 안된다고 저는 확신하고 있습니다. 여러분 이렇게 훌륭한 것을 다른 사람들에게도 가르쳐 주도록 함께 노력합시다. 저도 노력하겠습니다.

4. MRSA 감염, 경이적인 회복을...

오사카부 이바라키시
우에노 토시코(64세)

　저는 지금도 날짜를 기억하고 있습니다. 2000년 10월 31일,

집안 일을 하고 있을 때 한 통의 전화가 걸려왔습니다. 아저씨가 다치셔서 구급차를 불렀으니, 일단 집에서 대기하고 계시면 다시 연락드리겠다는 전화였습니다.

그 때부터 긴긴 병원 생활이 시작되었습니다. 다시 연락이 오기까지 30분 동안은 정말로 몇 시간, 수십 시간처럼 느껴졌습니다. 구급병원에 도착하자 막 수술을 시작하려고 했습니다. 기계를 싣고 있던 15톤의 대형 트럭이 후진해와서 피할 겨를도 없이 그대로 트럭과 공장 입구의 기둥 사이에 끼어 버려, 오른쪽 늑골이 5개 부러지고, 우폐는 압박되고, 오른팔 뼈가 어깨까지 산산조각이 났고, 팔꿈치에서 뼈가 쑥 나와 있었다고 했습니다. 골반에서 뼈를 이식하거나 힘줄을 연결하는 등 장장 8시간에 이르는 대수술로, 환자 본인에게 있어서는 정말로 격한 투쟁의 시작이었을 것입니다.

1개월 후 구급병원에서 의대병원으로 이송되고 난 5일째 되는 12월의 어느 날이었습니다. 수술한 부위에 이상이 보여 병리 검사한 결과 MRSA에 감염되었다고 했습니다. 그 다음부터는 항생 물질과의 투쟁이었습니다. 상처의 치료는 그 다음이었습니다. 수술의 부위를 열고 항생 물질을 묻혀 하루 한 개씩 처리해가는 처치가 시작되자 남편은 체력이 현저히 떨어지며, 복통을 호소하기 시작했습니다. 주치의 선생님은 강한 항생 물질이 들어가서 좋은 세포까지 죽여 버리기 때문이라고 했습니다.

2월 중순 주치의 선생님께서 "뼈를 받쳐주기 위해서 몸 안에 심은 스텐레스판의 뒤 편에도 균이 침투한 것 같습니다. 현재 상태로서는 완치는 어렵고, 몇 번이나 수술을 반복하면서 최소한 2년은 입원을 하셔야 합니다. 하지만 어깨까지 절단해내면

2개월 후에는 퇴원할 수 있습니다. 가족 분과 환자 분이 서로 잘 상의해서 이야기해 주세요. 금주 중에 대답을 주세요."라고 하셨습니다. 눈 앞이 캄캄해졌습니다.

 그 날 밤은 면회 시간이 끝나도 집에 돌아가지 못하고 늦게까지 남편과 둘이서 이야기를 나누었고, 다음 날부터 여러 분들과 상담도 했습니다. 결론은 긴 인생을 살아가면서 2년 동안은 힘들겠지만, 그 이후에 어깨가 있는 것과 없는 것의 차이가 클 것이라고 생각하고, 팔을 절단하지 않는 것으로 결정했습니다. 많은 분들이 생 로열 젤리나 벌꿀, 조언, 성원 등의 따뜻한 마음을 보내주셔서 정말로 기쁠 따름이었습니다. 감사합니다.

운텐(자연의학 입상예방연구소 상담의) : MRSA이란 4개 문자의 머리 글자입니다. 원어는 Methicillin-Resistant Staphylococcus Aureus로, M은 메치실린이라고 하는 항생 물질, R은 레지스턴트, SA라고 하는 것은 황색포도상구균입니다. 직역하면 메치실린이 효과가 없는 황색포도상구균입니다.

 반대로 이 메치실린이 효과가 있는 균은 MSSA(Methicillin-Sensitive Staphylococcus Aureus)라고 합니다. 그런데 메치실린이 어떻게 포도상구균에 효과가 있는가 하면, 메치실린은 세균이 세포벽을 만드는 PBP라는 것에 붙어서 세포벽을 만드는 것을 방해해 세균을 죽이는 것입니다. 그런데 MRSA는 이 PBP 외에 PBP2'라고 하는 것을 만들어서 메치실린이 PBP에 붙는 것을 방해하는 것입니다. 비유를 하자면 병균을 냉동고에 넣어 죽이려고 해도 100마리 중 90마리만 죽고, 10마리는 코트를 입고 있어서 죽지 않게 됩니다. 그러한 지혜가 병균에게 생겨버리는 것입니다. 즉 방금 전 말씀드렸던 PBP2'

라고 하는 유전자를 만드는 지혜입니다. 그래서 메치실린이 효과가 없게 된 균이 태어나 버렸습니다. 메치실린이 듣지 않는 황색포도상구균은 다른 항생 물질로도 효과가 없다는 것이 문제입니다.

이 MRSA가 일으키는 병으로는 우선 화농성 염증을 들 수 있습니다. 그리고 결막염, 폐렴, 골수염, 관절염, 심장의 염증, 나아가서는 심내막염까지 일으키는 경우가 있습니다. 그리고 이 MRSA가 방출하는 독소에 의해서 식중독이라든지 피부가 벗겨지기 쉬운 피부 이탈증, 한층 더 심해지면 고열, 혹은 두통을 수반해 쇼크 증상을 일으키는 경우도 있습니다.

사회자 : 감사합니다. MRSA는 상당히 힘든 병입니다. 그럼 우에노씨, <세이겐>을 드신 계기는 무엇입니까?

우에노 : 입원하고 3, 4개월이 지난 4월 22일 저녁 때 친구가 <세이겐 골드> 2박스와 히라이시 선생님이 쓰신 바이오 퍼멘틱스 책을 가져왔습니다. 친구는 내일 이바라키 복지회관에서 체질개선연구회가 열리는데, 많은 체험담과 의사 선생님의 강연도 들을 수 있다며 같이 가자고 했습니다. 그 책을 그 날 밤에 단번에 읽었고, MRSA 체험도 실려 있어 체질개선연구회에 가 보고 싶은 마음이 생겼습니다.

회장에 도착하자 친구가 갑자기 선생님께 차 드려야 하니까 우에노씨도 같이 가자고 해서 따라 들어 갔습니다. 강연 전의 귀중한 시간을 뺏었는데도 불구하고 히라이시 선생님께서는 제 이야기를 들어 주셨습니다. 그 날 바로 회원이 되었는데, 주위에서 <세이겐>을 하루라도 빨리 먹어야 좋은데 <세이겐>이 도착하려면 3, 4일 걸리니까 갖고 계시던 것을 먹으라며 몇 포씩 나누어 주셨습니다.

　해질 무렵 서둘러 병원으로 가서 남편에게 그 날 들은 이야기를 해 주면서 한 번 먹어 보겠냐고 물어 보았습니다. 남편은 지푸라기라도 잡는 심정으로 먹어 보겠다고 했습니다. 히라이시 선생님께서 말씀해 주신대로 〈세이겐 골드〉 1포로 시작했습니다. 3주 후에는 〈골드〉 8포, 〈알파〉 8포를 1리터 물에 풀어서 머리맡에 놓아 두면서 "내일 내가 오기 전까지 전부 마셔요."라고 말하는 것이 저의 새로운 일과가 되었습니다.

사회자 : 그래서 드신 후에 좋아졌다고 느껴졌습니까?

우에노 : 먹기 시작하고 3주째 무렵부터 몸이 편해졌고, 배도 컨디션이 좋은 것 같다는 생각이 들었습니다. 그리고 병원 정원 산책도 할 수 있게 되었습니다. 그 후 체력을 길러야겠다고 생각해 6층까지 계단을 올라가거나, 내려오면서 열심히 재활 훈련을 했고, 드디어 본격적인 치료가 진행되었습니다. 남편은 전신 마취를 4회 반복했지만, 마취에서 깨었을 때도 전보다 괴로워하지 않았고, 물도 별로 찾지 않았습니다. 남편의 빠른 회복 속도에 의사 선생님과 간호사들도 모두 놀라고 있었습니다.

　드디어 7월 20일 사고로부터 8개월하고도 20일째 되는 날에 퇴원을 했습니다. 또 퇴원하기 몇 일 전 재활 훈련 의사 선생님과 퇴원 후에 대한 상담을 했을 때, 남편의 진료 기록 카드를 보면서 운이 좋았다는 말을 들었습니다. 그 말을 듣자 대체 무엇이 운이 좋았다는 것인지, 사고를 당하고, 원내 감염도 되고, 팔은 움직이지 않게 되었는데 하는 생각이 들어 내심 분개했었습니다. 하지만 그 말 뒤로 이어지는 의사 선생님의 말은 "MRSA에 걸리면 좀처럼 낫지 않습니다. 팔도 절단 하지 않고 이렇게 빨리 퇴원할 수 있다는 것은 정말로 운이 좋으신 겁니다."였습니다. 그래서 MRSA의 무서움과 <세이겐>의 훌륭함도 재차 실감했습니다.

사회자 : 정말 다행입니다. 남편 분의 상태가 이렇게 좋아진 것에 대해 히사타 선생님, 한 말씀 부탁드립니다.

히사타(자연의학 임상예방연구소 상담의) : MRSA는 일반 분들께는 조금 생소한 단어일지도 모르지만, 저희들 의료 관계자들이 가장 두려워하는 것입니다. 이것은 메치실린 내성 황색포도상구균, 즉 페니실린류, 세펨류, 아미노 배당체류, 매크로라이드 류 등 많은 약제에 대해서 다제내성(多劑耐性)을 보이는 황색포도상구균에 의해서 일으켜집니다. 그 때문에 MRSA는 약제를 투여해도 살균되지 않고 오히려 균이 증식하게 됩니다. 그래서 환자 분의 상태는 매우 악화되고 힘든 상황에 놓이게 됩니다. 그 원인에 대해서는 방금 전 운텐 선생님이 말씀하신 대로 유전자가 관계하고 있습니다. 이것은 단 3분의 시간으로는 도저히 말씀드릴 수 없고 전문적인 이야기가 되기 때문에 이해하기에도 어렵습니다. 간략하게 설명하면 MRSA의 병원성은 일반 황색포도상구균과 거의 동등하다고 생각할 수 있습니다.

이 MRSA가 생긴 덕분에 항균약의 개발이 크게 진보되어서 1961년 영국에서 최초의 보고가 있었습니다. 외과 수술 후의 환자나, 면역 부전 환자, 장기 항균약 투여 환자 등에게는 원내 감염이 일어나기 쉽기 때문에 병원내 감염 대책이 매우 중요해집니다. 저도 원내에서 이것을 경험했습니다. 온갖 것을 전부 소독, 소거해야 했습니다. 가제나 기계는 물론 거기에 있던 모든 것들을 전부 소독하고, 간호사들도 일절 방에 들어가지 못하게 했습니다. MRSA라고 하는 것은 의료 관계자에게 있어서도 무서운 적입니다. 우에노씨는 <세이겐>을 만나게 되서 행운이었다고 생각합니다. <세이겐>을 통해서 면역력이 강화되고, 자기 스스로 세포를 활성화시켜서 자연치유력을 높일 수 있었으며, 이것이 큰 힘이 되어 극적으로 회복된 것이라고 생각합니다.

사회자 : 감사합니다. 다음은 히라이시 선생님 부탁드립니다.

히라이시(히라이시 클리닉 원장) : 우에노씨의 말씀 중에서 "대체 무엇이 운이 좋다는 것인지, 사고를 당하고, 원내 감염도 되고, 팔은 움직이지 않고" 라는 말씀은 정말 그렇게 생각할 수 밖에 없다고 생각합니다. 원내 감염은 저희 병원은 물론 다른 대학병원도 다들 조심하고 있는 것입니다. 이 만큼 많은 약이 만들어지면 당연히 내성균도 발생하기 때문에 어렵다고 생각합니다. 오늘 여기에 오신 분들은 <세이겐>이라는 항균력이 강한 건강 식품을 가지고 있는 것이 큰 특권이라는 것을 아셨으면 합니다. 이것은 정말 커다란 힘이 됩니다.

또 CMC에서는 니시신주쿠 플라자 클리닉을 비롯하여 강사로 참여해주시는 의사 선생님이나 저희 같은 고문 의사들이 여러분의 상담에 열심히 응해 준다는 것은 더할 것 없이 좋은 시스템이라고 생각합니다. 그리고 미즈타니 선생님 이하 모든 연구진의 연구도 물론입니다. 신주쿠 본사에 전화 한 통만 하면 많은 정보를 얻을 수 있습니다. 이러한 점이 참 든든하다고 생각합니다. 데무라 선생님도, 세키구치 선생님도 교수까지 겸하셨던 훌륭한 선생님이십니다. 이런 의미에서도 <세이겐>의 고리를 잘 이어가며 체질개선연구회에 참석하셔서 저희 같은 의사들과 상담을 할 수 있다는 것은 정말 중요한 일이라고 생각합니다.

우에노씨 팔을 절단하지 않아서 정말로 다행입니다. 이렇게 언제나 컨벤션에서 여러분들의 이야기를 듣고 있으면, 여러분의 체험 발표도 많이 능숙해지신 것 같습니다. 지로우마루씨는 저희 클리닉에서도 유명합니다. 그것도 역시 〈세이겐〉의 덕분이라고 생각합니다. 여러분 이런 자리를 통해서 "이렇게 해서 나았다.", "이렇게 하니까 효과가 있었다."'라는 정보도 얻을 수 있습니다. 저는 프로 축구 클럽인 간바오사카의 시합으로 이바라키에 갈 예정인데, 아마도 그곳에 가게 되면, 우에노씨가 사는 곳인데 건강하시려나 라는 생각을 할 것입니다. 전국의 회원님들께 보내드리는 '왈츠' 속에는 정보가 가득합니다. 홋카이도에는 이런 분이 계시구, 큐슈에는 또 이런 분이 계시네 하면서 많이 생각하실 겁니다. 앞으로도 이 〈세이겐〉의 고리를 통해서 온갖 병에도 모두가 함께 싸웠으면 좋겠습니다. 우에노씨, 정말 행운을 잡으신 분입니다. 앞으로도 건강을 위해서 열심히 노력해 주십시오.

우에노 : 2002년 1월 25일부터 한 달 동안 입원을 해서 팔꿈치의 재수술을 받았고, 뼈의 발육도 순조로워 팔꿈치도 100번 정도까지는 굽힐 수 있게 되었습니다. 어깨의 관절도 아직 빗나가 있긴 했지만, 한 번에 수술을 마칠 수는 없었습니다. 재활훈련을 계속해 오던 7월 21일, 마침내 마지막으로 어깨를 고정시키기 위한 수술을 위해 3번째 입원을 했었습니다. 견갑골과 팔의 뼈 3개를 나사로 고정했기 때문에 견관절의 기능은 잃

어버렸지만, 컨디션은 상당히 좋았습니다. 내과적으로는 특별한 질환도 없어서 수술 후 곧바로 퇴원했습니다. 그 이후 체중도 증가했습니다. 너무 증가한 것 같다는 생각도 듭니다만, 자동차 운전도 왼손으로 할 수 있게 되었고, 멀리까지 운전을 해서 다녀오기도 했습니다. 70세까지는 현역으로 뛸 거라고 생각했던 모양이었지만 조금 빠른 은퇴가 되어 버렸습니다. 앞으로 취미로 바둑을 즐기면서, 저를 하이킹도 데려가고, 여행도 데려가겠다고 했는데, 언제 데려갈지는 모르겠지만 기대하고 있습니다. 제 남편에게 있어서 <세이겐>은 없으면 안되는 존재인 모양입니다. 친구에게도 늘 <세이겐> 이야기를 하고 있는 것 같고, 저에게 설명 좀 해주고 오라고 할 때도 있고, 같이 가서 이야기 좀 해 주고 오자고 할 때도 있습니다. 요즘은 매일 <세이겐 골드> 4포와 <GH> 3포를 먹고 있습니다. 아마 술과 <세이겐>은 살아 있는 동안은 계속 함께 할 것 같습니다. 아무 일도 하지 않는 사람이 <세이겐> 만큼은 매일 스스로 준비해서 먹고 있습니다.

히사타(자연의학 임상예방연구소 상담의) : 제가 공부를 할 때는 서양 의학 하나만으로 교육을 받았습니다. 하지만 오늘의 증례 등은 서양 의학만으로는 도저히 극복할 수 없습니다. 건강 식품인 <세이겐>의 뛰어난 효과에 저는 또 한번 놀랐습니다. 하루 2, 3포를 먹고 아무래도 효과가 없다고 생각하시는 분들도 30포씩 3년 간 계속 드셔 보시면 몸이 확실히 달라지고 머리까지 좋아질 겁니다.

사회자 : 이시카와 선생님, 한 말씀 부탁드립니다.

이시카와(신세이 클리닉 원장) : 여러분 정말 다행입니다. 체험담을 들으면서 정말로 이렇게 <세이겐>이 효과가 있구나 재차 실감했습니다. 저는 82살입니다.(회장 박수) <세이겐> 덕분에 건강한 모습으로 여러분의 상담 상대가 될 수 있어서 정말 행복합니다. 또 건강한 모습으로 여러분을 찾아 뵙고 싶습니다. 감사합니다.

운텐(자연의학 임상예방연구소) : 오랫만에 지로우마루씨의 웃는 얼굴을 볼 수 있어서 안심입니다. 저희 강사진에게 있어서는 여러분이 회복을 하셔서 웃는 얼굴을 보는 것이 무엇보다도 기쁜 일입니다. 어떤 비싸고 맛있는 스테이크보다도, 달콤한 멜론보다도, 무엇보다도 기쁩니다. 앞으로 일주일 간은 아무 것도 안 먹어도 좋을 것 같다는 생각이 들 정도입니다.

히라이시(히라이시 클리닉 원장) : 전 언제나 감동하는 것이 있습니다. 여러분을 강연회의 회장 등에서 만났을 때, 여러분은 저희를 보면서 항상 '덕분에'라고 하십니다. 정말로 여러분은 훌륭합니다. 나도 항상 공부하면서 '여러분 덕분에', '<세이겐> 덕분에' 라는 기분으로 여기까지 왔습니다. 앞으로도 노력하겠습니다.

2003 하마마츠 포럼

1. 당뇨병 지금 분투 중
2. 〈세이겐〉으로 이겨낸 메르니에 증후군
3. 심근경색과 약의 부작용으로 간 기능 장애
4. 피셔 증후군을 극복

사회자 : 쿠스모토 CMC 사장

코멘트 닥터
이시카와 노부코 : 신세이 클리닉 원장
히라이시 키쿠 : 히라이시 클리닉 원장
데무라 히로시 : 니시신주쿠 플자자 클리닉 원장
고바야시 아키히코 : 이마이케 내과 심료내과 원장
운텐 센카즈 : 자연의학 임상예방연구소 상담의

1. 당뇨병 지금 분투 중

오사카부 스이타시
모리야마 노부코(56세)

지금으로부터 약 5년 전, 제 나이 52세 때 받은 혈액 검사에서 혈당이 발견된 이후부터 저는 생리가 불규칙해지기 시작했습니다.

1999년 10월에 니시신주쿠 플라자 클리닉에서 데무라 선생님이 혈액 검사를 해 주셨을 때, 여성 호르몬이 상당히 저하되어 있다고 하셔서 놀란 기억이 있습니다. 혈당도 있다고 했지만 <세이겐>이 있다는 안도감으로 심각하게 받아들이지는 않았습니다.

그런데 다음 해인 2000년 5월 26일에 어머니께서 돌아가셨습니다. 그 충격 때문인지 몸도 갑자기 피곤해지더니 나른하고, 계단을 오르는 것이 너무 힘들어 이틀 간 드러누워 지냈습니다. 혈당이 의심스러워 병원에 갔는데 최악의 결과가 나왔습니다.

그래서 운동으로 걷기를 시작했고, <세이겐>은 매일 10 ~ 13포를 먹었더니 좋은 결과가 나왔습니다. 그 후 약 6개월 동안 혈당은 매우 안정되었기 때문에 저 자신도 태만해져, 겨울철에 걷기 운동을 하는 것은 아침은 아직 어둡다는 핑계로 쉬기 일쑤였습니다. 그 탓인지 2002년 4월 18일의 혈액 검사에서는 최악의 결과가 나왔습니다. 그 검사가 있기 일주일 전에 일에서 해방되어 가족과 함께 오키나와를 다녀왔습니다. 기분이 좋아 호텔에서 설탕이 묻어 있는 땅콩 과자를 1봉이나 먹었습니다. 그러자 오키나와에서 돌아와 3일 후에 받았던 혈액 검사 결과는 최악이었습니다.

  저는 원인을 짐작할 수 있었기에 병원에서 준 약은 2, 3일만 먹고, 걷기 운동을 다시 시작해 조금씩 개선시켜 가야겠다고 결심했습니다. 일단 약은 받아야겠기에 병원에 갔더니 생각처럼 혈당이 내려 가지 않았습니다. 그래서 의사 선생님께서는 약 제대로 먹고 있냐고 묻기에 저는 "아니오."라고 대답했습니다. 그랬더니 의사 선생님께서는 검사만 할거면 오지 말라며 화를 버럭 내셨습니다. 그리고 그 이후로 그 병원에는 가지 않았습니다.

  어느 날 환원수가 좋다고 해서 하루 2, 3리터 정도와 <세이겐> 6포만 먹고 걷기 운동은 하지 않아 보았습니다. 그랬더니 좋은 결과가 나왔습니다. 그러자 또 다시 방심을 하게 되었습니다. 겨울 동안은 환원수를 이전 만큼은 마실 수 없었습니다. 또 단무지 장아찌가 너무 맛있어서 밥을 항상 2그릇이나 먹었습니다. 이러한 식생활을 계속했던 결과, 다음 해인 2003년 1월 29일 혈액검사는 또 다시 최악이었습니다. 계속 이러면 안되겠다는 생각이 들어서 소변 검사지를 사서 어떤 음식을 먹었을 때 당이 나오는지를 시험해 보았습니다. 결과는 튀김, 맥주, 밥(2공기), 케이크, 캔 참치, 단 것 순이었습니다.

  먼저 정말 좋아하는 밥을 멀리 했습니다. 피나는 노력 끝에 겨우 성공해서 지금은 하루에 밥 2공기, 술도 한 달에 2번 물에 희석하거나 우롱차에 희석해서 마십니다. 그래서 저는 80% 정도의 포만감으로 만족하고 그 상태를 유지하는 노력이 필요함을 통감하게 되었습니다. 40대에 64kg이었던 체중은 <세이겐>을 먹자 감소해서 지금은 55kg인데, 앞으로 2kg 정도 더 줄이는 것이 목표입니다. 비만은 건강의 적이라는 것을 절실히 느끼고 있습니다.

  여러분, 식사와 운동이 얼마나 중요한지 아시겠죠? 저는 <세이겐>을 계속해서 먹어왔기 때문에 별다른 합병증이 발생하지 않고 지나갔다고 생각합니다. 참고로 지금 다니고 있는 병원의 의사 선생님께는 가능한 한 약을 먹지 않고, 운동과 식사 조절을 통해 노력하고 싶다고 분명하게 양해를 구했습니다. 올 해 3월 10일 혈액 검사에서 혈당치가 100으로 내려갔을 때 의사 선생님께서는 "헤모글로빈 A1C가 8.2에서 7.4로 낮아져서, 이 상태라면 약은 먹지 않으셔도 됩니다. 당뇨병약은 저혈당이 되어버리는 부작용도 있기 때문입니다."라고 하셨습니다. 이 분은 네 번째 선생님이신데, 믿음이 가는 분이셔서 안심하고 있습니다.

이시카와(신세이 클리닉 원장) : 여러분 안녕하세요. 지금 이 회장 안에도 당뇨병을 갖고 계신 분이 계실 것이라고 생각합니다. 성인병 검사로 공복시의 혈당을 조사하고는 처음으로 당이 검출됐다는 것을 알게 됩니다. 저희 병원에서도 건강하시다고 하신 분들이 검사를 해보면 당뇨가 있으신 분들이 많이 계십니다. 당뇨병은 부자병이라는 말이 있는 것처럼, 맛있는 음식을 과식해서 생기거나, 스트레스 과다, 차를 타고 다녀서 생기는 운동 부족이나, 고지혈증 등으로 인해 발생하거나, 자신도 모르는 사이에 당뇨에 걸려 있거나, 임신성 당뇨, 그리고 유전적인 체질에서 어느 시기가 되었을 때 당뇨에 걸리는 분들도 있습니다.

 이 병은 일본인에게서 많이 발병합니다. 당뇨병이 무서운 것은 모르는 사이에 진행되며 증상이 없다는 것입니다. 그리고 뇌경색, 심장, 망막증을 비롯한 실명할 수도 있는 눈에 관한 병 등 무서운 합병증을 일으키기 쉽습니다. 즉 혈관과 관계합니다. 조금 전의 <세이겐> 학술 발표에서 공표되었듯이 혈액을 맑게 한다는 것은 굉장한 일이라고 생각합니다. <세이겐>을 먹는 것은 정말 좋은 일이지만, 제대로 된 식사 관리나 운동을 하지 않는 사람들에게는 <세이겐>은 효과가 없어질 수도 있습니다.

 어쨌든 평생 계속되는 병으로 간단하게 낫는 병이 아닙니다. 그것을 착각해서 완전히 나았다고 생각하면 안됩니다. 당뇨병은 한번 걸리면 평생을 따라 다니므로, 혈액 검사와 소변 검사를 때 맞춰 하고, 식사 관리와 운동을 꾸준히 하면서 <세이겐>을 먹으면 오히려 더 건강해 질 것입니다.

히라이시(히라이시 클리닉 원장) : 안녕하세요. 다양한 체험을 많이 들었지만 이번 체험담은 최악이라는 단어가 많았는데, 정말 그 단어 그대로 최악입니다. 모리야마씨는 의사를 잘 못 믿으시는 것 같습니다. 병원에 가서도 내가 와 주었다고 생각하셨던 것 같은데, 이런 짧은 체험담 속에서 최악이라는 말이 4번이나 있었습니다. 말이 끝날 때마다 최악이라고 말하고는 정작 본인은 반성의 기색도 없으십니다. 결국 본인이 의사를 교체했다고 자랑스럽게 말하고 계시지 않습니까?(장내 웃음) 사실 당뇨병 환자 분들에게 이러한 경향이 많은 것 같다는 생각이 듭니다.

당뇨병은 정말로 무서운 병입니다. 최근에는 여성 분들이 더 많이 발생합니다. 데이터를 봐도 45세부터는 남성보다 여성이 더 많다고 합니다. 저도 체질개선연구회에서 당뇨병의 무서움에 대해 여러 번 얘기하고 있습니다. 갱년기를 지나면서 여성은 먹는 것에 집중해 자꾸 살이 찌고, 평균 체중도 남성보다 많이 나가게 되어 당뇨병으로 발전하시는 분들이 많이 계시니 꼭 조심하시기 바랍니다.

단지 <세이겐>이라고 하는 큰 버팀목이 있어서 모리야마씨는 그곳에 한가로이 앉아 있으실 수 있습니다. 하지만 만약 <세이겐>이 없었다면 무서운 결과를 불러 왔을 것 같은 생각이 듭니다. 네 번째 만난 선생님을 보고 겨우 좋은 선생님을 만나게 됐다고 하셨는데, 제 생각으로 첫 번째, 두 번째, 세 번째 선생님은 희생자셨다고 생각합니다.(장내 웃음) 그 분들이 좋은 조언을 해 주어도 듣지를 않으셨습니다.(장내 웃음) 이런 환자 분들을 의사들은 난적이라고 하기도 합니다.

혈행이 나빠지면 발가락 끝 등이 피가 통하지 않게 됩니다. 제 환자 중에도 발가락이 새까맣게 되어서 절단할 수 밖에 없는 환자 분이 계셨습니다. 엄지만 자르면 된다고 했었는데 결국에는 새끼, 약지, 검지까지 못쓰게 되어서 발가락 전체를 절단했고, 또 다리 전체에 혈행이 좋지 않아서 다리까지 절단해야 하는 불상사로 확대되었습니다.

반드시 운동을 할 것, 식사를 조절할 것, <세이겐>을 꾸준히 계속해서 먹을 것. 그리고 4번째라도 좋으니 가끔 의사 선생님께 가서 의사의 조언을 귀 담아 들을 것. 이것들을 잘 지켜 주신다면 앞으로도 계속 건강하실 겁니다.

2. 〈세이겐〉으로 이겨낸 메니에르 증후군

아이치현 오카자키시
시바타 유키오(73세)

저에게는 아직도 잊혀지지 않는 악몽입니다. 1996년의 여름 어느 더운 날, 공장에서 업무 중에 갑작스런 현기증과 구토감으로 화장실에 뛰어 들어가서 몽롱한 상태가 되어 버렸습니다. 시간이 지나도 제가 돌아오지 않자 동료가 화장실로 찾으러 왔습니다. 정신이 들어 눈을 뜨니 의사 선생님의 왕진이 끝나고, 사장실 안에서 이불을 덮고 자고 있었습니다. 고개를 숙이면 속이 메슥거리고, 쭈그려 앉거나 차에 타는 것만으로도 속이 메슥거렸으며, 갑작스럽게 현기증이 생겨 요양을 하지 않으면 안되는 상황이었습니다. 병명은 메니에르 증후군이었습니다.

　1년 간 근처에 사는 세 아들과 며느리들이 병원에 저를 데려다 주었고, 매일 약을 먹어 상태는 많이 좋아졌습니다. 하지만 주사가 너무 아파서 한약, 침, 뜸, 마사지, 어혈을 풀어주는 등 다른 여러 가지 방법을 동원해 보았지만 효과는 별로 없었습니다. 그 때 이토 메리코씨로부터 〈세이겐〉 이야기를 듣게 되었습니다. 지나치게 열변을 토하는 느낌이 들어 반신반의했었지만, 병이 낫는다면야라는 생각에 하루 1포씩 먹기 시작했습니다. 처음에는 아무 것도 하기 싫고 만사가 귀찮았습니다. 한 달쯤 지나자 산책을 시작하게 되었고, 두 달쯤 후에는 밭을 둘러보거나 논의 잡초 제거를 할 마음도 생겼습니다. 그 즈음에는 〈세이겐〉을 하루 3포씩 먹었습니다. 3개월이 지나자 하루 2,

3시간 정도는 고개를 숙이고 풀 뽑기를 할 수 있게 되었습니다. 지금까지와는 확실히 무엇인가가 다르다고 확신했습니다.

시민병원에서 머리 CT 검사를 해보니 나이보다 10살은 젊고, 혈액 순환도 잘 되고 있다고 했습니다. 상태가 좋을 때도 있고 나쁠 때도 있었지만, 점점 개선되어 가까운 곳까지는 운전도 할 수 있게 되었습니다. 핸들을 잡으면 현기증이 무서워서 운전을 할 수 없었는데, 이렇게 가능해지다니 정말로 기뻤습니다.

반 년이 지나면서 <세이겐 골드>를 하루 6포씩 먹기 시작했습니다. 활력이 생기고, 현기증 같은 증상이 거의 사라졌으며, 머리가 맑고, 아침에 일어나면 상쾌하고 기분이 좋았습니다. 1년 전과는 분명하게 차이가 났습니다. 그 때부터 지금까지 저는 도로 공사쪽에서 일하고 있으며, 20~40대의 젊은 친구들과 같은 일을 해내고 있습니다.

6년 반 동안 격렬한 현기증으로 고통받다가 <세이겐>을 만나고 건강하게 되어, 다시 일을 시작한 지도 벌써 4년이 되었습니다. 요즘은 <세이겐 골드>를 하루 9포씩 먹고 있습니다. 함께 일하는 친구들은 "아저씨 몸은 마치 수퍼카 같습니다. 대체 어떻게 그렇게 건강하신 겁니까?" 라며 놀리듯 농담을 합니다. 저는 이제 73세로 건강의 근원은 <세이겐>입니다. 저에게는 이것이 생명의 근원입니다.

또 제가 <세이겐>과 만났을 무렵 5살된 손자가 급성 신장네프로제로 입원과 퇴원을 반복하고 있었습니다. 이 병은 단백질이 소변과 함께 몸 밖으로 배출되어서 급격하게 체력이 소모되는 병이었습니다. 며느리와 아내가 교대로 간호를 했었는데,

아내가 간호를 할 때마다 <세이겐>을 하루 1포씩 손자에게 먹였더니 단백질이 떨어지지 않고, 상태가 좋다는 것이었습니다. 하지만 아들과 며느리는 그것을 믿지 않아서 먹이지 않으면 다시 손자의 상태는 나빠졌습니다. 초등학교 1학년부터 3학년 2학기까지는 병원에서 공부를 해야만 했고, 그 후로는 입원, 퇴원을 반복하면서 지금은 6학년입니다. 손자는 그 동안 키도 많이 커졌고, 학교를 빠지는 일도 없이 한 달에 한 번 후지타 보건위생대학병원에서 통원 치료를 받고 있습니다. 오늘은 선생님께 지금 손자가 먹고 있는 약인 프레드닌이 무엇인지 여쭈어 보고 싶습니다.

데무라(니시신주쿠 플라자 클리닉 원장) : 여러분 안녕하세요. 시바타씨는 수퍼카라고 불리울 정도로 머 리 두뇌의 회전이 좋고, 신체도 건강하십니다. 이것은 <세이겐>이라는 고급 휘발유를 넣고 달리시기 때문입니다. 시바타씨의 병 메니에르 증후군은 현기증이 있으면 메니에르라고 할 만큼 매우 흔한 병입니다. 귀의 내부에 물이 고이는 수종이 발생하면 확실히 메니에르증으로 대표적인 스트레스 병 혹은 심신증의 하나입니다.

주된 증상은 경험하신 것처럼 갑작스런 격렬한 회전성(빙글빙글 도는) 현기증, 귀 울림(한쪽 귀), 메슥거림 등입니다. 또 난청, 두통, 어깨 결림 등의 자율신경실조증도 자주 볼 수 있습니다. 이 병의 원인은 스트레스, 수면 부족, 저혈압, 술, 담배, 수분의 과잉 섭취 등이 있지만, 시바타씨의 경우는 과로와 여름의 더위였던 것 같습니다.

메니에르 증후군은 일반적으로 불치병에 분류되는데, 상태가 좋아졌다가도 돌연 재발하는 경우가 있기 때문에 치료는 어렵습니다. 치료제로는 현기증이나 구토감을 억제하는 약, 혈행을 좋게 하는 약, 비타민제, 이뇨제 등이 있으며, 시바타씨도 처음 1년 반 동안은 이 치료법을 사용하셨습니다.

　그리고 드디어 <세이겐>과의 만남이 있었습니다. 시바타씨는 발병 1년 후부터 처음에는 하루 1포, 그 다음에 3포, 이어서 6포로 복용량을 늘리면서 증상이 점점 사라지고 일터로 복귀도 하셨습니다. 이제 병원에 가지 않아도 되니 얼마나 좋으십니까? 메니에르병에 대한 <세이겐>의 효과는 체내의 나쁜 물을 밖으로 배출하고, 스트레스에 의한 불안감을 없애주며, 교감 신경보다 부교감 신경이 우위로 작용해 실조를 고치는 등으로 생각해 볼 수 있습니다.

　손자 분이 걸린 네프로제 증후군은 단백뇨, 혈중 단백량 저하, 고지혈증, 부종이 4대 증상입니다. 기본적인 증세는 교원병이나 당뇨병의 신장병에서 발생하기도 하지만, 손자 분의 경우는 가벼운 사구체신염에 의한 네프로제입니다. <세이겐>을 하루 1포 복용함으로써 단백뇨가 적어진 것은 정말 좋은 일입니다. 제 주위에도 신장병을 앓고 있는 사람들이 많이 있는데, 이 사람들도 같은 경험을 하고 있습니다.

　그럼 손자 분이 복용하고 있는 프레드닌은 일본에서는 가장 흔히 사용되고 있는 대표적인 합성부신피질 스테로이드입니다. 천연 부신피질 스테로이드는 스트레스시에 반응하는 코르치조르라고 하는 호르몬으로, 그 구조를 조금 바꾸어 항염증 작용을 4배 강하게 만든 약입니다. 효과도 뛰어나지만 부작용도 많아서 쌍날 검과 같습니다.

고바야시(이미이케 내과; 심료내과 원장) : 동양 의학에서는 수독(水毒)이라고 해서 내림프가 침수되어 있다고 합니다. 수독(水毒)이란 어혈을 말하며, 평소 열심히 일해 온 사람들의 귀 아래부터 어깨까지 딱딱하게 굳은 것이 계속 남아 만성이 된 것입니다. 그래서 일을 하면 그 부위에 있는 동맥, 정맥, 림프관이 근육에 의해서 압박을 받아 원상태로 돌아오기 어려워집니다. 그리고 림프액에 물이 고이게 됩니다. 이것은 다른 병에도 관계합니다. 어깨가 뻐근해지면 혈액이 고여서 뇌의 압력이 높아지거나, 갑자기 일시적으로 느슨해지면 순간적으로 뇌 안에서 빈혈 상태가 일어납니다. 이것은 매우 위험하며 뇌경색이나 뇌출혈의 원인이 될 수 있습니다.

외래 진료를 하다보면 목, 어깨가 심하게 결리다는 분이 많으십니다. 그러한 분들의 특징은 매우 성실하고 노력을 많이 하시며, 다른 사람에 비해 두 배 정도의 체력을 가지고 계신 분들이 많습니다. 컴퓨터를 많이 사용하는 분들이나 농업에 종사하시는 분들처럼 고개를 숙이는 일이 많은 분들은 무거운 머리를 지탱하고 있는 목이 만성적으로 굳어져 있습니다.

열중하다 보면 혈액의 흐름이 나빠지거나, 림프액의 흐름이 나빠져 뇌까지 혈액이 가지 않게 되거나, 귓 속이나 코 점막의 혈액 순환이 나빠집니다. 목보다 위 쪽의 병은 모두 목에서 일어납니다.

시바타씨는 <세이겐>을 단계적으로 착실히 늘리면서 스스로를 믿고 자신을 가지셨습니다. 체내에서 활력이 솟아 오르고, 혈액 순환이 좋아지고, 기분이 좋아져 머리도 상쾌해졌습니다. 젊어진 느낌이 듭니다. 그렇더라도 너무 방심하시지 마시고, 지나치게 긴장도 풀지 마십시오. 그리고 적당히 쉬면서 가끔 스트레칭도 하신다면 피로도 덜 하실 것이고, 효율적으로 일을 하실 수 있을 것이라 생각됩니다. 체력은 정말 대단하십니다. <세이겐>을 먹고 세포가 부활해서 점점 활성화되었고, 전반적으로 좋아진 느낌입니다.

3. 심근경색과 약의 부작용으로 간 기능 장애

아이치현 아츠미군 타하라
스기야마 에츠코/미츠오카 후지(83세)

어머님께서 직접 참여하실 예정이었는데 비가 온 관계로 못 오셔서 딸인 제가 대신 발표하게 되었습니다.

여러분은 가슴이 심하게 조여와서 눈 앞이 깜깜해지는 그런 경험이 있으십니까? 제 어머님은 77세였던 1997년 9월 어느 날 오후에 이런 증상이 2, 3초 동안 있더니 괜찮아졌고, 또 1개월 후 어느날 아침에 똑같은 증상이 일어나 이번에는 2분 정도 그런 상태가 계속되었습니다. 그리고 3번 째로 같은 증상이 발생하자 동네에 있는 병원에 갔습니다. 의사 선생님은 시간이 없으니 집에도 들르지 말고, 곧장 종합병원으로 가라고 하셨습니다. 어디가 그렇게 나쁜 것인지 불안해 하면서 종합병원에 도착하자, 곧바로 수술복으로 갈아 입혀져서 급히 수술을 받았습니다. 1시간 정도 걸린 것 같았습니다. 좁아진 혈관에 스텐트를 넣어 1.5mm를 3.5mm로 확대하는 수술이었습니다.

의사 선생님은 이렇게 가벼운 심근경색은 처음이라며, 1에서

10으로 본다면 2단계 정도라고 했습니다. 한 번 막힌 혈관이 극히 드물게 조금씩 다시 혈액이 흐르는 경우가 있는데 어머님의 경우가 그랬습니다. 아마도 건강 유지를 위해서 계속 먹고 있었던 <세이겐>의 덕분인 것 같았습니다.

그 때가 어머님이 <세이겐>을 먹기 시작하고 일년 정도 지났을 때였습니다. 어머님은 처음 2개월 간은 하루 1포, 3개월째부터는 하루 3포, 반 년 정도 후부터는 <세이겐 골드>를 하루 6포씩 먹고 있었습니다.

퇴원 예정 3일 전, 주치의는 "혈관에 넣은 스텐트는 이른바 이물로, 삽입 후 3개월 간은 굵게 한 혈관에 부스럼이 발생하지 않기 위한 약이며, 또한 다시 가늘어지지 않게 하기 위한 약으로, 혈류를 좋게 하는 것"이라고 설명하시며, 약은 각각 중요한 기능이 있으니 꼭 챙겨서 드시라고 말했습니다. 퇴원 예정일 아침에 파나르진 1알, 2알째를 먹고 혈액 검사를 받았더니, 선생님께서 얼굴색이 변하면서 퇴원을 연기해야겠다고 했습니다. 그리고 약을 모두 회수해 갔습니다. 그 약은 50명 중 한 명의 비율로 간장에 부작용을 가져오는데, 어머님의 경우 GOT 2,280, GPT 970으로 약에 대한 부작용이 발생했다고 했습니다.

그래서 어머님은 이토 메리코씨를 통해서 자연의학 임상예방연구소 선생님에게 상담을 받고 <세이겐 알파>와 <골드>를 하루 3포씩, 총 6포를 먹기 시작했습니다. 이튿째 소변을 본 후 변기를 들여다 보니 색이 빨갰습니다. 조용히 물을 내리고 병실로 돌아와 잠이 들었습니다. 그런 일이 2번 있었지만 의사 선생님과 간호사에게는 아무 말도 하지 못했고, 무섭고 불안해서 <세이겐> 먹는 것을 중지했습니다. 2번째 그런 일이 생겼을 때 저희 어머니는 "몸에서 나쁜 것이 나온 게 아니겠냐며, <세이겐>은 1포만 먹어도 효과가 있겠지." 라고 말하시며, 3일째부터 다시 <세이겐 골드>를 먹기 시작했습니다.

그 후 검사 조영제에 의한 알레르기 습진과 약의 알레르기 반응으로 몸 전체가 마치 그림을 그려 놓은 것 같았습니다. 몸이 따뜻해지면 가려움은 한층 심해져 잠을 못자는 날들의 연속이었습니다. 몸은 흙색으로 변했고, 눈의 흰 부분은 누런색으로 변했으며, 온 몸이 모두 터서 가족들은 도저히 못보겠다고 말할 정도였습니다. 치료제로는 링겔과 황달을 억제하는 약, 그리고 <세이겐 골드> 6포를 계속 먹었습니다.

입원 환자 중에는 수술을 3번 받은 분이나, 퇴원을 했었지만 구급차에 실려와 다시 입원하는 사람도 있었습니다. 처음에는 2, 3주 입원할 예정이었던 것이 3개월까지 연장되었습니다. 그러나 그 해 12월 말, GOT 수치가 980이 되어, 약 없이도 퇴원이 가능했습니다.

2개월 후 체질개선연구회에 나갔더니 77세에 GOT 980이라면 <세이겐 골드> 9포는 먹어야 된다는 설명을 들었고, 어머님은 그 다음 날부터 복용량을 9포로 늘렸습니다. 4주일 후 몸도 가벼워지고 머리도 상쾌해져 여러 가지 하고 싶다는 의지가 생겼습니다. 일년 반 후 받았던 검사에서는 간 수치가 정상이 되어 이제 괜찮다고 했습니다. 벌써 심근경색 수술을 한 지 5년 반이 경과했지만 한 번의 발작도 없었고, 건강 검진에서도 모두 정상이었으며, 빈혈도 없어졌습니다. 현재는 <세이겐 골드>를 하루 6 ~ 7포, <알파> 3포를 먹고 계십니다.

운텐(자연의학 임상예방연구소 상담의) : 이 정도로 심장이 회복된 것은 아주 다행이라고 생각합니다. 인간에게 있어서 제일 소중한 것은 심장으로, 심장이 멈추면 살아갈 수 없습니다. 심장이 입으로 먹은 에너지나 코로 들이마신 산소를 몸의 구석구석에 전달해주기 때문에 우리가 움직이고 있는 것입니다. 그러니까 이것이 정지해 버리면 입으로 섭취한 에너지가 손까지 가지 못하여 손을 움직일 수 없게 됩니다. 인간의 죽음과 직결되는 것도 대개 심장이 많습니다. 또 심장 자체도 영양분에 의해서 살아 있고, 그 심장에 영양을 보내는 것이 관상 동맥입니다. 나이를 먹으면 생활 습관 등에 의해서 혈관이 막히게 됩니다. 동맥이 두꺼워지면 혈액이 통하지 않게 됩니다. 그렇게 되면 심장의 일부에 고여 심근경색이 되버립니다.

  심근경색을 고치기 위해서는 혈전용해요법이라는 것이 행해집니다. 이것은 혈액 응고를 막는 헤파린, 혈소판이 굳어져 가는 것을 막는 아스피린, 워파린, 파나르진 등을 사용합니다. 약에는 약리 작용과 부작용이 있고, 약리 작용이라고 하는 것은 혈소판의 응집을 멈추게 해 주지만, 그 반대로 부작용은 혈액이 굳어지기 어려워져서 피가 멈추지 않게 됩니다. 파나르진은 위궤양, 십이지장궤양 등 출혈 경향이 있는 사람들이나, 당뇨병 환자 중에서 초자체 출혈, 요로 출혈 경향이 있는 사람에게는 좋지 않습니다. 또 파나르진에는 이 밖의 부작용으로써 간장 장애, 백혈구 감소 작용이 있기 때문에 간이 나쁜 사람, 감기에 걸린 사람, 체력이 약한 사람에게는 좋지 않습니다. 미츠오카씨의 경우는 <세이겐> 6포로는 그냥 그런 상태, 9포로는 몸이 편안해지신다고 하니 하루 9 ~ 10포가 좋지 않을까 생각합니다. 83세에 시력이 1.0인 것은 정말 대단하십니다. 앞으로도 '액티브 라이프 95'가 꼭 실현되셨으면 좋겠습니다.
이시카와(신세이 클리닉 원장) : 생물에게는 생로병사가 있습니다. 인간은 태어나서 일생을 살아가는 동안 병을 앓기도 하며, 언젠가는 죽게 되지만 언제 죽을지는 알 수 없습니다. 할머님은 83세의 고령에도 불구하고 다시 회복을 하셨습니다. 정말로 기적적입니다. 그 정도 연령이 되면 몸에 수분이 점점 없어지고, 병에 대한 저항력이 없기 때문에 병이 심각해지기 쉽습니다. 그래서 SARS 중에도 65세 이상은 반이 목숨을 잃는다고 하는 것입니다.

간은 해독 작용을 하고, 영양을 취하는 중요한 부위로써 연령과 함께 약해집니다. 그러나 <세이겐 골드>의 힘으로 세포가 젊어지고 살아났습니다.

저도 80살이 넘었지만 <세이겐> 덕분에 가끔 허리가 조금 아플 때가 있긴 하지만 눈이나 귀, 머리도 아직 괜찮습니다. 저는 항상 사는 보람을 찾아내서 생명이 있다는 것에 감사하는 마음으로 인생을 살아가며, 생명이 있는 한 환자 분들의 상담을 해 드리고 싶습니다.

그렇기 때문에 의학적인 치료, 병원에서의 검사는 절대적으로 필요합니다. 그리고 스스로의 몸에 대한 책임은 본인에게 있는 것입니다. 자신의 몸을 건강하게 만들고 싶다면 <세이겐>도 반드시 필요하겠습니다.

미노 몬타(버라이어티 프로그램의 사회자)가 진행하는 TV 프로그램에 나와 얘기하는 의사들의 이야기도 결국은 장내세균입니다. 음식에 신경을 써서 장내세균을 좋게 만들자고 얘기합니다. 역시 <세이겐>을 먹고 스스로 관리해야 합니다.

4. 피셔 증후군을 극복

시즈오카현 이와타군
이토 사다코(72세)

　제가 <세이겐>을 알게 된 것은 2001년 4월이었는데, 오늘은 <세이겐>과 관련하여 손자 이야기를 하려고 합니다.
　그 날 제 손자는 아침 7시부터 오전 동안 일을 하고, 오후부터는 컴퓨터를 하고 있었습니다. 제가 2시간 정도 외출을 하고 돌아와서 다녀왔다고 인사를 하자 아무런 대답이 없는 것이었습니다. 방 안에는 지갑과 잔돈이 흩어져 있었으며, 왜 그러냐고 물어도 멍하니 한 곳을 응시한 채 몽롱한 상태였습니다. 큰 일이라는 생각으로 토요일이었지만 곧바로 이와타병원에 갔습니다.
　대기실에서 1시간 정도를 기다려 주치의 선생님으로부터 피셔 증후군이라는 병명을 듣게 되었습니다. 이 병은 혈액 안에 어떠한 바이러스가 들어가서 식물 인간이 되거나, 좋아져도 휠체어 생활을 해야 하는 병이라고 했습니다. 혈액의 정화가 7번 정도는 필요하다고 말했습니다. 아무런 생각도 들지 않고 머리 속이 새하애졌고, 온 몸이 떨렸습니다.
　그리고 1회째의 정화가 끝난 손자를 면회할 수 있었습니다. 그러나 손자는 집중 치료실에서 의식이 없는 채 링겔을 맞고 있었습니다. 대신할 수 있는 것이라면 무엇이든 대신해 주고 싶었습니다. 왜 '이렇게 순식간에...' '신은 정말 정도 없으시지...' 라는 원망을 하며 손자를 두고 오는 내내 차 안은 정적이 흘렀습니다.
 이 젊은 나이에 식물 인간이 되게 할 수는 없다. 그래! <세이겐>을 먹여 보자고 결심했습니다. 저는 날이 새는 것을 기다리기 어려워, 곧장 마키노씨 댁으로 가서 조언을 구했습니다. 병원으로 돌아와 손자에게 <세이겐>을 먹이려고 했지만, 손자는 의식이 없었습니다. 그래서 자연의학 임상예방연구소 선생님께 전화를 하자 <세이겐>을 물에 타서 몸에 마사지 해주라고 하셨습니다. 그래서 신속히 집에 돌아가 패트병에 피부 온도 정도의 따뜻한 물을 붓고 <세이겐> 10포를 넣어 병원으로 달려 갔습니다. 면회는 오전 10시, 오후, 밤 3번이었습니다. 그 날 밤 10시에 20분 동안 머리부터 발끝까지 할 수 있는 곳은 모두 <세이겐> 탄 물로 바르고 문질러 주었습니다.
 집중 치료실에는 주치의 선생님도 간호사도 있었기 때문에 비밀리에 <세이겐>을 사용하는 것은 대단한 일이었습니다. 간호사가 시간 다 되었다고 하는 소리가 너무나 매정하게 느껴졌습니다. 손자에게 힘내라, 병에 지지 말아라고 마음 속으로 빌면서 병원을 뒤로 하였습니다.
 낮이나 밤이나 똑 같은 행위를 반복하자, 드디어 이틀째 아침에 병원에 갔더니 손자의 의식이 돌아와 있어 너무나 놀랐습니다. 아직 말은 하지 못했지만 선생님께서는 대단한 회복력이라고 하셨습니다. 정말로 말 그대로 대단한 회복력입니다. 말은 못했지만 의식이 돌아와서 정말로 기뻤습니다. 손자와 마음이 통했나 봅니다. 주치의 선생님께도 감사합니다. 이것은 <세이겐>을 침투시킨 덕분이라고 생각해서 2포를 반씩 혀 아래에 넣어줬습니다. 말은 못해도 좋습니다. 정말로 웃는 얼굴 한 번만 보고 싶다는 마음이 절대적이었습니다.

마침내 7번의 혈액 정화가 예정되어 있었으나 2회로 끝내고, 20일 만에 퇴원을 하였습니다. 하지만 퇴원한 후로 잠을 못자는 것입니다. 그 때 하루카씨와 마키노씨가 고바야시 선생님과 상담을 해보라고 했습니다. 고바야시 선생님은 함께 노력해 보자고 용기를 주셨고, 그 동안 눈물도 잊고 있던 나는 선생님의 말에 한참을 울었습니다. 가족들도 모두 함께 노력했습니다.

병은 가족의 협력없이는 절대 낫지 않습니다. 손자가 힘든 병과 싸운 덕분에 여러 가지를 배우게 되었습니다. 지금 웃는 얼굴로 돌아온 손자를 보면서 정말로 감사하고 있습니다.

지금도 히라이시 선생님의 <세이겐>의 복용, 마사지, 목욕물에 넣기의 삼원칙을 실행하고 있습니다. 고바야시 선생님의 앞에서 흘린 눈물이 지금은 기쁨의 눈물로 바뀌었습니다. 손자는 행운아입니다. 정말로 감사합니다.

고바야시(이마이케 내과, 심료내과 원장) : 의사에게 갑작스럽게 들어보지도 못한 무슨 무슨 증후군이라는 병명을 들으면 상당한 쇼크를 받습니다. 증후군은 난치성의 병이라고 하는 이미지를 가지고 있습니다. 여기서 약간 정정하면 좀처럼 낫지 않는 것도 있고 증상이 가벼운 것도 있습니다.

피셔 증후군은 적절한 치료를 행하면 심각한 상태까지 가지 않는 경우도 간혹 있습니다. 예를 들어 혈장 교환이나 면역 글로블린 등을 주입해 치료를 하면, 이처럼 짧은 시간에 회복하는 것은 드물지만 좋아지는 경우가 있습니다. 하지만 의사의 최초의 한마디는 가족에게 상당한 데미지를 줍니다.

의사는 비교적 나쁜 상황을 처음에 말해서 최악의 경우 무슨 일이 생겨도 본인의 책임이 되지 않도록 하는 방어 자세를 취한다는 것이 같은 의사로서 유감스럽고 슬픈 현실이라 생각합니다. 자기가 한 말로 가족들이 얼마나 고통스러워 하는지 돌아 볼 여유가 없는 것이 현실입니다.

하지만 마음 속에 새겨 주셨으면 하는 것은 인간은 어떤 상태에 있어도 의외로 강하다는 것입니다. "강하게 마음을 다지고 회복한다. 인간의 힘은 그렇게 약하지 않다."라고 평소 자기 자신에게 주입시키듯 반복해 인식시켜 줍시다.

몸은 솔직합니다. 나는 몸이 약하다고 단언하면 그대로 됩니다. 나는 밤에 잠을 잘 수 없다고 말하면 밤에 잠을 잘 수 없게 됩니다. 나는 사람에게 미움받는다고 하면 미움을 받도록 무의식적으로 행동을 합니다. 그러니까 자신에게 있어서 플러스가 되는 말을 하는 습관이 중요합니다. 나이를 먹어 병이 들기 쉽다든가, 나는 몸이 약하다든가, 이 병은 심각한 병이니까 절대 나을 수 없을거라고 말하면 자신 스스로에게 믿음이 생기지 않습니다. 인간의 힘은 헤아릴 수 없어서 기적적인 치유도 있다는 것을 생각하시기 바랍니다.

〈세이겐〉을 먹을 때마다 이것에 의해서 세포가 기뻐하고 있다는 이미지를 그려 보십시오. 자신에게서 빛이 나고 자꾸 자꾸 행복해져 가는 것을 느끼면서 먹는 것과 그냥 먹는 것과는 전혀 다릅니다. 의사에게 처방 받은 약도 그렇게 하면 효과가 더 좋아집니다. 부작용만 있을 거라고 생각하고 먹으면 정말로 부작용 밖에 나오지 않습니다. 좋은 약이니까 단번에 나아서 힘이 나면 그만 먹지라고 생각하면서 과감하게 먹읍시다. 모든 것을 긍정적으로 받아 들이는 것이 매우 중요합니다.

사람은 혼자서는 살아갈 수 없기 때문에 나약해졌을 때나 기분이 축 쳐져 있을 때에 같은 일을 겪은 사람에게 "괜찮아요."라는 말을 듣는 것도 좋습니다. 이것을 계기로 건강의 중요함, 가족의 정, 사람들의 정을 확인합니다. 항상 감사하는 기분으로 사는 것이 중요합니다.

  <세이겐>을 몸에 침투시키든 복용을 하든간에, 어쨌든 빨리 세포를 활성화시켜 확실하게 면역력을 높이는 것이 필요합니다. 면역력을 높이는 것은 <세이겐>의 큰 효능 중 하나이므로 아주 훌륭한 처치였습니다. 그러니까 의사도 놀랄 정도의 회복세를 나타낸 것입니다.

히라이시(히라이시 클리닉 원장) : 고바야시 선생님처럼 저도 의사의 말이 매우 중요하다고 생각합니다. 환자의 상태는 진찰실에 들어오는 모습을 보면 알 수 있습니다. 환자 분이 현기증이 너무 심해서 자신의 몸을 지탱하기 위해 다른 곳을 짚으면서 진찰대로 온다면, 매우 심각한 상태라는 것을 의사도 당연히 알게 됩니다. 그 때 의사는 일반 현기증 이상이거나, 어떤 바이러스의 감염이거나, 길랑바레 증후군일지 모른다고 생각을 하게 됩니다.

  고바야시 선생님은 "함께 노력합시다."가 18번 멘트이며, 저는 "괜찮습니다."가 18번 멘트입니다.(장내 웃음) 저는 롯본기 근처에서는 괜찮아 선생님으로 통합니다. 심각한 병에도 그 병원에 가면 괜찮다고 해주니까 제일 먼저 그 병원으로 가게 된다고들 합니다.

  피셔 증후군에 대해서는 고바야시 선생님의 설명으로 충분하다고 생각합니다. 스테로이드라든지 γ글로블린이라든지, 혈장 교환이라든지 하루 1회씩 대개 7회 정도면 결정이 나는데, 그것이 2회로 끝난 것은 <세이겐>이 충분히 효과를 발휘했다고 생각합니다.

  <세이겐>의 사용법은 평상시에 병을 예방하는 것과 자신이 가진 다양한 병을 조금이라도 낮게 하기 위해 면역력을 높이고, 체력을 향상시켜 컨디션을 유지하도록 하루에 3포나 6포씩 먹는 방법이 있습니다. 그리고 이토씨와 같은 뇌경색이나 심근경색, 피셔 증후군 등의 환자들 같이 하루에 20포, 30포를 먹어 궁지에서 벗어나 보자고 하는 복용법도 있는 것 같습니다. 그렇게 해서라도 죽을 때까지 건강하다고 하는 것은 정말로 좋은 일입니다.

  저는 신칸센을 타고 이 곳 하마마츠를 지나며 여러분들의 건강을 생각하면서 창 밖을 바라보았습니다. 이 컨벤션을 통해서 저도 또 한 걸음 한 걸음 노력하려고 생각합니다.

2002 후쿠오카 포럼

1. 하행결장암 II기에서 회복
2. 피부암, 골수염, 치조농루를 극복
3. 뇌경색, 2번째 발작에서 탈출
4. 의료 사고로 인한 뇌 장애를 극복

사회자 : 쿠스모토 CMC 회장

코멘트 닥터
히사타 타카 – 자연의학 임상예방연구소 상담의
히라이시 키쿠 – 히라이시 클리닉 원장
김정택 – 야에스 진료소, 자연의학 임상예방연구소 상담의
고바야시 아키히코 – 이마이케 내과, 심료내과 원장

1. 하행결장암 II기에서 회복

후쿠오카현 후쿠오카시
마츠모토 카즈요(67세)

저는 2000년 1월부터 아침을 먹고 나면 아랫 배가 답답하고 통증이 계속되었습니다. 병원에 가봐야 한다고는 생각했지만 대장 검사는 정말 힘들다고 들었기에 무서워서 좀처럼 발길이 떨어지지 않았습니다. 마침 그 때 토쿠다씨에게 <세이겐>을 소개받았고, 1박스를 구입해 3월 말부터 먹기 시작했습니다. 처음에는 반신반의했지만 어느 사이엔가 배의 통증도 없어졌고, 몸도 가벼워졌습니다. 좋은 것을 소개받았다는 생각이 들어 흐뭇했습니다. 원래 변비도 있었기 때문에 이번에는 5박스를 구입하였고, 8월부터는 <알파>도 구입해 먹었습니다.

조금씩 상태가 좋아지자 건강에 대해 다시 소홀해지기 시작했습니다. 추석이었던 8월 15일,(일본의 추석은 양력 8월 15일) 저녁 식사로 기름진 음식을 많이 먹은 탓인지 다음 날부터 배가 살살 아파왔고, 변도, 가스도 잘 나오지 않았습니다. 이런 증상이 나타나자 다시 <세이겐>에 의지하게 되었습니다. 하루에 셀 수 없을 만큼 몇 십 포나 먹었습니다. 하지만 좀처럼 화장실에 가지 못했고, 하루 하루 통증은 더해만 갔습니다. 일주일 정도 지나자 얼굴이나 몸에서 비지땀이 났고, 몸을 ㄱ자로 구부리지 않으면 견딜 수 없을 정도로 통증이 심했습니다. 결국 저는 내과 병원에 가서 검사를 받았는데, 결과는 장폐색이었습니다.

8월 22일 일본 적십자병원에 입원해서 코를 통해 소장에 관을 집어넣는 상상을 초월하는 검사가 시작되었습니다. 9월 1일에는 수술을 받아 몸에는 몇 개나 되는 관을 삽입했고, 링거에는 항암제도 들어갔다고 했습니다. 진통제의 효과가 떨어지면 다시 등이 아프고 열이 났습니다. 하지만 수술 전 <세이겐>을 많이 먹었기 때문인지 다른 환자에 비해 고통은 상당히 양호한 편이었습니다. 물을 마실 수 있게 되자 패트병에 <세이겐 골드>와 <알파>를 3 ~ 5포씩 녹여 아침, 점심, 저녁 동안 계속해서 마셨고, 담당 의사 선생님도 놀랄만큼 수술 후의 회복이 빠르다고 말씀하셨습니다.

처음에 하행결장암 2기라고 들었을 때 제 머리 속은 하얘졌습니다. 그러나 다행히도 2년 간 항암제를 먹어야 했지만 세포 검사 결과 다행스럽게도 림프액에도 전이 되지 않았고, 장도 괜찮고, 출혈도 없었습니다. 그래서 저는 다시 한 번 <세이겐>의 효능을 재인식하게 되었습니다. 그리고 단 1개월만에 건강한 모습으로 퇴원했다는게 지금도 꿈만 같습니다.

지금은 매월 체질개선연구회에도 참가하고 있는데, 운텐 선생님께서 항암제는 부작용이 있으니 가능한 먹지 말고, <세이겐>만으로 이겨 보라고 하셨습니다. 그 악몽의 날로부터 2년이 지났습니다. 지금은 개인 병원에서 정기적으로 검사를 받고 있고 아직 아무 문제 없이 건강하게 지내고 있습니다. 이것도 토쿠다씨를 통해 <세이겐>과 만난 덕분입니다. 앞으로는 만남을 소중히 여기며 병으로 고민하고 있는 분들에게 이렇게 뛰어난 <세이겐>을 전해주고 싶습니다.

히사타(자연의학 임상예방연구소 상담의) : 하행결장암이란 대장암의 일종입니다. 대장암은 발생하는 부위에 따라 4종류로 나뉩니다. 맹장에서 간장으로 가는 장에 발생한 것이 상행결장암, 간장에서 왼쪽으로 가서 췌장쪽 장에 발생한 것은 횡행결장암. 더 내려와서 골반의 가장 높은 곳의 장골까지 간 것이 마츠모토씨가 걸린 하행결장암, 여기서 올라가서 S자 모양 결장에 생기는 것이 S자결장암, 그리고 여기에 이어지는 것이 직장 그리고 항문입니다. 상행결장과 하행결장은 복강 내의 뒷막에 들러 붙어 있지만, 횡행결장과 S자결장은 장간막에 붙어 있습니다. S자결장은 근원이 후벽에서 닿아 직장으로 이어집니다. 복부암 중 가장 많은 것이 직장암으로 50~60%나 됩니다. 그 다음으로 많은 것이 상행결장암과 S자결장암입니다. 상행결장암은 간장의 뒤로 나와 있기 때문에 간장에 전이되기 쉽습니다. 하행결장은 췌장에 가깝지만 전이되기 힘든 장소입니다. 횡행결장과 S자결장은 큰 병이 아닐 수도 있습니다.

지금은 검사하는 것도 매우 편해져서 병원에 빨리 가셨다면 장폐색은 되지 않았을 겁니다. 대장암은 조금만 주의하면 걸리지 않습니다. 제일 위험한 것은 변비입니다. 그리고 변을 본 후에는 자신이 본 변을 잘 살펴보십시오. 점점 가늘어지거나 색이 거뭇해지고, 가끔 피까지 묻어 있다면 그런 때에는 망설이지 말고 위장 전문의에게 가야 합니다. 상복부에 암이 생기면 배가 무겁거나 아픈 것 외에 특별한 증상이 없습니다. 하복부에 암이 발생하면 변에 피가 섞이는 경우가 많습니다. 배도 아프고 식욕이 없어지는 증상이 나타납니다. 저처럼 유방암이나 갑상선암은 체중이 늘지만, 대장암은 아무리 먹어도 1개월에 4 ~ 5kg이나 줄어듭니다.

대장암 검사는 직장을 통한 촉진으로 행해집니다. 그리고 변의 잠혈 반응을 살피고, X-ray 검사를 합니다. 내시경, 복강경 검사도 합니다. 빨리 발견되면 장을 잘라내지 않고도 폴립을 쉽게 제거할 수 있습니다. 마츠모토씨도 조금 더 빨리 발견되었다면 <세이겐>의 효과가 더 빨리, 더 크게 왔을 것이라고 생각합니다. 장폐색의 경우는 장을 절개하는데 마츠모토씨의 경우 장이 파열되고 복막염을 일으켰다면 방법이 없었을 것입니다. 여기 이렇게 살아있는 것이 신기할 정도입니다. <세이겐>의 도움도 있었고, 암의 질도 좋았고, 위치도 좋았습니다. 앞으로 스스로 몸에 이상이 느껴지면 곧바로 검진을 받으시길 바랍니다.

히라이시(히라이시 클리닉 원장) : 저는 CMC의 미즈노씨를 인체 모델로 각 부위를 가르키면서 설명을 해 드리겠습니다. 위로부터 십이지장에 들어오고 소장, 대장이 됩니다. 변이 위쪽으로 가므로 상행결장, 옆으로 이동하므로 횡행결장, 그리고 다시 아래쪽으로 가므로 하행결장이 됩니다. 또 배를 한가운데에서 두 개로 나눕니다. 우측 상행결장과 횡행결장의 반까지에 암이 생기면 일단 음식이 멈추었다가 통과하게 되고, 순식간에 설사를 합니다. 그렇기 때문에 처음에 설사가 나오는 것입니다. 게다가 혈액이 위쪽으로 흐르기 때문에 간장이나 췌장에 전이를 일으키기 쉽고, 치명적이 되기 쉽습니다. 좌측 횡행결장의 왼쪽 반과 하행결장, S자결장은 혈액은 아래쪽에서 오므로 장간막이나 대동맥 주위의 임파선으로 가기도 하지만, 여기에 암이 생기면 변이 멈추게 되어 변비가 되는 것입니다.

나는 장폐색에 걸린 사람이 일주일씩이나 고통을 참는 사람은 처음으로 봅니다. 이런 환자 분이 의사를 울립니다. 더 빨리 왔다면 간단하게 해결되었을텐데……. 역시 토쿠다씨가 <세이겐>을 소개해 준 덕에 생명을 되찾을 수 있었다고 생각합니다. 만약 마츠모토씨가 <세이겐>을 먹지 않은 상태에서 이러한 증상에도 완고하게 참았다면 벌써 다른 나라로 가셨을 것입니다. 히사다 선생님 말씀처럼 어떠한 증상이 있으면 곧바로 병원에 가서 검사를 해야 합니다. <세이겐>을 먹으면서 스스로 자기 몸을 살피는 것이 가장 중요합니다.

2. 피부암, 골수염, 치조농루를 극복

후쿠오카현 쿠루메시
후지이 하나꼬(80세)

저는 쿠루메대학병원에서 조산사 자격을 취득하였고, 15년 정도 대학에서 근무한 후 조산원을 개업하였습니다. 벌써 개업한 지 50년 정도 지났지만, 다행히 건강해서 쉬지 않고 일을 계속해 왔습니다. 하지만 5, 6년 전 아랫 배의 오른쪽 아래 서혜부에서 위로 3cm 되는 곳에 대두 크기만한 것이 부풀어 있는 것을 느꼈습니다. 그대로 방치하자 땀이 나면 조금 가렵고, 긁으면 부풀어 올라 결국에는 엄지손가락 만큼 커졌습니다.

예전에 근무했던 쿠루메대학병원에 가서 진찰을 받은 결과 피부암이었습니다. 생각지도 못한 충격에 다시 큐슈대학병원에 가서 하루에 걸쳐 진찰을 받았습니다. 병원에서는 그 날 바로 제거를 하자고 했지만 저에게도 주어진 환자들이 있었기 때문에 변화가 있으면 곧바로 병원에 가기로 하고 그 날은 집으로 돌아왔습니다. 그 때 이웃에 계시는 분께 <세이겐>에 대한 이야기를 듣게 되어, 체질개선연구회에도 매주 참석하며 <세이겐>을 먹기 시작했습니다. 부풀어 올라왔었던 것이 점점 작아지는 듯한 느낌이 들자 <세이겐>의 효과를 조금씩 실감하게 되었습니다. 정확히 일 년이 지나 다시 여름이 되자 땀을 흘려도 더 이상 가렵지 않았고, 부풀어 있던 자리도 핑크빛 자국만 남았을 뿐 깨끗해졌습니다.

이즈음 어느 날 손가락이 아파오더니 점점 구부러져 전혀 펼 수 없게 되었습니다. 파스를 붙여도 호전되지 않아 쿠루메대학병원에서 류머티즘 검사를 받았습니다. 이상은 없었지만 당분간 손을 사용하지 말라고 했습니다. 하지만 예약 환자 분들이 많았기 때문에 손을 사용할 수 없다는 것은 치명적인 상처가 되었습니다. 그래서 <세이겐> 복용량을 좀 더 늘렸고, 대부분의 일을 보조 조산사에게 다 맡겼습니다.

손가락이 회복되기까지는 1년이 걸렸습니다. 지금은 예쁘게 손을 모을 수도 있고 손가락도 펼 수 있습니다. 저는 원래 약을 싫어해서 약은 전혀 먹지 않습니다. 지금 제 나이가 80세인데,(모두 놀라는 소리) 지금까지 제가 받은 아기는 모두 15,800여명입니다. 지금도 여전히 일을 하고 있고, 이 손이 움직여야 출생률에도 이바지하고, 사회에 도움을 줄 수 있습니다. 이 일을 계속 할 수 있다는 것은 저에게 생명에 대신할 만한 기쁨입니다.

또 하나는 올 4월부터 왼쪽의 잇몸이 붓고, 눈 아래쪽이 아파서 양치는 물론 세수도 할 수 없을 정도였습니다. 치과에 가니 절개를 해야 하며 그렇게 되면 음식도 먹을 수 없다고 했습니다. 저는 절개를 하는 치과 진료를 포기하고, 대신 밤과 아침에 <세이겐>을 바르거나 물에 녹여서 입에 물고 있었습니다. 그렇게 하자 1개월만에 깨끗하게 낫게 되었습니다.

지금은 이 체험을 살려서 이런 저런 실험을 해보고 있습니다. 출산 후 젖을 먹이는 산모는 아기가 하도 열심히 빨아서 유두에 상처가 생깁니다. 보통 여기에 약을 바르지만 약은 아기에게 좋지 않기 때문에 깨끗하게 닦아야만 합니다. 하지만 닦으면서 상처를 건드리게 되어 또 다른 상처가 됩니다. 저는 약 대신 <세이겐>을 발라 보았습니다. 아기가 먹어도 전혀 문제가 없다고 설명하면서 모든 산모에게 이 방법을 썼습니다. 이 방법을 사용한 것도 이제 3년이 됩니다. 퇴원할 때 3포 정도를 주면서 만약 발라도 효과가 없으면 조산원에 한 번 방문하라고 했지만, 지금까지 그런 사람은 한 명도 없었습니다. 그 밖에도 입덧으로 구토를 하거나, 기운이 빠져 누워만 있는 사람에게도 사용해 보려고 합니다. 데이터가 나오면 학회에도 발표할 계획입니다.

김정택(야에스 진료스, 자연의학 임상예방연구소 상담의) : 처음 이야기하신 것은 폴립이라고 생각합니다. 폴립은 바깥 피부, 혹은 점막, 장막 등에 발생합니다. 제 경험 중에 국회의원의 비서를 하시는 분이 계시는데, 위에 폴립이 2개나 생겼지만 <세이겐>을 먹고 깨끗해졌습니다. 또 내과 의사인 아들의 담낭에 있던 폴립이 깨끗해져 깜짝 놀란 적이 있었습니다. 폴립은 대개 혈관이 너무 많아서 살짝 닿기만 해도 출혈을 하거나, 보라색이 됩니다. 원형, 타원형 혹은 계란형처럼 둥근 것이 많습니다. 폴립은 방치하면 암으로 진행되는 경우가 많습니다.
 그리고 두 번째, 손가락 통증은 안쪽이 아팠다면 골수염이라고 생각됩니다. 손가락에는 근육이 있는데 그곳에 간그리온(결절종)이 발생해 통증이 올 수 있습니다. 보통 골수염은 수술을 해야만 치료가 가능한데, 수술을 하지 않고 그냥 나은 것은 상당히 운이 좋았다고 생각합니다. 세 번째는 잇몸의 치조농루입니다. <세이겐>을 바르거나, 먹거나 또는 입 속에 물고 있었던 건 참 잘 하셨습니다. 그래서 잇몸의 붓기가 없어진 것입니다.
고바야시(이마이케 내과 심료내과 원장) : 저는 연세보다 너무 동안으로 보이셔서 깜짝 놀랐습니다. 아마 일을 즐거운 마음으로 하시기 때문에 면역력이나 자율신경, 호르몬 밸런스가 정상 이상으로 좋아져 이렇게 활기차고 건강하신 것 같습니다.
 첫 번째 병에는 항변이원작용으로 치료가 가능합니다. . 정상 세포가 활성 산소 등으로 인해 손상되어서 이형 세포(변이한 세포)가 되고 이것이 증식해 폴립이 됩니다. 항변이원작용으로 억제시키면 정상적인 세포가 증가하고 면역계의 힘으로 이상한 세포들은 자연적으로 사라지게 됩니다. 게다가 혈액 순환이 잘 되서 회복이 빨라집니다. 그리고 그 후 얼마되지 않아 <세이겐>을 알게되었고, 강연회가 있을 때마다 들으러 가셨는데 이것이 상당히 중요합니다. 매일 같은 이야기 뿐이라고 생각하더라도 그 내용이 머리 속에 깊이 남을 것이고, 감각적으로 몸에 베어서 <세이겐>의 힘이 한층 더 강해진 것이라고 생각합니다.

두 번째와 세 번째의 증상은 평소 진료를 하면서 아주 흔히 볼 수 있는 증상입니다. 현대인은 스트레스를 많이 받고, 수면 부족인 사람이 많아 우리 몸은 항상 긴장을 하게 됩니다. 그래서 혈액 순환이 저하됩니다. 손만 사용하고 다리는 사용하지 않기 때문에 상반신에만 힘이 너무 들어가서 목이나 어깨가 잘 결리고, 목에서 손가락 끝으로 가는 신경이 근육에 눌리거나, 혈관에 눌려서 영양이 부족해지기 쉽습니다. 그래서 손이 저리거나 굳는 현상이 잘 일어납니다. 이런 증상들은 근본적인 원인을 치료해야 하지만 대부분의 사람들은 마사지에 의존하고 있습니다.

세 번째의 경우도 그렇습니다. 어깨나 목이 뻐근하면 이가 흔들리게 됩니다. 그리고 치주 병균에 의해서 치은염이나 치조농루 등의 치주병으로 발전하게 됩니다. 그러나 후지이씨는 <세이겐>을 먹고 세균에 대한 저항력을 키우는 면역강화 작용, 항염증 작용, 그 외 여러가지 작용이 개선됐다고 생각합니다.

3. 뇌경색, 두번째 발작에서 탈출

미야자키현 미야코노죠시
마스토메 코우이치(69세)

저는 20여년 간 혈압강하제를 복용하고 있습니다. 몸을 위해서 특별히 무언가를 하지는 않지만, 단 하나 히라이시 선생님이 3년 전에 TV에 출연하셔서 욕조 안에서 복식 호흡을 하면 좋다고 해서 그것은 꾸준히 지금도 계속하고 있습니다. 또 폐암이 얼마나 위험한 지를 듣고 그 때부터 곧바로 실행에 옮겨서 지금은 담배도 끊었습니다.

<세이겐>과의 만남은 1996년 6월에 본마츠씨를 통해 체질개선연구회에 참석했을 때였습니다. 병을 얻기 전까지는 아침에 일어나 2포, 밤에 3포를 먹었습니다. 그러던 중 올해 3월 3일 오전 9시 무렵 노래를 들으면서 컴퓨터로 문서를 작성하고 있을 때였습니다. 10시쯤 테이프가 다 돌아가 되돌리기 버튼을 누르고 원래 자세로 돌아왔을 때, 갑자기 왼쪽 손이 저리다는 것이 느껴졌습니다. 지금까지 이런 경험은 한번도 없었습니다. 무릎을 꿇고 앉았을 때와는 저림의 느낌이 전혀 달랐습니다. 순간 머리에 떠오른 것이 왼쪽 반신마비였습니다. 아내에게 왼쪽이 마비되었다고 얘기하고, 코타츠(일본의 난방 기구로 낮은 테이블에 이불을 덮어서 사용하며, 테이블 가운데에 전기 난로가 설치되어 있다.)에 누워서 증상이 사라지기를 기다렸습니다. 1시간 정도 지나자 저린 것이 줄어 들었고, 곧바로 병원에 갔습니다. 혈압을 2번 측정하고, MRI를 찍어 보자고 했습니다. 이틀 동안 링거를 맞으며 6일째 되는 날 MRI를 찍었고, 그 다음날 결과가 나왔습니다.

드디어 결과가 나오는 날 아침 6시 반 경, 두 번째 발작이 와서 잠에서 깨어났습니다. 첫 번째 발작보다 더 많이 저려왔고, 얼굴 반쪽 전체가 저렸습니다. 잠시 동안 발작이 멈추기를 기다렸습니다. 그 때 체질개선연구회에서 <세이겐>의 성분은 미립자로 되어 있어 침투성이 높고, 세포에 작용하는 것이 빠르다고 들었던 것이 생각났습니다. 아내에게 <세이겐>을 진하게

타달라고 부탁해 뇌의 세포에 효과가 있게 해 달라고 기도하면서 다 마셨습니다. 30분 정도 지나자 공포에 떨게 했던 저림이 너무나 신기하게 사라져 버렸습니다. 담당 선생님께는 발작이 있었다고만 이야기했습니다. MRI 결과는 나이가 들어서 그렇다고 했습니다. 하지만 세 번째의 발작이 걱정되어 소개받은 신경 내과에 입원을 하고 군마에 사는 이치카와씨에게 조언을 받아 <세이겐 골드> 10포, <알파> 10포를 매일 먹었습니다.

아프기 전까지는 <세이겐>은 술에 넣어 마시는 것(회장 웃음), 숙취 때에 마시는 것, 다쳤을 때에 바르면 치유가 빠른 것이라고 알고 있었습니다. 뇌경색이 이 정도에서 아무 후유증 없이 끝난 것은 적은 양이기는 했지만 <세이겐>을 꾸준히 먹어 왔었고, 스터디 그룹을 통해 여러 가지 지식을 갖게 된 덕분이라고 생각합니다. 현재는 허리에 만보계와 라디오, 그리고 세이겐 탄 물을 패트병에 넣고 다니며, '액티브 라이프 95'를 목표로 매일 즐겁게 워킹을 하고 있습니다.

고바야시(이마이케 내과 심료내과 원장) : 생각 자체가 긍정적이시고 적극적이십니다. 입욕 중의 복식 호흡을 꾸준히 유지하는 것은 정말 중요합니다. 한 가지라도 무엇인가를 꾸준히 계속하면 몸에 서서히라도 확실히 효과가 있습니다.

그리고 스스로의 몸에 자신감을 갖고 어떤 일이 발생하더라도 냉정하게 처리를 하셨습니다. 발작에 놀라서 긴장을 했다면 증상을 더 악화시켰을 것입니다. 자신의 몸이 갑자기 움직이지 못하게 되면 당연히 누구라도 놀라게 됩니다. 하지만 그것을 있는 그대로 받아들이셨습니다. 서서히 현실을 받아들이고 각오를 다지면서 다음 현실을 위해, 스스로를 위해 꼭 해야할 것들을 해 나가는 변화가 생긴것입니다.

　확실히 <세이겐>은 미립자이기 때문에 뇌 안에 어떤 것은 들어오게 하고 어떤 것은 들어오지 못하게 하는 문지기인 뇌혈액 관문을 통과할 수 있어서 곧바로 효과가 있습니다. 예를 들면 심근경색과 같은 증상, 특히 협심증은 입 속에 물고 있는 것만으로 증상이 완화되어 편해지거나, 아픔이 갑자기 완화됩니다. 살짝 저린 정도는 곧바로 사라졌다는 실례가 셀 수 없을 만큼 많이 있습니다. 뇌의 세포 자체는 손상되면 절대 회복 불가능하다고 알려져 있지만, 최근 연구에서는 심근도, 뇌의 신경 세포도 새롭게 회복된다는 데이터가 나왔습니다. 절대 포기하지 않는 것이 중요합니다. 또 <세이겐>을 먹을 때 농도를 진하게 타서 마신 것 또한 좋았다고 생각합니다. 우리들은 스스로의 몸을 도구처럼 취급해 버립니다. 하지만 몸도 마음도 모두가 다 자신인 것입니다. 몸과 서로 대화를 나누면서 스스로를 한 몸으로 화합해 나가는 것이 중요합니다. 이것을 먹고 서로 협력해 나가자고 몸에게 말을 걸면서 먹는 것과 그냥 먹는 것은 전혀 다른 결과를 불러옵니다. 마스토메씨는 본능적인 직감력이 대단하십니다. 히라이시 선생님께서 말씀하신 복식 호흡을 계속했기 때문일까요? 진정한 지혜가 순간적으로 솟아 나와 각오를 다지셨습니다. 이것이 정말 중요합니다. 여러분도 모두 이렇게 되셨으면 좋겠습니다.

김정택(야에스 진료소, 자연의학 임상예방연구소 상담의) : 뇌경색에는 여러 가지 증상이 있습니다. 뇌동맥에 일시적인 폐색이 있으면 저리게 됩니다. 마스토메씨도 최초 증상이 저린 것이었습니다. 일과성 저림 현상이지만 이로 인해 반신불수가 오며, 뇌동맥이 폐색합니다. 이는 상당히 위험하며 의식 장애나 반신불수 증상을 초래합니다. 저렸을 때의 그런 단순한 상황이 아닙니다.

뇌동맥에는 중대뇌동맥이나 전대뇌동맥, 혹은 뒤쪽 대뇌동맥, 뇌저동맥 등 여러 가지가 있는데 이들의 어느 부분이 괴사를 일으켰는지에 따라 증상도 다르게 나타납니다. 그리고 증상이 별 것 아닐 수도, 그 반대일 수도 있습니다. 일반적으로 절반 정도는 일과성 반신불수이거나 사지가 저리는 것입니다. 만약 갑작스럽게 이런 증상이 생겼을 경우 어떻게 해야 할까요? 우선 의식 장애나 한쪽이 마비가 있는지 없는지 확인을 합니다. 그리고 자기 의지대로 행동을 할 수 있는지 없는지 확인해야 합니다. 혹은 소뇌의 실조, 즉 서 있는 상태로 휘청 휘청하지는 않는지를 반드시 체크해 주십시오. 만일 뇌저동맥쪽이라면 완전한 혼수 상태가 됩니다. 의식이 완전히 없는 상태는 매우 위험합니다.

4. 의료 사고로 인한 뇌 장애를 극복

후쿠오카현 후쿠오카시
무토 나오코(50세)

저는 20년 전 첫 아이 하루코를 낳았습니다. 국립종합병원이었지만, 아이가 거꾸로 있다는 것과 토요일 저녁이라는 이유로 의사 선생님은 무리하게 출산을 진행시켰습니다. 결국 아기의 두개내출혈과 오른쪽 어깨의 신경이 끊어져서 분만에 차질이 생겼습니다. 그렇게 하루 동안 방치되었지만 남편의 수혈로 아이는 간신히 살아날 수 있었습니다. 그러나 아이가 뇌에 큰 손상을 입어서 앞으로 어떤 장애가 올지 상상하는 것조차 두려웠습니다.

30세에 아기를 얻은 행복감도 단 하룻 밤 동안이었고, 다음 날부터는 지옥에 떨어진 기분이었습니다. 젖을 얼음으로 찜질하거나 주사를 놓거나 해서 모유를 멈추게 하면서, 저는 같은 병실의 산모와 아기를 부러운 눈으로 멍하게 쳐다만 보았습니다. 퇴원을 하자 친정 어머니께서 아기를 돌봐줄테니 다시 회사에 나가라며 토닥여 주셨습니다. 그 때부터 더 이상의 후회가 없도록 시에서 운영하는 장애인센터에 다니면서 여러 가지 훈련과 지도를 받았습니다. 오른쪽 어깨에 신경이 끊어지는 것은 성장과 연결되어 있기 때문에 하루에 4번 하루코의 옷을 완전히 벗기고, 손과 발을 굽히는 포즈를 취하게 하고, 누른 상태에서 아이를 올려서 힘을 갖게 하는 보이타법훈련을 6년 간 계속했습니다. 피곤해도 쉬지 않으리라는 의무감과 하루라도 거르게 될 때의 죄책감에 시달리는 동안 남편은 점점 멀어져가 결국에는 이혼까지 하게 되었습니다.

후유증으로는 먼저 귀의 기능은 있지만 소리를 알아 듣지 못했습니다. 아무리 소리를 사용한 교육을 해도 소리를 인지하는 것은 무리였습니다. 또 먹는 방법을 모릅니다. 모유는 반사적으로 먹었지만 이유식은 한 숟가락씩 입에 넣어줘도 못먹고 입 밖으로 다시 나왔습니다. 배 속으로는 대체 얼마나 들어갔을까 생각하면 서글퍼지고 했습니다. 지금은 잘게 다져 부드럽게 해서 숟가락을 이용해 먹을 수 있습니다. 배가 고프면 식탁에 앉을 수도 있습니다. 하지만 침을 많이 흘립니다. 그리고 배가 비정상적으로 나왔습니다. X-ray 사진만 본다면 장폐색이라고 진단될 정도입니다. 손발은 일년 내내 차갑고 항상 춥다고 합니다. 그리고 자신의 신체 부위가 어디가 무엇인지 모릅니다. 혼자서는 양치질, 손톱깎는 것, 목욕 등도 불가능하고, 일상 생활이 대부분 부자유스럽습니다.

가정에서의 훈련과 장애인센터 통원으로 집안이 엉망이었던 상황에서 어머니께서 심한 허리 통증이 생기셨습니다. 평소 고혈압이나 두통, 비만으로 인한 심장 질환이 있으셨는데, 당뇨병이 걸리기라도 한다면 정말 큰 일이었습니다. 그 때 어머니가 뼈를 맞추러 다니던 곳에서 <세이겐>을 알게 되서 먹기 시작하셨습니다. 몸에 좋다고 느끼신 어머니는 매월 체질개선연구회에도 가셨습니다. 하루카에게도 좋을 거라면서 먹여보라고 하셨지만, 뇌 장애는 나을 가망이 없다고 반은 포기하고 있었습니다. 하지만 어머니의 말을 한 번 들어보자고 결심하고, <세이겐>을 아이에게 먹였습니다.

그 후 <세이겐>과는 또 한 번의 만남이 있었습니다. 20살이 된 하루카가 머리가 흔들리고 흰 것이 보인다고 해서, 다니고 있던 정형외과 선생님의 소개로 후쿠오카 시내의 타카하시 뇌신경외과에서 진찰을 받게 되었습니다. 타카하시 선생님은 소아의 뇌나 손상을 입은 뇌에 대한 전문가이셨습니다. 선생님께서는 뇌파에 이상은 없지만, 단층 사진을 보니 양쪽 측면에 상당한 손상이 남아 있기 때문에 발생하는 일종의 경련인 것 같다고 하셨습니다. 그리고 그 동안 경련을 억제하는 약을 사용하지 않고도 아무 일 없었던 것과 부작용으로 고생도 하지 않았던 것은 정말 다행이라는 말씀도 하셨습니다. 이 말씀에 저는 <세이겐>을 계속 먹은 보람이 이제야 나타나게 되었다고 생각했습니다.

하루카는 고등농아학교에 다니고 있는데, 신문사가 주최한 서예전에서 특선으로 뽑히는 등 자신의 장애를 원망 없이 받아들이며 하루 하루를 즐기고 있습니다. 체육의 날(일본 국경일로 매년 10월 둘 째주 월요일)에는 혼자서 체육복으로 갈아 입고 조깅을 하러 가서, 지금 무로미가와 공원에 있다는 문자도 저에게 보냈습니다. 이런 사소한 문자가 저에게는 놀라움과 큰 선물입니다. 현재 하루카는 20살로 신장 178cm, 체중 53kg입니다. 신체가 자란 만큼 <세이겐>의 복용량도 늘리고 있습니다. 어머니는 77세로 <세이겐>을 드신 이후에는 혈압도 안정되었고, 두통도 심장도 전혀 이상이 없으며, 요전 날 운전 면허의 갱신을 위한 신체 검사도 문제 없이 통과했습니다. 우리 가족이 정신적으로도 신체적으로도 괴로운 시기를 잘 이겨내 지금 이렇게 밝게 보낼 수 있는 것 또한 <세이겐> 덕분입니다. 저는 이제 50살로 직장인이자 하루카의 엄마이자 아빠, 선생님, 형제, 친구로써 앞으로도 젊고 건강하지 않으면 안된다고 생각합니다.

히라이시(히라이시 클리닉 원장) : 저는 의사가 되자 마자 카나자와의 우치다병원이란 산부인과 의원에 연수를 갔었습니다. 그 때 원장 선생님에게 "태아가 거꾸로 있을 때는 절대 서두르지 말아야 해. 관장을 다 끝낸 다음 천천히 해야 해. 몸이 충분히 가벼워졌을 무렵이 딱 좋은 타이밍이야. 아기는 스스로 알아서 나오니까 절대 불필요하게 손을 대면 안돼."라는 말씀을 자주 듣곤 했습니다. 산부인과 의사라면 이 정도는 상식인데 실수를 했다니, 같은 의사로서 정말 억울하고 분합니다. 자신의 장애를 원망없이 받아 들인 하루카의 마음에 조금 위로가 됩니다.

저희들은 신경 내과 의사의 3대 특징에 대해 종종 이야기합니다. 첫 째, 병의 원인을 모른다. 둘 째, 낫지 않는다. 셋 째, 하지만 포기하지 않는다. 가끔 저희 병원에도 척수경색 등의 중증 환자 분이 오십니다. 그런 분들에게 <세이겐>을 드리면, 신경 세포가 부드러워져 증상이 개선됩니다. 이러한 소문을 듣고 1년에 몇 분 정도가 지푸라기라도 잡는 심정으로 오십니다.

장애를 가진 부모에게 가장 괴로운 것은, 문득 문득 "내가 나이를 먹어 죽으면 이 아이는 얼마나 외로워 할까? 누가 이 아이를 돌봐줄까…"라는 불안에 사로 잡힐 때입니다. 제 환자 중에도 다운증후군 자녀를 둔 분이 계신데, 다행히 많은 치료법을 이용해서 20살이 넘은 지금은 서투른 말이지만 대화를 할 수 있게 되었습니다. 그 아이의 아버지가 같은 처지의 아이들을 위해서 슈크림 가게를 열었습니다. 다운증후군 아이들 20명이 그곳에서 일을 하고 있습니다. 저도 먹어 보았는데 정말 맛있었습니다. 아마 일본에서 가장 맛있는 슈크림 빵이 아닌가 생각합니다. 이러한 장애가 있는 분들을 응원해 나가는 것이 우리의 의무라고 생각합니다.

2년 후에는 아테네 올림픽이 열립니다. 올림픽에는 보통 올림픽과 장애인 올림픽인 패럴림픽, 그리고 또 하나 지적 발육 장애를 가진 아이들에게 스포츠를 통해 많은 사람들과 만나고 용기를 가졌으면 하는 취지로 1964년에 시작된 특별 올림픽인 S·O(Special Olympic)가 있습니다. 2005년에는 처음으로 일본에서 세계 대회가 열립니다. 저는 올 8월에 도쿄에서 열리는 일본 대회의 상임 이사를 맡고 있습니다. 아이들이 장애의 정도에 따라 경기에 참가하겠다는 메일이 수없이 오고 있습니다. CMC로부터도 많은 지원을 받았습니다. 세계 대회에서는 그리스의 아테네에서 수백 명이 성화 릴레이를 합니다. 여러분도 괜찮으시다면 참여해 주시기 바랍니다. 100m 달리는데 백엔입니다. 전세계의 장애를 가진 아이들을 초대하는 비용을 충당하기 위해서 저희들은 앞으로도 여러 가지 방안을 세울 계획입니다. 무토씨도 하루카와 함께 S·O에 꼭 참가해 주십시오.

사회자 : 히라이시 선생님의 신체 장애 아동에 대한 큰 애정이 담긴 설명이었습니다. 오늘 하루카도 지금 이 회장에 와 주었습니다. 하루카! 힘내! 파이팅!!

기타 체험담

1. 위에 생긴 폴립을 극복
2. 구내염, 파킨슨병 환우에게 전하고 싶다.
3. 급성 신부전 등으로 사경을 헤매다 일상 생활로

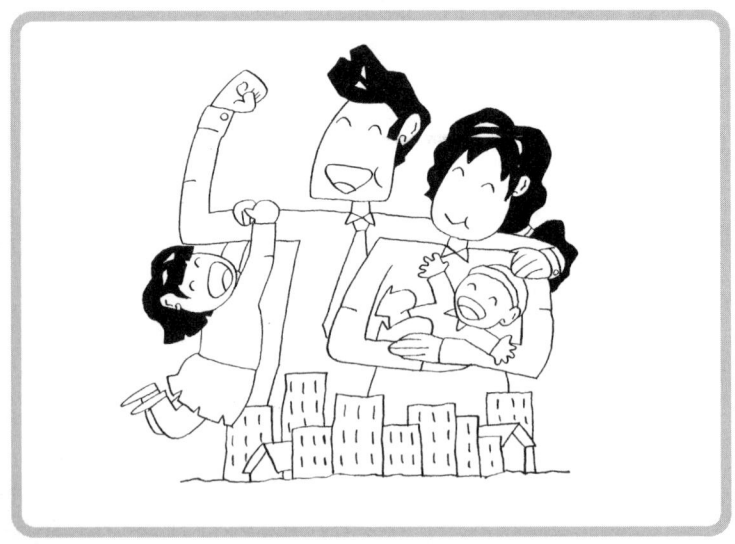

1. 위에 생긴 퓰립을 극복

시모자키 노리히코

사회자 : 시모자키씨는 총무성 차관이셨던 엔도 카즈요시 의원님의 비서로 일하고 계시죠?
시모자키 : 의원님은 모리 내각 시절부터 고이즈미 내각 시절까지 계속 차관직을 맡아오고 있습니다.
사회자 : 의원님도 그렇지만 저희가 볼 때 역시 비서님도 스트레스를 많이 받으실 것 같습니다.
시모자키 : 그렇죠. 국민의 대표로써 입법부에서 일을 하는 의원을 보좌하고 있기 때문에 신경써야 할 범위가 넓다고 할 수 있겠습니다.
사회자 : 위에 폴립이 생기셨다고 들었습니다만...
시모자키 : 네. 3년 전부터 직장에서 정기 검진을 받았는데 폴립이 의심된다는 말을 하셨지만, 별로 자각 증상도 없고 해서 그냥 방치해 두었습니다. 평소에 등산도 꾸준히 했고 건강에는 자신이 있었기 때문입니다. 그런데 1년 전부터 왼쪽 어깨와 목, 등이 아프기 시작하더니 밤에 잠을 제대로 잘 수 없을 정도로 통증이 심해져서, 주사도 맞아 보고, 약도 먹고, 전기 치료, 지압, 침, 마사지도 받았지만 결국 조금도 나아지지 않았습니다. 그런데 마침 친구의 소개로 참가한 체질개선연구회에서 예전부터 알고 지내던 지인을 만나게 되었습니다. 폐암을 앓고 있다고 하는 그 지인은 병마와 힘들게 싸우면서도 <세이겐>을 알고 나서 한결 마음이 편해졌다며 여러 가지 이야기를 해주었

습니다. 그런데 그 친구가 자기가 병을 앓게 되었을 때 몸에 나타났다던 자각 증상을 얘기해 주었는데 깜짝 놀랐습니다. 제 증상하고 너무 똑같았던 것입니다. 혹시 제 몸 안에서도 암이 자라고 있는 건 아닐까 걱정했더니, 그 자리에 함께 계시던 미우라 회장님께서 니시신쥬쿠 플라자 클리닉의 데무라 선생님께 가보라며 추천해 주셨습니다. 데무라 선생님의 소개장을 받아 동경여자의대에서 검사를 받아보니 2~3개의 폴립이 발견되었습니다.

사회자 : 크기는 어느 정도였습니까?

시모자키 : 검사 결과는 폴립이 초기 중의 초기였기 때문에 내버려 두어도 될 정도였습니다. 그러나 그 때 마침 <세이겐>을 알게 된 것도 하나의 인연이라는 생각에 <세이겐>을 통해 암세포를 철저히 없애야겠다고 마음을 먹었습니다. 그래서 가르쳐 주신대로 <세이겐>을 꾸준히 먹었고, 2개월이 지나 내시경 검사를 받았을 때에는 이미 폴립은 사라져 있었습니다.

사회자 : 아마 양성 종양이었던 것 같습니다. 하지만 양성이든 악성이든 그게 진행되면 악성이 될 확률이 높으니 조심해야 합니다. 위궤양은 없으셨습니까?

시모자키 : 아까 말씀드렸듯이 업무상 스트레스는 피해갈 수 없습니다. 20년 전에 십이지장궤양 진단을 받은 적이 있었습니다.

사회자 : 젊을 때는 위궤양보다 십이지장궤양에 걸리는 경우가 많습니다. 십이지장궤양과 위궤양이 발생하는 원인은 비슷하지만, 체질에 따라 발생하는 부위가 달라질 뿐입니다. 시모자키씨 같은 경우 암에 강한 체질이 아닐까 생각됩니다. 임파

구가 많으신 편인 것 같습니다. 과립구와 임파구 중에서 임파구가 많은 분들이 암에 강한 경우가 많습니다.

시모자키 : 하긴 부모님 중 어느 쪽도 암에 걸리시지 않았습니다. 아버님은 58세 때 당뇨로 쓰러지셨는데, 저는 비슷한 나이대에 접어들 무렵 <세이겐>을 알게 돼서 건강에 더욱 자신을 가지게 되었습니다. 많은 연령층의 사람들이 남녀를 불문하고 실제로 심각한 고민을 안고 있다가, <세이겐>을 계기로 이를 해결하고 삶의 희망을 되찾았다는 이야기를 들을 때마다 너무 기쁩니다. 그리고 한 가지 더 기쁜 소식이 있습니다. 원래 혈액 상태가 좋지 않아서 헌혈을 못했는데 <세이겐>을 먹고 나서 헌혈을 할 수 있게 되었습니다. 드디어 저도 헌혈증을 가지게 되었습니다.

사회자 : 그러셨습니까?

시모자키 : 엔도 의원님이 골수은행재단을 지원하는 활동을 하고 계신데, 2개월 전에 국회에서 골수 은행의 도너 등록과 헌혈 캠페인을 했습니다. 거기에 처음 참여해서 헌혈도 하고 헌혈증도 받았습니다. 지금까지는 혈액이 묽다는 이유로 헌혈을 하지 못해서 아쉬웠는데, 55세가 되어서야 비로소 혈액 검사에서 헌혈을 해도 좋다는 판정을 받았습니다. 혈액이 부드러워졌고, 깨끗한 상태라며 칭찬도 해주었습니다. 성인병 예방을 위해 <세이겐>을 꾸준히 먹은 것이 도움이 됐던 것 같습니다.

사회자 : 말씀하신대로 성인병을 예방하기 위해서는 자신의 생활 습관을 바꿔야 합니다. 이와 더불어 그런 생활 습관을 보조해 줄 수 있는 <세이겐>과 같은 건강 보조제를 복용하면 훨씬 더 좋은 효과를 볼 수 있습니다.

시모자키 : 저는 원래 게으른 면이 있어서 처음에는 매일 같이 <세이겐>을 먹는 습관을 들이기가 힘들었습니다. 그런데 편도선 비대증 때문에 통증과 발열에 시달려 두 달에 한 번은 병원에 가서 항생 물질로 치료를 해야 했는데, <세이겐>을 먹기 시작한 이후로는 병원에 가지 않아도 되서 이제는 <세이겐>을 꼬박 꼬박 챙겨 먹고 있습니다.

사회자 : 지금 여러 가지 실험도 진행되고 있고, 그 결과도 계속 발표될 것입니다. <세이겐>으로 모든 병을 고칠 수 있는 것은 아니지만, 하나의 보조 수단으로써 충분한 역할을 다할 수 있는 건강 보조제로써 인식될 수 있었으면 합니다. 앞으로도 <세이겐>을 애용해 주십시오.

2. 구내염, 파킨슨병 환우에게 전하고 싶다.

후쿠오카현 나카마시
하다나까 요시에

 최근에 <세이겐>이라는 건강 식품을 알게 된 사실에 우리 가족은 감사의 마음으로 가득합니다. 남편이 젊었을 때는 스포츠맨으로 건강 그 자체였습니다. 그런데 40살 전후로 결핵에 걸리고 난 이후로는 여러 가지 병을 앓아 차츰 차츰 약을 달고 살게 되었습니다. 남편은 계속되는 구내염으로 고통을 받던 중 10월 말부터 다음 해 4, 5월까지 손발이 얼음처럼 차가워지는 증상이 나타났습니다. 무릎 아래로는 여기 저기에 궤양 증상인

검붉은 반점이 생겼고 고름이 계속 나왔는데, 작년 봄에는 양쪽 무릎에 50군데나 증상이 나타났습니다.

　그래서 여러 병원을 전전하며 정밀 검사를 받았고, 좋은 혈관외과의가 있다고 들으면 여기 저기 진찰을 받으러 다녔습니다. 정밀 검사 결과로는 구내염과 파킨슨병이었습니다. 두 가지 병 모두가 약 알레르기에 의해 발생하는 병이라 여러 의사 선생님들로부터 기대에 부흥하지 못해 죄송하지만 와르파린만은 계속 드시는게 좋겠다는 얘기만 듣곤 했습니다. 남편은 걷지도 못하고 다리의 통증도 심해 차라리 죽었으면 좋겠다고 말하곤 했고, 저 또한 병 간호로 기진맥진했습니다.

　그러던 중 우연한 기회에 며느리를 통해서 <세이겐>을 알게 되어, 마지막 희망의 끈이라고 믿고 작년 7월 말부터 열심히 먹이기 시작했습니다. 그러자 2개월 후부터 발의 상처가 점차 좋아지더니 깨끗이 나았습니다. 너무 좋아서 덩실거리며 춤이라도 추고 싶었습니다. 그리고 한 달 후 어느 날 아무 생각 없이 남편의 양말을 신켜주려고 발을 만졌는데 발이 따뜻했습니다. 나는 너무 감격하여 "여보, 발이 따뜻해요. 피가 잘 통하나 봐요!"라고 남편에게 말했습니다. 10년만에 남편의 발에서 온기를 느끼자 나도 모르게 눈물이 나왔습니다. 보는 사람마다 자랑하고 싶었습니다. 사람을 만나면 이 얘기만 계속했습니다.

　그 때부터 병으로 힘들어 하는 친구가 있으면 <세이겐>이 얼마나 좋고 효과가 좋은지 바로 전화를 걸어 말했습니다. 그리고 하카타에 있는 대장암 수술을 한 친구에게서 "길어도 일년 밖에 남지 않았어. 수술 후 설사 증상이 계속돼 집에서 한 발짝도 못 나가. 나는 아무데도 갈 수 없어. 이제 별로 안 남은 것 같

아. 한심하고 비참해."라는 전화를 받고는 바로 <세이겐>을 보내 주었습니다. 2개월 후에 그 친구는 "너를 만나고 싶어. 이런 좋은 식품을 가르쳐 주어서 너무 고마워. 설사하는 횟수가 줄어서 너무 기뻐. 이제 이거 없으면 못 살아. 지금은 근처에 물건을 사러 나갈 수 있게 되었어."라며 기쁨에 넘치는 목소리로 저에게 고맙다고 했습니다.

신기한 식품이라는 말을 연발했던 그 친구는 <세이겐>과 인연이 있었기 때문이라는 생각이 듭니다. 좋은 것을 알려줘도 믿지 않으면 어쩔 수 없기 때문입니다. 그래서 저는 도움을 받은 감사의 표시로 보다 많은 분이 <세이겐>의 도움을 받을 수 있도록 알려야겠다고 생각합니다.

3. 급성 신부전 등으로 사경을 헤매다 일상 생활로

군마현 토미오카시
타카세 유미코

저희 남편은 1997년 10월 16일 조기 골암 수술을 받았습니다. 수술은 성공적이었지만 고열이 계속되어 진균성 패혈증이 되었습니다. 그리고 10월 25일에는 급성 신부전이 되어 인공 투석을 시작했습니다. 이 후 잠시 동안은 면회 사절 상태였습니다. 남편은 소변이 일절 나오지 않는 상태로 왼쪽 눈도 보이지 않게 되었고, 전신에는 물집이 생기고, 부종도 심해져 입도 잘 움직이지 못했고, 눈은 점점 풀리고, 물 설사를 계속하였습니다. 더구나 온 몸에서 배어 나오는 이상한 냄새는 저의 할머니가 74세에 돌아가실 때와 같은 냄새였습니다. 죽음의 시기가 다가오는 것 같은 기분이 들어 그 공포감 때문에 한 숨도 제대로 자지 못하고 천장만 바라보는 날들이 계속되었습니다. 남편은 물건을 인식할 힘도 없어 헛소리처럼 아이들을 부탁한다든가, 고맙다는 말을 하곤 했습니다. 저는 너무 지치고 힘들어 괴로웠지만, 남편만은 마지막까지 희망을 가지고 행복한 시간을 보내길 바랐습니다.

그러던 중 11월 12일 폐수종과 급성 신부전으로 마침내 심폐정지의 위독한 상태까지 갔습니다. 저는 모든 것이 끝나버렸다는 절망감 밖에 느껴지지 않았습니다. 의사 선생님으로부터 "혹시 조금 더 사신다고 해도 평생 인공 투석을 각오하셔야 합니다. 그 다음은 신에게 맡길 뿐입니다."라고 하셨습니다. 저는 남편이 누워만 있는다 해도, 그 어떤 모습이라 해도 하루라도 더 살아줬으면 하는 바람 뿐이었습니다. 혹시라도 저 세상에서 불러 간다면 세 아이를 남기고 죽는 것이 얼마나 가슴이 미어질까 하는 생각으로 너무나 마음이 아팠습니다.

남편은 기관을 절개해 인공 호흡을 하면서 24시간 투석관, 링거와 모니터에 둘러싸여 병과 싸우고 있었습니다. 그러나 절망적이라고 생각했던 남편은 선생님의 현명한 치료 덕분에 목숨을 건지게 되었고, 점점 차도를 보이기 시작했습니다. 남편이 집중치료실을 나온 직후 딸의 담임이신 다카하시 선생님이 〈세이겐〉을 가득 들고 병 문안을 오셨습니다. 이것이 〈세이겐〉과의 첫 만남이었습니다. 그 때는 아직 위독한 상태여서 설명을 자세히 들을 여유가 없었고, 먹일 용기도 나지 않아 결국 그대로 두었습니다. 그 후 의사 선생님의 적절한 치료로 소변은 나오게 되었지만, 열은 도통 내려가지 않았고, 진균을 죽이는 링거와 약을 많이 사용하기 시작했습니다.

　남편의 체중은 64kg에서 45kg까지 급격하게 줄어들었고, 체력도 떨어졌으며, 머리카락도 점점 빠지게 되었습니다. 그리고 새해가 밝은 1월 18일, 다시 한 번 악몽이 닥쳐왔습니다. 장염 때문에 수술을 하게 된 것입니다. 불안감 속에서 수술을 하게 되었는데, 수술은 성공했지만 체중과 체력의 감소는 급격하게 진행되어 체중이 40kg까지 떨어졌습니다. 이미 얼굴은 다른 사람처럼 되었고, 몸은 뼈와 피부 밖에 없는 상태가 되었습니다. 열도 도통 떨어지지 않았고, 정밀 검사 결과 호중구 기능저하증이라는 진단을 받았습니다. 이미 식욕은 없어져 한 입 먹는 것이 겨우였습니다.

　차례 차례로 이어지는 병들과 싸우며 여기까지 왔는데 이제 싸울 힘을 잃어버렸나, 생명이 여기까지인가 라며 괴롭고 힘든 생각들로 시간을 보냈습니다. 그럴 때에 저희 부모님이 <세이겐>을 병원에 들고 오셨습니다. <세이겐>과의 2번째 만남이었습니다. 아시는 분이 <세이겐>을 먹으면 분명히 좋아질 것이라며 많이 주셨다는 것입니다. 지푸라기라도 붙잡는 심정으로 먹이기 시작했습니다. 처음 일주일 간은 하루 3포씩, 그 다음 주는 하루에 6포를 먹는 식으로 조금씩 양을 늘려가며 하루 15포를 먹게 되었습니다. 그러자 너무 신기하게도 식욕이 생겨서 먹는 양이 꽤나 늘어 3개월 이상 계속되었던 설사도 멈추게 되었고, 사라졌던 혈관이 나오게 되었으며, 혈액 검사의 결과도 눈에 띄게 좋아져, 2월 25일 퇴원을 하게 되었습니다.

부록1
〈세이겐〉의 성분과 효과

1. 〈세이겐〉의 성분
2. 〈세이겐〉의 효과
3. 임상실험 데이터(중국 화동의원)

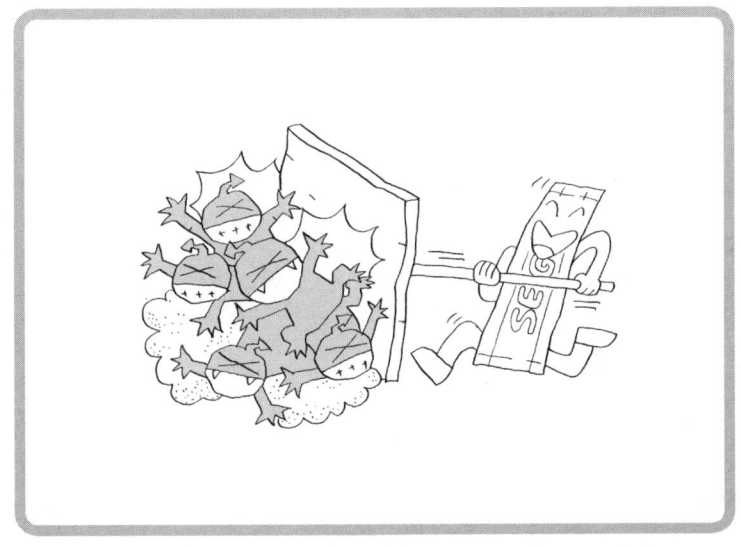

1. 〈세이겐〉의 성분

바이오 퍼멘틱스란 16종류의 유산균과 효모를 양질의 대두를 배지로 배양시켜서, 거기에서 분비된 신물질을 말합니다. 〈세이겐〉은 이 분비물들, 즉 바이오 퍼멘틱스(유산균 대사산물)를 변하지 않은 상태 그대로 추출해 내어 최고도로 농축시킨 획기적인 제품입니다.

1회용 〈세이겐〉 1포에는 대략 2,500억마리의 유산균 대사산물이 들어 있으며, 이를 65ml 유산균 음료(일반 요구르트)로 계산하면 무려 3,800병에 해당합니다. 유산균 대사산물의 성분은 아미노산, 이소플라본, 사포닌, 비타민, 미네랄을 비롯한 각종 단쇄 지방산 등 1,000여 가지의 성분이 함유되어 있으며, 그동안의 연구에 의해 밝혀진 구체적인 분석 결과는 아래와 같습니다.

주요 성분 분석

균체성분 – 무라밀 디 펩티드(MDP),펩티드글리칸, 자이모산 등
아미노산 – 발린, 류신, 이소류신, 글리신, 알라닌, 시스틴, 메티오닌, 세린, 트레오닌, 글루타민, 아스파라긴, 페닐알라닌, 티로신, 트립토판, 히스티딘, 리신, 알기닌, 플로린, 아스파라긴산, 글루타민산, GABA(r-아미노락산) 등
대두 펩티드 – BBI, 루나신 등
아그리콘형 이소후라본 – 다이제이신, 게니스테인 등
사포닌 – 대두사포닌 그룹A, 그룹B, 그룹E, 그룹D, DMP 등
단쇄 지방산 유산 – 초산, 락산, 프로피오산, 유산 등
레시틴(대두인지방질) – 포스파티딜콜린, 포스파티딜세린 등
천연비타민 – 싸이아민(비타민B1), 리보후라빈(비타민B2), 필리독신(비타민B6), 토코페롤(비타민E), 필로키논(비타민K1), 피오틴(비타민H)
천연미네랄 – 인, 칼슘, 마그네슘, 나트륨, 카륨 등
올리고당 – 스타키오스, 라피노스 등
핵산 – 디옥실리보핵산, 리보핵산, 핵산유도체 등

2. 〈세이겐〉의 효과

　바이오 퍼멘틱스 제제 〈세이겐〉은 여러 분야에 걸쳐 효능을 나타내고 있습니다.
* 2세 계획이 있는 부부에게 꼭 권하고 싶습니다. 불임 부부가 〈세이겐〉을 복용하고 출산한 체험담이 많습니다. 건강한 정자와 난자의 결합 및 태아에게 좋은 환경을 주어 건강하고 총명한 2세의 출산을 도와줍니다.
* 장기능이 놀라울 정도로 향상되어 자신감이 생깁니다.
* 신진대사를 활발하게 하며 영양 밸런스를 유지시켜 모든 질병에 대한 면역력을 높여줍니다.
* 근육이 단단해지며 피부가 촉촉해집니다.
* 모든 질환은 면역력만 있다면 극복할 수 있습니다. 수술 전후 〈세이겐〉을 복용할 경우 상처가 빨리 아물고 통증은 반감됩니다. 특히 암수술 환자는 재발을 예방하고, 항암제의 부작용을 억제하는 효과가 탁월합니다.

체험한 사람들의 질병에 따른 세이겐 적용

기관	임상개선례	실험에의한효과	세이겐종류
뇌	다운증후군	기억,학습기능	세이겐3포~6포
혈관	고혈압	고혈압개선	세이겐6포~9포
폐	천식	자동면역질환	세이겐3포~6포,세이겐αEV2포
간	C형간염,알콜중독	간기능개선	세이겐6포 또는 세이겐αEV4포
신장	배뇨	신장기능개선	세이겐3포~6포
췌장	당뇨병	당뇨병개선	세이겐6포~9포 또는 세이겐αEV4포
대장	대장암,궤양,결장	대장암예방,장내 플로라개선	세이겐3포 또는 세이겐αEV4포
뼈	골다공증,골밀도저하	칼슘대사	세이겐3포 또는 세이겐GH3포
피부	아토피	알레르기 피부병 개선	세이겐2포~6포
상처	창상	상처치료	세이겐3포~6포
기타	항암제 부작용 류머티즘 에이즈성탈모	항산화	세이겐,세이겐GH,세이겐αEV
		변이원효과	세이겐3포~9포 세이겐αEV3포~9포
		O157대장균방지	세이겐3포
		우식균방지	세이겐3포~9포
		면역력향상	세이겐3포~6포
		장수	세이겐3포~6포
		항암제 부작용 개선	세이겐+세이겐αEV+별지(증상에따라)
	에이즈		세이겐20+세이겐αEV10
	탈모,대머리		세이겐6포~9포
	정력감퇴		세이겐3포~12포

＊정해진 포 수만큼을 하루에 적절히 나누어 드시면 됩니다.
＊그냥 드셔도 되며 물 등의 액체에 녹여 드시면 한층 흡수가 잘 됩니다.

3. 임상실험 데이터(중국 화동의원)

45 - 95세 남녀 환자 200명 대상
〈세이겐〉 1일 1포씩 3회 복용
임상실험기간 6개월

질환명	환자의 상태	회복률
호흡기 질환 (35명)	식욕부진이 호전	약 100%
	피로감, 무기력증이 호전	약 100%
	불면증 호전	91%
	폐부 감염 감소	85%
	천식 개선	85%
고혈압증 (30명)	혈압 하강	94%
	두통, 불면증 호소	73%
내분비계 질환 (35명)	당뇨병	28명
	혈당치 저하 및 제반 증상 개선	28명(28명 중 19명의 환자로부터 현저한 효과가 나타남)
소화기 질환 (30명)	소화불량, 설사 개선	62%
	변비 개선	75%
	식욕부진 개선	100%
소화기 암 (35명)	백혈구, NK 세포 수치 상승	75%
	정신상태 개선	74%
	불면증 개선	71%
피부 질환(35명)	습진, 건선, 대상포진, 켈로이드 호전	68%

- 중국 화동의원에서 모든 질병의 환자 200명을 대상으로 임상 실험한 결과 85% 이상의 효과를 입증한 자연면역물질이며, 당뇨병 환자의 경우 〈세이겐〉을 복용한 경우 혈당치가 상승한 환자는 1명도 없었으며 70%의 환자는 혈당치가 현저하게 낮아졌습니다.(화동의원은 저명한 의사들이 모여 있어 공산당 주요 간부들이 주로 찾는 유명한 중국 굴지의 병원)
- ※ 최근 한국식품연구원과 호서대 연구팀이 청국장의 발효산물이 당뇨 예방에 탁월한 효능이 있다는 연구 발표
- 미국 네바다주에서는 IRB의 승인을 받아 2006년 11월부터 암환자 120명을 대상으로 주정부 협력하에 임상 실험 중인 자연면역물질입니다.
- 중앙대학교 의료원에서는 2007년 11월부터 아토피 피부병 환자 30명을 대상으로 〈세이겐〉을 복용시키며 임상 실험 중입니다.
- 당뇨, 아토피, 변비, 화장실을 자주가는 증상은 식품으로 다스리는 것이 정석입니다.

부록2
세이겐의 역사

1. 메치니코프의 유산균 요법
2. 기원은 불교 경전으로부터
3. 오오타니 코우즈이 농예화학연구소의 업적
4. 미생물과 공생공존
5. 사가키 카즈요시의 약력

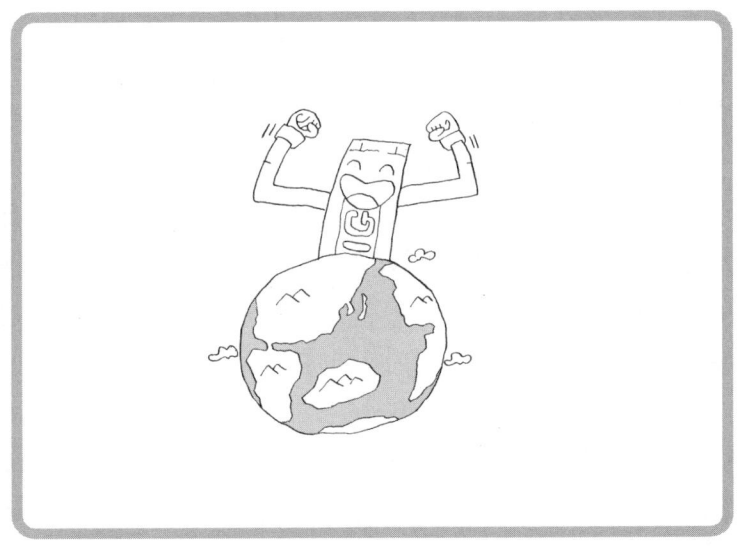

1. 메치니코프의 유산균 요법

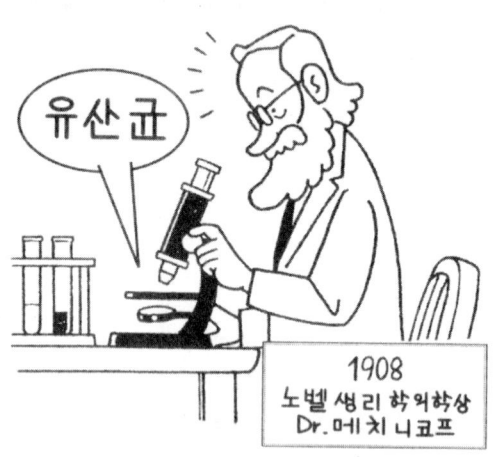

　19세기 말 프랑스의 파스퇴르연구소에 요구르트에 의한 불로장생설을 제창한 메치니코프라는 저명한 러시아인 생물학자가 있었습니다. 어느 날 메치니코프 박사는 건강하게 장수하는 사람이 많은 불가리아 지방에서 유산균 제품을 많이 먹는다는 사실을 알게 되었습니다. 그 후 박사는 이 지방의 사람들이 즐겨 먹는 유산균 제품과 요구르트 성분 속에서 한 종류의 세균을 발견하게 됩니다. 그 세균을 추출해내어 연구해 본 결과 매우 강한 살균력을 가지고 있을 뿐만 아니라, 인체에 조금도 해를 입히지 않는다는 사실을 알게 되었습니다. 박사는 곧 요구르트 속에 들어 있는 이 세균이 장내의 유해균의 활동을 억제하고, 독소의 발생을 방지하고 있다는 가설을 세우고 "이를 섭취하면 병에 걸리지 않는 체질로 바뀌게 되며, 이것이 바로 불로장생의 비결이다."라는 결론에 도달하게 되었습니다. 이것이 메치니코프의 유산균 요법입니다.

메치니코프 박사는 이 요법의 발견과 그 후의 연구를 통해 1908년 노벨 물리학, 의학상을 수상하게 됩니다. 당시 유럽에서는 노화와 동맥경화가 문제시되고 있었습니다. 특히 동맥경화의 원인은 과음 아니면 매독이라는 설이 지배적이어서, 장내 세균을 주목한 메치니코프 박사의 시점은 매우 정확하고 참신한 것이었습니다. 그러나 당시 큰 반향을 불러일으킨 이 이론도 후세에 이르러서는 방법론에 있어서 두가지 결점이 있음을 지적받게 되었는데, 이는 다음과 같습니다.

① 분리시킨 한 종류의 균을 사용한 것
② 살아있는 균을 마신다는 것

서로 서로 도와가며 살아가는 균은 하나로 분리되어 버리면 그 움직임이 둔해지게 되고, 어렵게 장 속에 들어가더라도 번식할 확률이 매우 적어지게 됩니다. 또한 살아있는 균은 대부분 장까지 도달하기 전에 위산에 의해 죽어버려 먹더라도 큰 효과를 보지 못하는 것입니다. 메치니코프 박사는 아쉽게도 이 점을 발견하지 못했습니다. 당시 박사도 매일같이 요구르트를 마셨으며 이는 유럽 전체에 요구르트가 보급되는 계기가 되었습니다. 메치니코프 박사는 1916년 향년 71세의 나이로 동맥경화증을 동반한 요독증으로 생애를 마감했습니다.

2. 기원은 불교 경전으로부터

> 乳より酪（らく）を出し、
> 酪より生酥（せいそ）を出し、
> 生酥より熟酥（じゅくそ）を出し、
> 熟酥より醍醐（だいご）を出す。
> 醍醐は最上なり。
> 若し服する者有らば
> 衆病皆除く。
>
> 大般涅槃経第十三より

　바이오 퍼멘틱스의 근원은 약 2500년 전의 불교 경전에까지 거슬러 올라가게 됩니다. 지금으로부터 약 1세기 전 카마쿠라 시대 초기의 승려 '신란(新鸞)'의 혈통을 이어 시혼간지(西本願寺)파의 제 22대 법주인 오오타니 코우즈이 (大谷光瑞) 법사는 '대반열반경(大般涅槃經)' 속의 다음 한 구절에 주목했습니다.

제호는 맛이 최고로다. 이를 취하는 자는 만병을 물리칠 수 있을 것이며, 모든 약의 효험이 이 속에 함께 있도다.

불교에서는 종종 '제호를 맛본다'는 표현을 쓰곤 하는데 이는 진정한 즐거움, 최상의 것을 맛본다는 의미를 지니며, 이 때의 제호는 불교 경전에서 유래한 것입니다. 앞서 말씀드린 '대반열반경'의 한 구절을 현대어로 번역해 보면, "제호의 맛은 최상이다. 이를 음용하면 모든 질병으로부터 해방될 수 있으며, 다른 약을 쓸 필요가 전혀 없다." 라는 뜻이 됩니다.
또한 '대반열반경'에는 '제호'를 제조하는 과정까지도 적혀있었습니다.

① 소에서 우유를 짜낸다.
② 우유로 酪(타락:유즙)을 만든다.
③ 타락으로부터 생수를 만든다.
④ 생수로부터 숙수를 만든다.
⑤ 숙수로부터 제호를 만든다.

맨 처음에 얻는 우유는 영양분을 고루 갖춘 배양지이며, 다음 단계의 타락은 우유로부터 지방을 걷어낸 것입니다. 그 다음 생수란 살아있는 균을 말하며, 이 균을 숙성시킨 것이 바로 숙수입니다. 그리고 마지막 단계에서 숙수로부터 얻어지는 것이 '제호'입니다. 이 '제호'가 바로 바이오 퍼멘틱스인 것입니다.

3. 오오타니 코우즈이 농예화학연구소의 업적

'대반열반경'에서 '제호'를 발견해 낸 오오타니 법사는 후에 유익균 배양 기술의 세계적 권위자가 된 마사가키 카즈요시와 만나 1932년에 중국 다리안(大連)지방에 오오타니 코우즈이 농예화학연구소를 설립하고, 본격적으로 세균 연구에 임했습니다. 그 후 1939년 오오타니 연구소는 독자적으로 미생물 공서배양법을 발명하고 특허를 취득했습니다. 이는 메치니코프 박사의 유산균 요법 중,

① 분리시킨 한 종류의 균을 사용하고 있어 균이 제 기능을 다하지 못한다.
② 살아있는 균을 마시는 것으로는 그다지 큰 효과를 보지 못한다.

는 두가지 결점을 훌륭하게 보완해낸 것이었습니다.

이러한 공서배양법은 16종류의 유익균을 공서(共棲)시키면서 번식·배양시킨 것으로써, 최대의 특징은 상대방 균이 강해지면 그 균에 대항해 항생 작용이 발생하여 항생물질을 만들어냄과 동시에, 스스로를 강화시키고자 하는 작용이 일어나게 되어 공생 번식하는 과정에서 균들 서로가 서로를 강화해 나간다는 점입니다. 상호 작용에 의해 강화된 균이 만들어내는 물질에는 20종류 이상의 아미노산, 각종 비타민, 각종 미네랄을 포함해 소량이지만 충분히 제기능을 다 할 수 있는 핵산 물질(DNA,RNA)이 포함되어 있었습니다. 이와 더불어 이 균들의 분비액은 매우 뛰어난 활성을 보인다는 것도 알아낼 수 있었습

니다. 이 공서배양법이야 말로 메치니코프 박사가 처음에 제창한 유산균 요법의 완성판이라고 할 수 있으며, 일본을 대표하는 미생물학자들 사이에서도 이 이론과 기술은 높이 평가되었습니다. 이 공서배양법을 보다 구체적으로 설명하자면 아래와 같습니다.

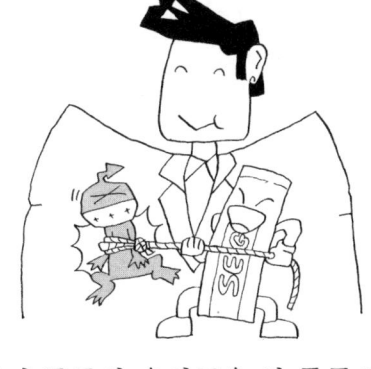

① 먼저 16가지 종류의 유익균을 한 종류씩 배양하여 강화시킨다.
② 다음 단계로 이들 균을 4종류씩 4개의 군으로 나누어 각각 공서배양한다.
③ 평상시의 수배에 달하는 장시간 배양을 실시한다. 이때 배양 온도의 이동성 방식을 통해 분비물의 생산량을 증가시킨다.
④ 마지막으로 그 분비물이 변화하지 않은 상태에서 추출해 내어 최고도로 농축시킨다.

이와 같은 방법으로 추출된 원액으로부터 정제된 것이 바이오 퍼멘틱스입니다. 이렇듯 메치니코프 박사의 위대한 발견은 오오타니 농예화학연구소의 연구를 통해 결실을 맺게 된 것입니다.

4. 미생물과 공생공존

 메치니코프 박사의 발견과 오오타니 법사의 유언을 받들어 공서배양법을 최종적으로 완성시킨 것은 마사가키 카즈요시였습니다. 마사가키는 생애의 대부분을 미생물과 함께 보냈습니다. 1950년 1월 25일 국회에서 '수명론과 유익세균에 대해'라는 제목으로 연설을 하여 후생노동성 장관(한국의 보건복지부 장관)으로부터 감사장을 받기도 했습니다. 그 연설의 내용은 다음과 같습니다.

 "이 세상에 존재하는 모든 것은 수명을 지니고 있지만, 그 이상적인 수명, 즉 천명에 대해서 그리고 모든 동물의 수명에 대해서 연구해 본 결과 2가지 결론을 얻을 수 있었습니다. 그 중 한 가지는 일정 성장기간의 5배 이상을 생존한다는 이론이며, 다른 한 가지는 장내 독소의 발생과 수명이 밀접하게 연관되어있다는 사실입니다. 모든 생물은 태어나서 어른이 되기까지의 성장기간의 약 5~12배의 기간을 생존하게 됩니다. 예를 들어 개는 태어난 지 2년만에 성인견이 되며, 그 기간의 5배 이상, 즉 10살에서 15살 정도의 수명을 가지고 있습니다. 또한 코끼리는 성장기간이 20년 정도로서 그 5배 이상인 150살 이상의 수명을 가지고 있습니다. 이런 식으로 생각해 볼 때 학자들이 추정하는 인간의 성장기간은 대체로 25년이므로, 이론상으로는 그 5배인 125살까지가 인간의 수명인 셈입니다. 그러나 왜 인간은 그렇게 길게 살지 못하는 것일까요?

여기에는 앞서 말씀드린 두 번째 이론이 깊게 연관되어 있습니다. 즉 장 속에 유해균이 번식하여 독소가 발생한 동물은 수명이 짧아지게 되고, 독소가 없는 동물은 반대로 수명이 길어지는 것입니다. 예를 들어 조류는 장이 매우 짧아 섭취한 음식의 영양소만을 빠르게 흡수한 후 찌꺼기는 바로 배설해 버리기 때문에 장 속에서 이상 발효 또는 부패가 일어날 확률은 거의 없습니다. 800년 전의 언어를 사용해 말을 하는 앵무새가 있다는 미국의 보고서도 있습니다만, 조류가 이상하리만치 수명이 긴 것은 장 속에 유해균이 번식할 틈이 없기 때문입니다. 예로부터 거북이는 만년을 사는 동물로 알려져 있고, 학 또한 천년을 산다는 선금으로 알려져 있습니다. 실제로 학은 90~100년, 거북이는 300년 정도의 긴 수명을 가지고 있으며, 이들 동물의 장은 언제 들여다보아도 부패균이 번식하지 않아 악취가 나지 않습니다.

인간 중에서도 산 속에서 생활하는 사람의 변은 악취가 거의 없으며 매우 장수를 하는 것으로 알려져 있습니다. 이에 비해 도시에 사는 사람들이 섭취하는 음식은 자연 그대로의 것이 거의 없어 장 속에서는 이상 발효가 많아져 독소가 생겨나게 됩니다. 이 독소가 몸에 흡수되어 장기가 쇠퇴하고 정해진 수명을 다하지 못하고 노쇠해버리는 것입니다. 메치니코프 박사는 이 점에 착안하여 유산균 요법을 발견한 후 세상에 발표했지만 거기에는 두 가지 결점이 있었습니다. (중간 생략)

여기에서 저희 연구소에서는 균의 공서배양법을 발명해 냈습니다. 이 공서배양법의 흥미로운 점은 상대방 균이 강해지면 강해질수록 그 균에 대해 항생 작용을 일으켜 항생 물질을 만들어냄과 동시에 스스로를 강화시키고자 하는 작용을 하게 된다는 것입니다. 그럼으로써 균들 서로가 서로를 강화시켜 나간다는 점이 바로 공서배양법의 이론인 것입니다.

　이 유익 세균의 분비물은 양이 많아지면 먹기가 힘들어지므로 변화하지 않은 상태에서 농축시켰습니다. 따라서 소량을 마시는 것만으로도 위장내에서 살아있는 균을 따로 번식시킬 필요 없이 100% 효과를 볼 수 있는 것입니다. 이는 장관성 자가중독이라는 독소를 방지하기에도 매우 적합한 요법일 뿐만 아니라, 지금으로부터 2500년 전 불교 경전에도 담겨있어 오오타니 코우즈이 법사가 연구를 시작하게 된 것입니다.

　'제호'는 매우 뛰어난 맛을 지닌 균의 분비물입니다. 뛰어난 맛이라고 표현하는 이유는 이를 모든 인간이 섭취할 필요가 있기 때문입니다. 즉 몸에 좋은 성분을 섭취하여 장 속의 이상 발효를 방지함으로써 영양분은 체내에 완전히 흡수시키고, 반대로 독소는 흡수시키지 않게 되는 것입니다. 이러한 의미에서 인간이 완전히 수명을 다하고 나아가서는 그 수명을 연장시키기 위해서는 이 방법을 우선시하지 않으면 안되는 것입니다. 불교가 수명론을 다루고 있는 이상 이 '제호'의 제조법이 거론되는 것 또한 당연한 것이라고 볼 수 있습니다.

　오오타니 코우즈이 법사는 이 유익 세균을 일반적으로 응용하는 것 이외에 태아에게도 영향을 줄 수 있을 것이라는 생각을 했습니다. 모태에 독소가 발생하면 태아에게도 안좋은 영향을 미치게 되므로 이러한 장내 독소의 발생을 예방하여 건강한 아이가 태어날 수 있게 하는 것입니다. 태아의 몸이 아직 완전히 만들어지지 않아 조직이 약할 때에 독소를 흡수하게 되면 장래의 건강에도 영향을 미칠 가능성이 있기 때문입니다. 이렇듯 응용의 폭을 넓혀감으로써 온 국민을 건강 체질로 바꾸어가고자 하는 것입니다. 이와 더불어 정신적인 단련을 함께함으로써 몸과 마음을 일치시켜 더 나아가서는 지능적인 문화를 만들어 나가자는 것입니다. 이는 일본의 장래에 있어서도 매우 중요한 부분이며 하루 빨리 이를 전국적으로 보급시켜 국민의 질적 향상에 이바지하고자 합니다.

〈사가키 카즈요시의 약력〉

- 1901년 동경 태생
- 1921년 교토연생학관 입학. 교토대학 교수, 곤토가네스케 농학박사, 키무라 의학박사와 함께 미생물학 연구
- 1926년 학사 과정 수료
- 1928년 교토연생학관 미생물 연구부원
- 1929년 응유제조법 발명, 특허취득.
- 1930년 동경 연생학관 지관장으로 취임. 프랑스식 세균 연구실 건설
- 1932년 오오타니 코우즈이에게 사사, 화학 불교의 연구에 임함
- 1938년 전쟁에 소집되어 야전병의 건강에 관한 세균학적 현장 연구에 임함
- 1939년 귀환한 후 동경 보호균화학연구소를 설립 후 소장으로 취임.
  미생물 공서배양법을 발명, 특허 취득.

- 1943년 '중요의약품균제제'인 '쥰세이소킨'의 제조법 완성. 중국 다리안(大連)지방에 오오타니 코우즈이 농예화학연구소 차장으로 취임, 불교 경전 속의 미생물학 연구.
- 1946년 미생물을 사용한 자연의 맛 유도물질 제조법 완성.
- 1947년 중국 다이렌지방의 연구소를 일본으로 철수, 식물성 단백질을 사용한 치즈 제조법 완성.
- 1949년 국회에서 '불교 원리의 응용 범위'를 강연, '타카세 소우타로 문부 대신(문화부 장관)으로부터 찬사를 받음.
- 1950년 국회에서 '수명론과 유익세균' 강연, 하야시 죠지 후생대신(보건부 장관)으로부터 찬사를 받음.
- 1952년 라듐을 이용한 화장품 연구
- 1960년 미생물을 이용한 향, 맛, 색을 연구
- 1961년 미생물의 분비물을 이용한 향료의 개선법과 악취제거법 연구
- 1962년 미생물의 분비물을 이용한 피부보호법 연구

- 1964년   폐기가스의 독성 제거, 완전 연소, 열효율의 상승, 슬러지의 분산, 철제금속의 부식방지에 효과적인 미생물 생산물질의 제조법 연구
- 1966년   누룩 효모의 발육촉진용 첨가물 제조법을 발명, 특허 취득(제470689호)
- 1970년   주식회사 오오타니 코우즈이 농예화학연구소의 대표이사로 취임.
  특허 제 470689호의 제조법에 따라 장내 유익세균의 번식을 촉진하고, 장내세균의 균형을 회복시키고, 황산화수소 등 독성 가스의 발생을 제거하는 유효미생물 분비액 제조법을 완성시킴.
- 1980년   앞서 말한 분비액의 상품화
- 1982년   프랑스 파스퇴르연구소를 방문, 메치니코프 박사의 연구 업적 시찰.
- 1985년   향년 85세의 나이로 타계

감수를 마치며

　지난 한 세기동안 의학계는 눈부신 발전을 거듭하며 진보했습니다. 질병 치료에 있어도 세포 뿐만이 아니라 보다 근본적인 분자생물학적 레벨에서 접근할 수 있었습니다. 전세계적으로도 인간의 몸속에 존재하는 미확인 물질을 발견해내기 위해 치열한 경쟁이 벌어지고 있습니다. 제 전문 분야인 내분비계에 있어서도 하루가 다르게 새로운 해석과 해명이 이루어지고 있으며, 그 결과 노화의 진행속도도 많이 늦출 수 있게 되어 실제로도 많은 사람들이 치료를 받고 있습니다.
　귀국 후 저는 유산균 생산물질 제품과 자료를 제공받아 당시 근무 중이던 동경여자의과대학에서 〈세이겐〉을 애용하는 환자들을 대상으로 특별진료를 하며 데이타를 수집하기 시작했습니다.
　병원의 일반적인 치료와는 달리 체질과 건강상태에 따라 자유롭게 복용하는 경우가 많아 개인차도 있었고, 정확한 수치를 측정하기에는 많은 어려움이 뒤따랐습니다. 그러나 맨 처음 그 효과를 실감하게 된 것은 정신질환과의 연관성에서 였습니다. 우울증에 시달리던 환자의 상태가 양호해진 예를 많이 볼 수 있었으며, 또한 간, 소화기 장애, 갱년기 증상 등 광범위한 분야에서 효능이 있다는 데이터를 얻을 수 있었습니다. 그 후 유산균 생산물질 〈세이겐〉은 임상분야에 있어서 실로 광범위한 유용성을 지니게 되었습니다.

〈세이겐〉은 한마디로 말해서 무한한 생명을 가진 유산균이 유한한 생명(수명)을 가진 인간에게 주는 선물로 창조해낸 물질이라고 할 수 있습니다. 저는 내분비학 연구 인생 40년만에 〈세이겐〉을 알게된 것, 그리고 그 〈세이겐〉의 임상적인 해명에 임하게 된 것을 매우 기쁘게 생각하며 또 감사하고 있습니다.

■ 데무라 히로시(出村博)
▶ 1934년 생. 토호쿠대학 의학부 졸업
▶ 미국 유타대학 및 코넬대학 유학
▶ 동경여자의과대학 내과 주임교수, 동경여자의과대학병원 부원장, 일본 내분비학회 이사장, 후생노동성(한국의 보건복지부) 중앙 약사심의회 위원 등 역임
▶ 현 동경여자의과대학 명예교수, 의료법인 시세이회 이사장, 니시신주쿠 플라자 클리닉 원장, 자연의학 임상예방연구소 소장

신간 안내

1권 목차

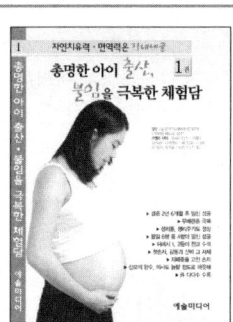

Chapter 1. 육아·출산 체험수기
1. 전수현 체험수기
2. 좌담회 – 어린이와 〈세이겐〉
  1) 결혼 후 2년 6개월이 지나도 아이가 생기지 않아
  2) 카와사키병도 말끔히 극복하고 지능도 향상
  3) 뒤에서 1, 2등을 다투던 아들이 전교 수석으로 졸업
  4) 산만했던 아들이 명문교인 케이오고등학교에 합격
  5) 산부인과에서도 깜짝 놀랄 정도로 양수가 깨끗해
  6) 출생시 체중 596g이던 초미숙아가 〈세이겐〉으로 정상아로
  • 코멘트 1. 불임으로 고민하는 분들 6쌍 중 4쌍이 임신 성공
  • 코멘트 2. 〈세이겐〉은 3가지 점에서 모체를 보호하고 태아에게도 좋은 영향을 끼쳐
  • 코멘트 3. 〈세이겐〉의 신비한 작용을 쥐를 사용한 실험을 통해 검증해 나가고자 합니다.
3. 육아·출산 체험수기
  1) 무배란증을 극복
  2) 사랑스러운 첫손자, 감동과 신비 그 자체
  3) 나는 엄마 배 속에 있을 때부터 〈세이겐 베이비〉
  4) 열성 경련 극복
  5) 쌍둥이를 임신하고 난소낭종을 극복
  6) 저는 〈세이겐 베이비〉입니다
  7) 큰 딸의 생리통이 사라지고 생리 주기도 정상으로
  8) 불규칙했던 생리가 정상으로
  9) 선천성 소아마비, 뇌에도 장애가
  10) 어머니가 보내준 선물
  11) 자폐증을 고친 손자
  12) 아들의 다운증후군이 개선
  13) 다동증, 연구개열 등 여러 장애를 안고 태어난 아들
  14) 유아의 시력·체력이 믿을 수 없을 만큼 개선
  15) 6살 아들의 고지혈증이 개선
  16) 불안 억제, 우울증 극복

Chapter 2. 대체의학으로써의 각계 각층의 의견
 1. '암을 고치는 재택요법 대사전'
 2. 현장 의사들의 이야기
    1) 장 속에 조성되는 비밀의 화원
    2) 나의 유방암 치료를 도와준 바이오 퍼멘텍스 〈세이겐〉
    3) 동양 의학과 서양 의학의 교두보 〈세이겐〉
    4) 가장 중요한 것은 면역력을 높이는 일
    5) 일본의 의사들도 바이오 퍼멘텍스와 같은 대체의료에 대해 알아 두었으면
 3. 좌담회 1 – 유산균 생산물질이란 무엇인가?
 4. 좌담회 2 – 〈세이겐〉 체험담

Chapter 3. 건강과 유산균
 1. 진정한 의미의 건강이란
    1) 장은 건강의 기본

2) 장 속의 슈퍼맨 선옥균
  3) 건강의 핵심은 대장 건강
  4) 바이오 퍼멘틱스는 생활의 지혜
2. 〈세이겐〉의 성분과 효과
  1) 〈세이겐〉 성분
  2) 〈세이겐〉 효과
  3) 임상실험 데이터(중국 화동의원)
3. 〈세이겐〉의 역사
  1) 메치니코프의 유산균 요법
  2) 기원은 불교 경전
  3) 오오타니 코오즈이 농예화학연구소의 업적
  4) 미생물과 공생공존
  5) 사가키 카즈요시의 약력

(3권 목차)

1. 길랑바레 증후군
2. 3살 아이의 아토피 피부염에 대하여
3. 대장의 악성 폴립이 사라졌다.
4. B형 말기 간경변 면역항체가 생겼다.
5. 악성 림프종의 재발을 극복.......
6. 지주막하출혈, 6개월 만에 퇴원.
7. 발의 정맥류가 없어졌다.
8. 뇌동맥류에서 기적적으로 회복, 골다공증도 OK.
9. 재생불량성 빈혈이 악성 림프종.
10. 뇌경색 극복.
11. 난소암을 이겼다.
12. 궤양성 대장염과의 싸움.
13. 고혈압과 당뇨병.
14. 갑상선 호르몬의 이상과 약이 약을 부른 부작용을 극복.
15. 아토피.
16. 암세포가 사라졌다.
17. 신장네프로제, 스테로이드의 부작용과 싸운 19년.
18. 당뇨병을 빠르게 극복.
19. 교원병을 이겼다.
20. 자궁암에 이어 갑상선 종양도 극복.
21. 악성 흑색종을 극복하고.......
22. 73세, 신부증도 건강하게 인공투석을!
23. C형 간염에서 간경변 발증.
24. 80%나 진행되었던 갑상선 종양을 수술하지 않고 개선했다.
25. 결핵성 농흉수술 등 9번의 수술, 흉곽성형은 너무 쉬웠다.
26. 메니에르병, 유방암, 불면증을 뛰어 넘어.......
27. 대머리에 기적이.......
28. 백반증과 간경변, 신장 장애를 극복.
29. 구강저 악성종양, 그 후유증도 극복.
30. 갱년기 장애와 스트레스에서 우울증으로.......
31. 천식, 무취증, 갑상선 종양을 극복.
32. 교원병인 나는 약을 먹지 않았다.
33. 우울증은 너무 무서워요.

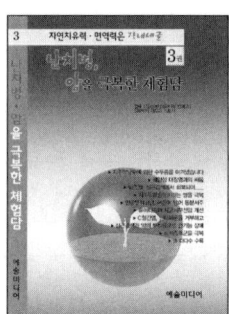

34. 악성 관절 류머티즘을 극복하고…….
35. 호산구성 폐렴을 빨리 극복.
36. 25년 간의 당뇨병을 개선하다.
37. 유방암과 딸의 투석을 극복하고…….
38. 직장암, 그리고 죽음의 통증, 전이.
39. 염색체 결함인 다운증후군 개선.
40. 갱년기 장애가 풀코스로 왔다.
41. 흉골 6대, 골반, 우견갑골 골절을 쉽게 극복.
42. 지주막하출혈에 걸린 남편을 살렸다.
43. 성대암으로 잃은 목소리를 찾았다.
44. 간암이 사라졌다.
45. 잃은 청각, 소리가 들리기 시작했다.
46. 대형 교통사고, 너무 쉽게 회복되었다.
47. 공포의 상악암, 지금은 흔적도 없어…….
48. 난치병 사르코이도시스도 극복할 수 있다.
49. 당뇨병이 순식간에 차도를 보였다.
50. 유방암 전이로 하반신 마비가 걸을 수 있다.
51. 자기면역성 간염을 극복하며…….
52. 악성 뇌종양의 재발을 극복.
53. 인슐린 의존형 희귀한 당뇨병을 극복.
54. 약년성 관절류머티즘, 만성사구체 신염을 극복.
55. 악성 림프종으로 인한 힘든 화학 치료를 극복하였다.
56. 한쪽 폐로도 폐활량이 1,100까지 회복되었다.
57. 궤양성 대장염을 극복.
58. 자궁암과 순암을 함께 극복.
59. 딸의 골육종, 나의 바제도병도 극복.
60. 특발성 혈소판 감소성 자반증을 극복.
61. 전립선암 수신증, 방광암을 개선.
62. 고혈압과 폴립을 극복, 딸 부부는 불임을 극복.
63. 당뇨병과 뇌척수증을 동시에 극복.
64. 림프관종과 싸운 3년.
65. 끓는물에 데인 화상이 완치.
66. 30년 동안 고민해온 아토피의 고통에서 해방.
67. 유방암과 대수술도 다른 환자와는 달랐다.
68. 골수종도 수술 없이 일상 생활을…….
69. 자궁근종과 내막증 그리고 자궁암을 극복.
70. 뇌내출혈도 반신마비를 면했다.
71. 무서운 천식 발작과 독한 약의 부작용에서 탈출.
72. 폐경색, 심부전도 일상 생활을…….
73. 관절류머티즘을 극복.
74. 신부전도 일상생활이 즐겁다.
75. 만성신장염, 투병생활 끝.

4권 목차

1. 쾌면, 쾌식, 쾌변은 유산균 생산물질로.
2. 유산균 생산물질로 병원 단골 타이틀 반환!
3. 말려들던 손·발톱, 생리통, 건조한 피부, 화상도 OK!
4. 유산균 생산물질을 누구에게나 권하고 싶습니다.

5. 피로 회복에는 유산균 생산물질이 최고!
6. 내 머리카락에 기적이 일어났다.
7. 호전 증상을 몰라 포기할 뻔……
8. 치매 예방이 되는 유산균 생산물질.
9. 각막 헤르페스.
10. 등 중앙에 종양을 제거해도 마비증세가……
11. 길랑바레 증후군을 극복하고……
12. 이하선암, 망막박리도 이겼다.
13. 세균성 수막염이 K.O패
14. 파킨슨병이 쾌차
15. 구내염 재발과 각종 염증 반응이 제로.
16. 파킨슨병, 구내염도 사르르.
17. 갑상선 기능항진증을 극복.
18. 재생불량성 빈혈, 악성 림프종도 이기고 있다.
19. 악성 림프종의 항암제 고통.
20. 중이염, 맛도 소리도 되찾았다.
21. 후두암 수술 후 소리도 되찾았다.
22. 정맥 돌출, 목의 부종이 너무 쉽게……
23. 당뇨병, 걱정하지 마세요.
24. 유산균 생산물질을 먹고 당뇨병이 쾌유.
25. 당뇨는 물론 변비까지……
26. 고혈압, 당뇨병을 동시에 해결.
27. 요로 결석이 단번에 해결.
28. 결석이 사라졌다.
29. 담낭 수술도 가볍게 끝냈습니다.
30. 신우암 환우가 이 글을 읽었으면……
31. 천식, 만성간염, 위궤양도 사라졌다.
32. 아내는 알레르기성 천식이, 남편은 비후성비염이, 손자는 소아축농증이, 할머니는 당뇨병이……
33. 축농증도 냄새를 맡을 수 있다.
34. 피부암을 고친 유산균 생산물질은 세기말의 보물
35. 아토피성 피부염과의 전쟁에서 이기고 있다.
36. 아들은 아토피가, 딸은 자폐증이 만족스럽게……
37. 무균 피부병을 극복.
38. 건성피부도 매끈 매끈하게.
39. 교원병(경피증)
40. 한달 걸릴 골절이 5일만에……
41. 골절된 손목도 빨리 아물었다.
42. 통풍을 물리치는 유산균 생산물질의 힘.
43. 물이 찼던 발목도, 무릎통증도 가라앉았다.
44. 무릎통증, 저도 믿을 수 없네요.
45. 15년간의 통증이 사라졌다.!
46. 복합골절이 경이적으로 회복.
47. 경추 추간판헤르니아, 요통이 눈 녹듯 사라졌다.
48. 간기능장애, 골다공증, 류머티즘의 약골이……
49. 20년이나 고생하던 요통이 순식간에……
50. 류머티즘의 고통 10년.
51. 류머티즘은 진단도 어려웠다.
52. 3개월 복용으로 류머티즘 통증이 사라졌다.
53. 류머티즘에서 기인한 폐선증.

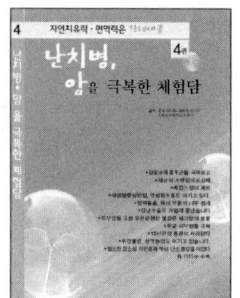

54. 류머티즘 관절염이 저절로 나았다.
55. 20년의 고통 관절 류머티즘을 이겼다.
56. 요산성 관절염의 통증을 잊었다.
57. 요산성 관절염도 완치되었다.
58. 류머티즘 통증이 사라졌다.
59. 유방암 수술 후의 변비도 해결.
60. 유방암 수술후의 불면증도 해결되었습니다.
61. 유방암 수술후의 불면증이 눈 녹듯.
62. 유방암 항암제 투여도 부작용이 없었다.
63. 유방암, 난소암, 전립선암 환자를 지켜본 체험담.
64. 난소 종양을 극복하고……
65. 혈소판 감소성 자반병과 악성 난소 종양을 이겼다.
66. 돌발성 혈소판 감소성 자반병에 걸려서……
67. 특발성 혈소판 감소성 자반병과 아토피 체험담.
68. 뇌경색을 극복.
69. 남편은 뇌경색, 아내는 무증상경색을 극복.
70. 뇌경색에 의한 구음 장애도, 고혈압, 당뇨병도 동시에.
71. 뇌종양 후유증, 위암도 극복.
72. 뇌경색, 신장수치도 정상으로.
73. 뇌출혈 후유증, 하수체선종 후유증도 말끔히.
74. 심한 현기증, 메니에르 병으로부터 해방.
75. 원인 모를 어지러움증을 극복했다.
76. 끈질긴 편두통으로부터 구해 준 나의 왕자님
77. 원인 없는 두통도 사라졌다.
78. 지주막하출혈에서 다시 살아나다.
79. 지주막하출혈을 극복.
80. 지주막하출혈로부터 살아 돌아왔다.
81. 지주막하출혈 장애를 모른다.
82. 만성신장염으로 보낸 긴 투병생활이 끝났습니다.
83. 조기골암, 진균성 패혈증, 급성신부전, 호중구 기능저하증. 〈세이겐〉으로 생명있는 날들이 돌아왔다.
84. 신부전도 정상인과 같이……
85. 극심한 만년 설사 증세에서 해방되다.
86. 의사인 남편이 만성 설사증.
87. 설사와 출혈섞인 배변을 극복.
88. 혈변이 쾌변으로.
89. 위장불량, 상악동염도 이기고 있습니다.
90. 위장 장애로 먹기 시작했는데……
91. 변비 때문에 행복합니다.
92. 설사도 변비도 유산균 생산물질로 관장해 보세요.
93. 관장은 습관성이 될 우려가 있습니다.
94. 위 부종 진단받고 수술도 안했는데?
95. 3개월 시한부의 위암도 극복
96. 전이된 위암4기도 극복.
97. 위암 수술 후 항암제 부작용도 모르고?
98. 대장암 수술 후유증도 몰라……
99. 폐암과 함께 살아온 10년.
100. 폐결핵, 암을 이기고……
101. 폐기종, 흉막염, 빠른 회복에 놀라……
102. 특발성 확장형 심근증도 살 맛이 난다.

103. 심장에 관한한 종합환자.
104. 심근경색, 병원 생활이 끝났습니다.
105. B형 말기 간경변, 7개의 정맥류 수술도 OK.
106. 20년간 앓아온 C형 간염, 간암 수술도 13일만에 퇴원.
107. C형 간염 때문에 오는 경련.
108. C형 간염 개선.
109. 고혈압, 간장, 당뇨, 동시에 해결.
110. 놀랄만큼 좋아진 간 기능.
111. 간 기능 저하는 저절로.
112. 신기한 인연으로 이어진 〈세이겐〉과의 만남.
113. 참새가 가르쳐 준 유산균 생산물질의 힘.
114. 중상인 비둘기도……
115. 〈세이겐〉이 구해 준 사랑하는 나의 토끼.
116. 애견 주디의 자궁내막증도 극복.
117. 개의 심장사상충도 기적적으로.

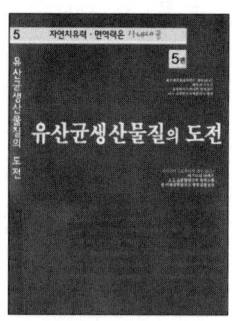

5권 목차

제1부. 장내세균 연구를 통한 제언(提言)
제1장. 인류와 장내세균, 그 공생의 규칙
 • 우리 몸 속에서 숨쉬고 있는 100종류 1조(兆) 개의 생명
 • 인간은 정말 만물의 영장인 존재인가?
 • 성인의 몸을 구성하고 있는 세포는 60조(兆) 개
 • 장 속에 살고 있는 세균은 100조(兆) 개
 ■ 외부 세계에 개방되어 있는 장기, 소화관에서의 사람 VS 세균의 공방
 • 세균은 소화관을 통해서 침입한다.
 • 위산이라는 교묘한 덫으로 세균의 침입에 대항
 • 소장의 내벽은 테니스코트 1만분의 1로, 제 2의 방어벽이 된다.
 • 담즙과 이자액의 더블 공격을 돌파할 수 있는 정예의 장내세균
 • 대장은 세균의 온상, 살기 좋은 서식처
 • 장내세균은 몸 속의 제 2의 화학공장
 • 장내세균의 유익한 활동을 120% 활용하기 위해서….
제2장 사람의 수명을 좌우하는 장내 플로라
 ■ 장 속에서 만들어지는 비밀의 화원(花園) : 장내 플로라
 • 완전 무균 상태에서 보호된 아기는 출생하는 순간 세균의 세례를 받는다.
 • 대장의 세균이 선임병(先任兵)이 되어 장내 환경을 정비한다.
 • 이유기가 되면 장내 플로라는 이미 성인화가 된다.
 • 인상(人相), 수상(手相) 그리고 균상(菌相)인 장내 플로라
 • 최초의 장내 플로라의 설계도는 이유식으로 그려진다.
 • 사람과 장내세균이 주고 받는 거룩한 약속으로 장내 플로라가 완성된다.
 • 장 속에서는 매일 매일 목숨을 건 전쟁 같은 땅 빼앗기가 일어나고 있다.
 ■ 반드시 기억하세요. 장내 플로라의 공죄(功罪)
 • 건강을 지배하는 배 속의 미세한 생명체.
 • 장내세균의 유용(有用)한 활동   • 장내세균의 유해(有害)한 활동
 • 발암 물질의 장간순환에서 암의 위험도도 증대!
 • 암모니아 장간순환에서는 간성혼수(肝性昏睡)도!
 • 그 외 장내세균의 활동   • 장내 균총과 신체의 관계
 • MIZUTANI'S SUGGESTION-1. 장내 플로라 de 자기진단
 ■ 이화학연구소에서의 연구
 • 유용균 우세 플로라를 향한 도전

- 장내 플로라의 개성은 수명을 지배한다.
- 유용균의 먹이, 유해균의 먹이
- 이화학연구소 프로젝트① 장수와 장내 플로라
- 이화학연구소 프로젝트② 비피더스균 증식인자의 특정(特定)
- 이화학연구소 프로젝트③ 발암과 장내 플로라
- MIZUTANI'S SUGGESTION-2.식물섬유 de 플로라개혁
- 이화학연구소 프로젝트④ 요구르트와 건강
- 이화학연구소 프로젝트⑤ 세균 연구에서 유산균 생산물질 연구로
■ 유산균 생산물질 바이오 퍼멘틱스란
  - 기원은 1939년, 반세기에 걸친 학술적 해석이 진행 중
  - 포함되어 있는 주된 성분 생체에 관련된 검증 개시

DOCTOR'S VIEW
- 장내세균은 어떤 생물인?
- 폭음, 폭식이 생체의 장벽을 약하게 하고, 세균의 침입이나 번식을 돕는 것을 명심
- 변비는 장내세균의 보고(寶庫)   • 일본인 2명중 1명이 헬리코박터피로리균 보균자
- 모유는 아기를 위한 완전식
- 박테로이데스는 왜 최우세균인가?
- 세균과 공생하는 능력을 기르지 못한 비극의 소년, 데이비드
- 항생물질 활용에 경종! 면역력 저하와 내성균의 출현   • 발암의 메커니즘
- 장수하는 사람의 배 속은 비피더스균이 가득   • 유즈리 하라식 장수음식은?
- 클로로포름 내성균(CRB)이란 어떤 균?
- 프로바이오틱스, 프레바이오틱스, 신바이오틱스   • 미생물 생산물질의 은혜

제3장. 미즈타니 보고서 : 유산균 생산물질 바이오 퍼멘틱스의 연구 실적
■ 대장암 : 종양 발생률 약 30% 억제, 평균 종양수와 크기도 줄어든다.
■ 발암물질 : 바이오 퍼멘틱스의 양을 늘리는 것으로 발암 물질에 대항하는 항변 이원 작용도 파워업!
■ 당뇨병 : 포도당단백질과의 결합을 저해하고, 합병증을 예방. 혈당치는 약30%억제
■ 고혈압 : 바이오 퍼멘틱스 단 1회 투여로 확실한 혈압 하강 작용 확인.
■ 알레르기 질환 : 만성 기관지천식의 원인인 류코트리엔(leukotriene)류를 억제
■ 간, 신장 기능 장애 : 간장에서 AST(GOT), ALT(GPT)를 약 70%, 신장에서 BUN 을 약 30% 억제
■ 류머티즘성 관절염 : 자기면역성 관절염에 대한 바이오 퍼멘틱스의 투여 효과
■ 창상 치료 : 상처의 회복력이 빨라짐
■ 활성 산소의 억제 : 과잉 활성 산소를 제거하고, 혈액 중 과산화지질도 45% 억제
■ 면역 조절 작용 ① : 분비형 IgA의 유도
■ 면역 조절 작용 ② : 종양세포의 증식 억제
■ 면역 조절 작용 ③ : 바이오 퍼멘틱스에 포함되 있는 면역 조절 작용 물질 검토
■ 스트레스 억제 : 스트레스에 있어서의 바이오 퍼멘틱스 투여 효과
■ BF 구성 물질의 특정 : 바이오 퍼멘틱스의 정체를 밝혀라
■ 특허신청과 취득 : 바이오 퍼멘틱스에 관련된 특허를 세계에 신청,취득.
  이화학연구소와의 공동특허/(주)A.L.A의 특허신청
■ 유산균 연구자로부터 제언(提言) : A.L.A 중앙연구소 소장, 카네우치 쵸지
■ 맺음말 : 진화하는 바이오 퍼멘틱스

TECHNICAL INDEX
- 변이원물질에 대해서   • 실험동물에 대해서
- 고혈압 자연발생증 랫드는 최대혈압이 200mmHg!
- 액체칼럼 크로마토그래피는 분자의 크기를 이용해 물질을 분리, 분석
- ACE 저해물질이 고혈압을 뿌리부터 제거하는 이유
- 고속액체 크로마토그래피는 염증유인물질 류코트리엔류를 확실히 포착한다.

- 류코트리엔은 알레르기 반응으로 방출되어 기관지천식을 만성화시킴.
- AST(GOT), ALT(GPT)는 간세포의 파괴로 유리
- 디옥시콜산과 D-갈락토사민에서는 간 장애도 그 타입이 다르다.
- 혈중 요소질소라는 노폐물로 신장기능 체크!
- 회복되기까지의 소요일수는 연령과 반비례 - 10세의 경우 7일, 70세의 경우 35일.
- 활성 산소가 질병이나 노화의 실제 범인 - 만병일독설(萬病一毒說)
- SOD는 활성 산소의 청소실 • 장관(腸管) 면역과 분비형 IgA의 활동

제2부 최전선 의료에서의 제언
제1장 데무라 보고서 2006 유산균 생산물질의 임상례
■ 유산균 생산물질과의 만남
- 환자가 알려준 유산균 생산물질
- 1994년 상해 화동의원에서 열린 임상 발표에 참가
- 유산균 생산물질의 기원은 1932년 오오타니 코우즈가 농예화학연구소에서.
- 1995년, 동경여자의대병원에서 유산균 생산물질 애용자의 특별 진료 개시
- 2000년, 니시신주쿠 플라자 클리닉에서 진료 개시

■ 유산균 생산물질이란 무엇인가?
- 유산균 생산물질이란? • 유산균 생산물질에 포함된 주요 성분
- 유산균 생산물질 활용법에 대한 조언/유산균 생산물질을 서플리먼트로 응용한 예
- 유산균 생산물질의 작용에 관한 고찰
- 유산균 생산물질에 의한 건강 증진 사례

■ 스트레스와의 관계
- 현대인은 스트레스병 • 이마죠 토시히로의 실험 결과
- 쾌식, 쾌면, 쾌변의 리듬과 유산균 생산물질
- 유산균 생산물질 애용자에게 공통적으로 보여지는 에너지와 밝은 성격!
- 스트레스가 원인으로 일으키기 쉬운 주요한 병

■ 암과의 관계
- 암(악성 신생물)은 현대인의 사인(死因) 제 1위
- 암의 주요 부위 • 암의 새로운 치료법 면역 치료에 대한 기대
- 암의 면역 요법의 종류 • 암 환자에게 신뢰 받고 있는 유산균 생산물질
- 암 개선에 관한 면역 부활(賦活)을 서포트
- 유산균 생산물질 중 유효 성분이 악옥(惡玉)균의 해를 방지하고 암세포를 조기에 아포토시스(apoptosis : 세포의 자살 현상)시킨다.
- 유산균 생산물질은 암 발병에 관련된 호르몬 작용을 조정한다

■ 정신·신경 질환과의 관계
- 증례 101 백혈병·우울증(여성 51세)에서 심신(心身) 해방
- 증례 002 지주막하출혈(남성 60세) 후유증 회복
- 증례 103 다운 증후군(남성 45세) 정신 활성화
- 증례 004 메니에르 증후군(남성 45세) 증상 완화
- 증례 005 람세이 헌트 증후군(남성 45세) 마비 완화
- 증례 006 난청(여성 72세) 실청(失聽) 상태를 개선
- 증례007 신경성 식욕 부진증 (여성 34세) 설사약 복용 중지와 체중 증가

[나의 시각] 마음을 다스리는 호르몬과 신경전달물질, 유산균 생산물질의 관계에 주목!
장과 뇌에도 작용하는 유산균 생산물질
유산균 생산물질의 성분 중 활성형 이소플라본이 갱년기 <우울증>을 개선

■ 소화기 질환과의 관계
- 증례 008 대장암(남성 52세) 방사선 부작용의 완화
- 증례 009 C형 만성 간염(여성 41세) 검사치 호전
- 증례 010 간경변(남성 62세) 간 기능치 정상화
- 증례 011 간장암(남성 63세) 종양의 현저한 축소

- 증례 112 스키루스성 위암(여성 48세) 연명(延命)
- 증례 102 크론병·후신경 신경아세포종(여성 24세)
- 증례 013 궤양성 대장염(여성 54세) 설사 증상이 사라짐

[나의 시각] C형 만성 간염→간경변→간암의연쇄를끊을것을유산균생산물질에 기대한다.
　　　　　 면역기능 조정 작용이 다각적으로 발휘되고 있다
　　　　　 유산균 생산물질로 대장암 발증을 억제!
　　　　　 단쇄 지방산과 궤양 위험 인자〈피로리 균〉
　　　　　 유산균 생산물질은 장에서부터 건강을 만들어 건강을 증진시킨다

■ 호흡기 질환과의 관계
- 증례 014 폐기종(COPD) (남성 68세)호흡 개선
- 증례 015 기관지 천식·호산구성 폐염(여성 60세) 위기에서 탈출
- 증례 016 폐암 (남성 65세)수술 양호
- 증례 117 상인두암(남성 45세) 병상을 극복

[나의 시각] COPD 치료와 유산균 생산물질
　　　　　 기관지 천식의 치료와 유산균 생산물질의 작용
　　　　　 폐암과 QOL, 그리고 유산균 생산물질
　　　　　 수술이 필요한 폐암, 항암제와 방사선 치료가 효과가 있는 폐암

■ 순환기 질환과의 관계
- 증례 017 고혈압(남성 53세) 정상 영역으로
- 증례 018 심근경색(남성 60세) 약의 감량

[나의 시각] 고혈압 치료와 유산균 생산물질의 강압 작용
　　　　　 허혈성(虛血性) 심질환의 치료와 다면적인 서플리먼트의 효과

■ 내분비·대사 질환과의 관계
- 증례 019 당뇨병(남성 63세) 놀라운 개선 효과
- 증례 020 가족성 고지혈증(남성 45세) 회복
- 증례 021 천식, 바세드 병(여성 53세) 수술 예후 양호
- 증례 022 갑상선 악성 종양(여성 53세) 현저하게 축소

[나의 시각] 당뇨병 개선 증례로, 유산균 생산물질과의 관계를 해명
　　　　　 유산균생산물질의 혈액을 부드럽게하는작용이 고지혈증 개선에 작용했다

■ 신장, 비뇨기 질환과의 관계
- 증례 023 네프로제 증후군 (여성 52세) 부종이 사라져
- 증례 124 인공 투석 8년(남성 80세) 건강히 동분서주!
- 증례 025 전립선암(남성 60세) 완쾌

[나의 시각] 유산균 생산물질의 이뇨효과가 네프로제 증후군을 호전시킨다.
　　　　　 신장 기능을 서포트한 사례도 다수!
　　　　　 암세포가사라진것을볼때마다〈신기함과놀라움〉을 느끼고 있습니다.

■ 혈액, 뼈와의 관계
- 증례 126 악성 림프종(여성 30세) 치료 부작용 완화
- 증례 027 골다공증(남성 61세) 돌발성 요통의 개선
- 증례 028 교통사고에 의한 골절(여성 61세) 단기간 회복

[나의 시각] 동경여자의과대학병원의 치료와 유산균 생산물질의 제휴로 대응
　　　　　 유산균 생산물질이 뼈를 서포트한다.

■ 교원병, 알레르기와의 관계
- 증례 029 악성 류마티스성 관절염(여성 62세) 통증 완화
- 증례 030 전신 홍반성 루푸스(SLE)(여성 29세)신기능 부활

[나의 시각] 입과 피부에 침투하는 유산균 생산물질
　　　　　 면역 이상에 작용하는 가능성에 대해

■ 부인과 질환과의 관계
- 증례 031 유방암(여성 57세) 종양 축소

- 증례 032 난소암(여성 65세) 수술, 컨디션 상태 양호
- 증례 033 갱년기 장애(여성 57세) 두통이 사라짐

[나의 시각] 여성 호르몬 의존암에 대한 유산균 생산물질의 작용 방법
　　　　　침묵의 살인자 난소암

■ 피부 질환과의 관계
- 증례 104 아토피성 피부염(남성 34세) 과의 투쟁
- 증례 035 심상성 백반증(남성 57세) 개선
- 증례 036 화상(남성 25세) 빠른 완치
- 증례 037 장년성 탈모증(남성 76세) 두발 재생

[나의 시각] 난치성 아토피에 유산균 생산물질로 만든 연고를 사용
　　　　　자기 면역 구조에 작용하는 유산균 생산물질
　　　　　유산균 생산물질의 창상치유 촉진 작용을 실감
　　　　　탈모 개선에 작용한 여성 호르몬과 성장 호르몬과 같은 작용
　　　　　의사의 관심을 집중시키고 있는 유산균 생산물질

MEDICAL VIEW
- 스트레스의 정체 : 좋은 스트레스와 나쁜 스트레스
- 최대의 스트레스는 정신적 스트레스
- 스트레사(stressor)는 중핵(대뇌, 시상하부)에서 2개의 경로로 나뉘어 면역계를 이중으로 억제
- 스트레스 단백질 HSP와 유산균 생산물질
- 〈암〉체질은 유전하는 것인가? 게놈 해설로 진척되는 〈암 유전자〉에 대한 해명
- 정신 신경병의 원인에 대한 새로운 해명
- 인지증 방지에 기대를 모으는 ACE 저해 인자
- 신경 줄기세포의 발견으로 뇌세포는 재생하는가?
- 심한 변비와 유산균 생산물질과 관장 　• 단식에 얽힌 에피소드
- 기관지 천식의 어원과 과거 100년의 발자취
- 감기에는 유산균 생산물질 　• 심혈관 내분비 대사학의 진보
- 고혈압 동맥경화와 유산균 생산물질 　• 강압제 선택 방법
- 심혈관 내분비 대사학의 진보 　• TOP을 차지하는 순환기 질환 의료비
- 꿈의 재생 의학에 의한 치료(장기 이식의 대체) 　• 비만
- 인공투석에 의한 만성 신염과 당뇨병성 신증
- 전립선암의 치료법 　• 조혈 줄기세포 이식 요법 (제대혈 이식)
- 난치병인 교원병 치료가 진보 　• 유방암의 치료법과 선택에 대한 조언
- 항원이나 항체를 응용한 알레르기 치료가 등장
- 맘모그라피에 의한 유방암 발견률 상승

제 2장 의료 현장에서 넓게 퍼지고 있는 유산균 생산물질
　이시카와 노부코 : 의학의 사명과 유산균 생산물질
　오도다 시게루 : 구강의 건강과 유산균 생산물질
　코바야시 아키히코 : 사람을 진단한다, 나의 의료와 유산균 생산물질
　세키구치 모리에 : 유산균 생산물질과 같은 대체 의료의 유익을 알아 주기를 바란다
　히사타 다카 선생님 : 유산균 생산물질 체험과 서플리먼트로서의 고찰
　와타나베 요시노리 : 현대인의 마음병과 어린아이의 성장, 유산균 생산물질이 최적

제 3장 노화 방지의 꿈을 향해서
■ 노화 방지를 목표로 의료는 지금 장르를 초월하고 있다.
■ 종합 호르몬 보충 요법
■ 와카마쯔 신고 선생님의 노화 방지 미용 의료
■ 가또우 노부요 선생님의 자락 요법
■ 대체 의학으로서 서플리먼트

＊신간은 계속 나옵니다.